远程医学
在灾难应急救治中的应用

主 编

张梅奎

副主编

董天舒

编著者

鲍玉荣　杜 鹏　彭 芳　杜 超　张 坤
王 雯　巩礼男　李 智　刘 波　罗 鹏
刘庆义

金盾出版社

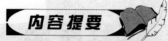

内容提要

本书聚焦远程医疗,深刻剖析远程医疗的应用概念和技术内涵,阐述远程医疗这种新型医疗方式如何给临床医学、医学教育带来变革和创新,以及远程医疗在军事行业、中医传统医学、灾难救治、医养结合健康管理中起到的不可替代的作用。本书力求完整全面的诠释远程医疗的应用与进展,分享行业从业经验和思考,希望互联网技术、临床医学、健康管理行业的专业人士以及高校科研院所的从业人员博观约取,有所进益。

图书在版编目(CIP)数据

远程医学在灾难应急救治中的应用/张梅奎主编 . —北京:金盾出版社,2019.5

ISBN 978-7-5186-1412-7

Ⅰ. 远… Ⅱ.①张… Ⅲ.①远程医学—应用—灾害—急救 Ⅳ.①R459.7

中国版本图书馆 CIP 数据核字(2018)第 100696 号

金盾出版社出版、总发行

北京太平路 5 号(地铁万寿路站往南)

邮政编码:100036　电话:68214039　83219215

传真:68276683　网址:www.jdcbs.cn

三河市双峰印刷装订有限公司

各地新华书店经销

开本:850×1168 1/32　印张:10.5　字数:250 千字

2019 年 5 月第 1 版第 1 次印刷

印数:1～5 000 册　定价:32.00 元

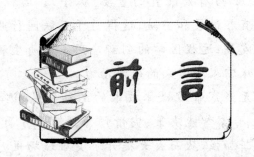

前言

　　随着城市化工业化的发展,生态环境日益恶化,社会矛盾加剧,各种自然灾难(如疫情、地震、洪水等)和人为灾难(如恐怖事件、交通事故、工业污染)也随之上升,造成的损失极为惨重,严重威胁人类生命与财产安全,制约了社会经济的发展。面对灾难事件的威胁与挑战,远程医学参与灾难救援能够显著提升灾难现场医疗服务水平和服务能力,并已成为许多国家开展灾难救援的一种常态化形式。

　　远程医学是信息技术与临床医学相结合的产物,即运用计算机网络、远程通信和多媒体等技术,跨越空间限制,远距离实现医疗、保健、教学等服务的一种新型医疗模式。远程医学以现代通信技术、计算机和多媒体等先进技术为基础,突破时空和地域的限制,在提供多样化医学服务的过程中不断发展和完善。

　　近年,随着国家医改进程的不断推进,远程医学再次成为医疗行业的热门话题,已逐步成为我国实现医疗资源公平、公正与有效配置的重要"抓手"。远程医学的技术内涵一直在进展和突破，这得益于互联网行业、通信行业的蓬勃发展；远程医学的创新应用不断萌生和换代，还离不开临床需求所带来的研发动力。

随着无线宽带多媒体技术的迅猛发展，远程医学在远程监护、专家智能决策、灾情预警预测等方面的应用功能得以不断加强，从而大大提升了灾难现场医疗救治、灾难预警预测、灾难应急卫生管理决策的整体水平。总之，远程医学在突发灾难救治方面的综合应用具有重要的战略意义和社会经济效益。

本书旨在介绍远程医学在灾难应急救治中的应用，主要内容包括灾难远程医学的必要性和应用需求、远程医学概念和作用、灾难远程医学平台的构建、灾难医学数据库的建设、灾难远程医学的应用、灾难远程医学的组织和管理以及灾难远程医学的展望等知识。

作　者

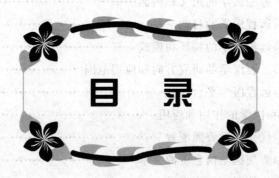

目　录

第一章　远程医学概论

第二章　远程医学相关技术

第三章　远程医学的应用

第四章 灾难远程医学

附　　录

第一章　远程医学概论

第一节　远程医学的历史与现状

一、远程医学发展简史

20 世纪 50 年代以来,随着信息科学在世界范围突飞猛进的发展,各国卫生部门均先后将远程医学纳入重要的建设项目和战略目标。目前,远程医学给医疗卫生领域开辟了一片新天地,并实实在在的开始造福于全人类。

远程医学始于 20 世纪 60 年代。通过大量的实践和探索,远程医学正在一步步走进大众医疗。无论是在公共医疗保健中,在各种自然灾害的救灾中,还是在军队平时伤病救治中,远程医学正无处不在地发挥着独特且越来越重要的作用。远程医学既为现代医疗保健事业的发展提供了较好的机遇,同时也对各国的卫生行政机构和医疗机构的职能提出了挑战。如果不积极发展远程医学事业,将不能适应信息化时代的发展潮流,也无法满足广大人民群众对医疗保健服务日益增长的需求。

(一)远程医学由来和定义

20 世纪 50 年代末,美国学者 Wittson 首先将双向电视系统用于医疗。同年,Jutra 等人创立了远程放射医学。此后,美国相继不断有人利用通讯和电子技术进行医学活动,并出现了 Tele-

medicine 这一词汇,现在国内专家统一将其译为"远程医疗"。美国未来学家阿尔文·托夫多年以前曾经预言:"未来医疗活动中,医生将面对计算机,根据屏幕显示的从远方传来的病人的各种信息对病人进行诊断和治疗"。这种局面已经到来,预计全球远程医疗将在不久的将来取得更大进展。

(二)远程医疗内容

远程医疗(Telemedicine)通常包括:远程诊断、专家会诊、信息服务、在线检查和远程交流等几个主要部分,它以计算机和网络通信为基础,实现对医学资料和远程视频、音频信息的传输、存储、查询、比较、显示及共享。

远程医疗是指通过计算机技术、通信技术与多媒体技术,同医疗技术相结合,旨在提高诊断与医疗水平、降低医疗开支、满足广大人民群众保健需求的一项全新的医疗服务。

广泛地说,远程医疗是电子医务数据从一个地方到另一个地方的传输,这些数据包括高清晰度照片、声音、视频和病历。这种数据传输将利用各种通信技术,包括普通的电话、ISDN、部分或整个 IT 专线、ATM、Internet、Intranet 和卫星等。远程医疗正日益渗入到医学的各个领域,包括:皮肤医学、肿瘤学、放射医学、外科手术、心脏病学、精神病学和家庭医疗保健等,说得通俗一点就是,医生和患者在不同的地方,医生通过各种科技媒介来获知患者病情,并为患者提供医疗服务。

远程医疗的优点包括:

1. 在恰当的场所和家庭医疗保健中使用远程医疗可以极大地降低运送病人的时间和成本。

2. 可以良好地管理和分配偏远地区的紧急医疗服务,这可以通过将照片传送到关键的医务中心来实现。

3. 可以使医生突破地理范围的限制,共享病人的病历和诊断

 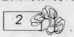

照片,从而有利于临床研究的发展。

4. 可以为偏远地区的医务人员提供更好的医学教育。

一般来说,迅猛发展的远程医疗应用可以极大地减少病人接受医疗的障碍,因为地理上的隔绝不再是医疗上不可克服的障碍。

远程医疗是实现分级诊疗、双向转诊和医联体等多种医疗实践的有机衔接,是优化和整合医疗资源的创新模式。远程医疗因其更高的可及性、质量、效率和成本效益而在减少诊断差异、改进临床管理以及在全球范围提供医疗保健服务方面具有巨大的潜力,尤其为中西部和基层、农村、偏远、边疆地区解决医疗资源总体不足、东西部分布不均等问题方面发挥重要作用。远程医疗不单单是一种互联网医疗技术,更是一种全新的行业模式。对于破解我国医疗领域的医疗资源分布不均、重大疾病的管控以及人口老龄化等难题,无疑具有重要的战略意义。

二、国外远程医学发展历程和现状

国外远程医疗系统的雏形可追溯到 1959 年,当时放射科专家采用电视摄像专送的办法,从一座楼上看在另一座楼上出示的 X 光片,电缆传送最远距离达到 4827 米。随后,在 1969 年美国开始使用远距离心电监护,并于 1986 年首创了第一套商业化远程医疗系统,使马萨诸塞州的医疗中心与佛罗里达的医疗中心联系起来。

自 1988 年远程医疗系统作为一个开放的分布式系统的概念在美国提出以来,这方面的专家普遍认为,一个开放性的远程医疗系统至少应该包括远程诊断(Remote Diagnosis)、专家会诊(Consultation of Specialists)、信息服务(Information Service)、在线检查(Online Examination)和远程学习(Remote Studying)等几个主要部分,医疗系统需要以计算机和网络通信为基础,实现针对医学资料(包括数据、文本、图片和声像资料)的多媒体特性和远距离会诊视频,与音频信息的传输、存储、查询、比较以及显示。

（一）第一代远程医疗

20世纪60年代初到80年代中期的远程医疗活动被美国人视为第一代远程医疗。这一阶段的远程医疗发展较缓慢。从客观上分析，当时的信息技术还不够发达，信息高速公路正处于初始阶段，信息传送量极为有限，远程医疗受到了通信条件的制约。在这一阶段最有代表性的应用案例，是美国国家宇航局（NASA）在60年代初，为调查失重状态下宇航员的健康及生理状况，提供了技术及资金；在亚利桑那州建立的远程医学试验台，为太空中的宇航员以及亚利桑那州印第安人居住区提供远程医疗服务。其通信手段是卫星和微波技术，传递包括心电图和X光片在内的医学信息。第一代远程医学也称为模拟信号发展阶段，远程医疗会诊系统基本采用模拟技术完成信息捕捉、信息传输和信息重现三个最基本的环节。

英国皇家学院生物医学工程教授RobertIstepanian在2006年著作《移动医疗：新兴的移动健康系统》中，将移动医疗定义为用移动通讯和网络设备为医疗健康提供服务的移动医疗系统。美国国家卫生研究院将移动医疗定义为用无线或网络设备来改进健康、提供医疗服务和医学研究。在欧盟未来远程医疗系统的规划报告中，明确提出了"European 2020"的集成远程医疗系统的概念，作为欧盟下一代的远程医疗系统的发展方向。根据世界卫生组织（WHO）的定义，移动医疗是通过移动互联网设备（如手机、个人数字助理、电子计算机、身体监测设备等）来提供医疗服务和信息共享，包括利用电话、电视影像、录音、相片等进行医务人员之间和医患之间的沟通，也涵盖电子病历、远程同步或非同步会诊、短信及各种终端监测设备。

（二）第二代远程医疗

20世纪80年代中后期到90年代后期的远程医学被称为第二代远程医学。随着现代通信技术、机器人技术、虚拟现实技术、微机械技术等的快速发展，数字化和数字压缩等各种相关技术日益成熟，一大批有价值的项目相继启动，远程医疗逐渐走向了军用和民用两大领域，有力地促进了远程医学由研究转向实际应用的迅速发展。第二代远程医学在声势和影响上远远超过了第一代远程医学。文献计量显示，远程医学的文献数量在这一时期呈几何级增长。在远程医学系统的实施过程中，美国和西欧国家发展速度最快，通讯方式多是通过卫星、微波、综合业务数据网（ISDN）和光纤网络，在远程咨询、远程会诊、医学图像的远距离传输、远程会议和军事医学方面取得了较大进展。文献显示，随着技术的跃升，远程医学正日益渗入到医学的各个领域，向着更细致的专科应用上发展，诸如远程病理学、远程放射学、远程精神病学、远程皮肤病学、远程儿科学等。20世纪90年代后期，民用远程医疗系统得到了较为实质性的发展。第二代远程医学也称为准数字发展阶段，远程医疗会诊系统基本采用数字技术完成信息捕捉、信息传输和信息重现三个基本环节。由于原始信号为模拟信号，需经过模/数转换为数字信号，但在转换过程中会造成精度上的损失，因此应称为准数字信号。这一时期所开展的远程医学活动是在数字通讯线路上传输准数字信号和数据。

（三）第三代远程医疗

第三代远程医学是20世纪90年代后期基于移动通信和互联网而发展起来的。互联网技术和移动通信的结合，改变了原有的远程医疗模式，远程医学朝着无线、移动和便携方向发展，使患者能在任何地方、任何时候都能得到医生的帮助和救护。面向家庭、个人的远程医疗监护系统成了远程医疗领域的热点,使得人们可以随时随地的接受医疗保健。除了部分需要改善和研究的新技术外,远程医学总体技术已不存在大的困难,已有不少商品化的系统。第三代远程医学也称为数字集成发展阶段,这一阶段,远程医学会诊系统三个技术环节已彻底实现了数字化,信息传输与信息共享的多系统实现集成,远程医学系统与医院信息系统(HIS)、医学影像存储和传输系统(PACS)、放射科管理系统(RIS)和医学实验室信息系统(LIS)成功整合,医学信息直接以数字形式出现。比较有代表性的事件发生在 2004 年,法国斯特拉斯堡大学医院的著名外科专家马莱斯特教授经过精心准备,完成了称之为阿努比斯计划的壮举,横跨大西洋,通过机器人远程手术为一位女性病人进行了 NOTES 胆囊切除手术,实现了首例临床腹壁没有瘢痕的远程手术。阿努比斯是古埃及神话人物,传说能够用很长的器械为人治病。马莱斯特教授用长长的镜子为人切除胆囊,类似于古埃及的神话传说,所以他们将这一全新技术称之为阿努比斯计划,这次手术也以首位飞越大西洋的飞行员命名为"林德伯格手术"。

美国远程医疗协会(American Telehealth Association)已经成立了二十多年。很多专家利用远程医疗技术为远方或乡村地区的患者诊断病情和监控治疗。2013 年美国大约有 1 500 万人接受了远程医疗服务。据估计 2014 年美国和加拿大约有 6 亿次执业医生出诊,其中约有 7 500 万次使用了远程医疗技术。另外,按照三分之一的现场出诊转变成远程会诊,其市场的规模能达到 500 亿美元到 600 亿美元。在美国,约有 70 万老兵在 2014 年至少使用过一项远程医疗服务,通过远程医疗计划提供了 44 项临床专业服务。例如,迈阿密退伍军人事务部每周计划提供 90 次与皮肤病、眼科检查、足部医疗、心理健康和其他临床专业有关的远程临床诊疗服务。远程医疗协会除了心理健康服务和慢性病的远程监控以外,远程医疗服务正逐渐被应用到很多新的领域,包括主流初级护理和外科护理、零售医疗和移动健康应用等。

三、国内远程医学发展现状

中国的远程医学活动始见于 20 世纪 80 年代,与发达国家相比起步较晚,但发展迅速,由于中国政府和军队的支持和组织,从 20 世纪 90 年代后期开始,呈现出快速上升的发展态势。作为远程医疗核心技术的计算机技术、通讯技术、数字化医疗设备技术、医院信息化管理技术都达到或接近了国际先进水平。与此同时,我国也积累了多种远程医疗模式的发展经验和教训。总体上讲,中国二十多年的远程医疗发展历程大致可划分为以下几个阶段。

(一)尝试发展阶段

这一阶段主要特征是通过一些远程手段达到会诊咨询目的,现普遍认为我国最早的远程医疗技术运用是在 1986 年。1986 年,广州远洋航运公司对远洋货轮船员急症患者进行了电报跨海会诊,有人认为这是我国最早的远程医学活动。1988 年,解放军总医院与德国一家医院进行了神经外科远程病例讨论,这是军队远程医学的首例报道。1995 年,山东姑娘杨某因手臂不明原因腐烂,来北京求医。会诊医生遇到困难,通过 Internet 向国际社会求援,很快 200 余条信息从世界各地传回北京,病因最终被确诊为感染了一种噬肌肉的病菌,患者得到了及时的治疗,并有效地缩短了病程。同年 4 月,一封紧急求助(SOS)的电子邮件通过 Internet 从北京大学发往全球,希望挽救一位病情非常严重却又不明病因的年轻女大学生的生命。10 日内,收到来自世界各地的 E-mail 近 1000 封,相当多的意见认为是重金属中毒,并被以后的临床检验所证实(铊中毒)。这些应用实例使更多的中国人认识了 Internet 和远程医疗。我国具有现代意义的远程医学活动开始于 20 世纪 80 年代。1988 年,解放军总医院通过卫星与德国一家医院进行了神经外科远程病例的讨论。1994 年 9 月,上海医科大学华山医院与上海交通大学用电话线进行了会诊演示。1995 年,上海教育科研网、上海医大远程会诊项目启动,并成立了远程医疗会诊研究室。1996 年 10 月,上海华山医院开通了卫星远程会诊。1997 年 11 月,上海医科大学儿童医院利用 ISDN 与香港大学玛丽医院进行了疑难病的讨论。该系统运行在网络上,具有较强的交互动态图像显示功能。从 1986—1997 年,国内远程医疗工作表现为以下几方面特点。

1. 利用各种技术方法开展零星的远程医疗行为。
2. 在极少数医疗机构间进行远程医疗尝试性活动。
3. 远程医学研究论证立项与探索性远程医疗尝试性工作。
4. 远程医学研究论证立项与探索性专业网络建设。
5. 政府和相关业务主管部门初始介入。

(二)快速发展阶段

1997 年 7 月,中国金卫医疗网络即卫生部卫生卫星专网正式开通,网络开通以来,已经为数百例各地疑难急重症患者进行了远程、异地、实时、动态电视直播会诊,极大地促进了我国远程医疗事业的发展;同年 9 月,中国医学基金会成立了国际医学中国互联网委员会(IMNC)。该组织准备经过 10 年三个阶段,即电话线阶段、DDN、光缆、ISDN 通信联网阶段,卫星通讯阶段,逐步在我国开展医学信息及远程医疗工作。

远程医疗技术的发展与通信、信息技术的进步密不可分。进入 21 世纪,国内的通信基础设施建设进入了全面发展时期,也带动远程医学行业取得了跨越式的进步和令人振奋的成绩。这一阶段,远程医学逐渐由技术研发转向医学服务及创新的运作模式。由政府部门、医院、社会团体、企业等,以多种形式参与组建的各种医学网站、远程医疗网络、网上医院在短时间内大量涌现,远程医疗活动已经渗透到各个应用专科领域,呈现出远程医学蓬勃发展的势头。

(三)规范化、实用化发展阶段

随着远程医疗服务的广泛应用,国家卫生部门已经充分意识到远程医学工作的开展对卫生事业建设的重要性和必要性。职业与非职业的远程医疗或网上咨询业务纷纷开展,为保证医疗秩序,规范医疗行为,维护医患双方权益,国家层面需要对远程医疗的管理规范、实施程序、责任认定、监督管理等做出明确规定,使远程医学工作健康有序地开展,政府和军队医疗行政管理部门及时加以引导,国家卫生部门相继出台了一系列远程医疗相关政策法规。

第二节 远程医学的概念与内涵

一、远程医学的概念

(一)远程医学的定义和内涵

远程医疗在国际上有 telemedicine、telehealth、telecare 等提法。传统的远程医疗的定义是指对于不能前来就医的远方病人施行简单医术的特殊医疗方式。而现代是特指借助现代通信技术实现的对于远地对象的医疗服务系统,利用远程医疗系统可以对远地对象进行检测、监护、诊断等。

远程医学(Telemedicine)在美国传统词典内的定义为:使用电信技术提供、加强、加速医疗卫生服务,譬如通过进入异地数据库、连接到医疗中心的诊所或医生办公室,或者传输 X 光片及其他诊断图像到其他地点用于检查。远程医学最早由勃兰斯顿在1992 年做出描述:远程医学是利用远程通信技术,以双向传送数据、语音、图像的方式开展的远程医学活动。1995年,格雷斯比提出:远程医学是利用远程通信技术和信息技术向一定距离以外的病人提供的医学服务。美国院线医学学会于1993年成立,在其官方网站上对远程医学的描述如下:远程医学是通过电子信息技术,实现不同地点间医疗信息交换以改善病人的健康状况。直到1997年,世界卫生组织在瑞士日内瓦召开21世纪远程医疗与全球卫生发展战略会议,赋予远程医学(系统)如下定义:远程医学是通过电子通信技术实现不同地点间医疗信息交换以改善病人的健康状况。

国内对远程医学比较全面的描述为:远程医学是采用现代化通信技术、现代电子技术和计算机技术手段,实现各种医学信息的远程采集、传输、处理、存储和查询,从而完成对远地对象的检测、监护、诊断、教育、信息传递和管理等。

至此,远程医学衍生出其广义和狭义的概念。广义上,远程医学是一种采用信息技术和远程通信技术为远端方提供医学相关服务的活动。狭义上,是指一系列与远程医疗相关的医学活动,包括远程诊断、远程护理、远程病理、远程用药指导等。

简言之,远程医学是采用医疗信息和通信技术提供全天候、全方位的远距离医学服务活动,是信息技术和远程医学服务的有机结合。

(二)远程医学的目的

发展远程医学的目的,是为了促进全球人类健康、疾病控制、病人保健、医学教育、卫生管理以及相关的研究。远程会诊和远程诊断是远程医学研究应用最广泛的技术,会诊专家对病人的医学影像和初步诊断结果进行讨论,为远地医生提供参考意见,帮助远地医生做出正确的诊断。通过远程教育可以对医护人员进行专业教育和对社区进行医疗保健教育。

首先，是在一定程度上缓解了我国人口众多与专家资源相对不足的矛盾：我国幅员辽阔，人口众多，但人口分布极不平衡。目前，偏远落后地区缺医少药现象尤其严重。尽管我国政府采取了许多措施以解决这一问题，但由于偏远地区的经济条件、文化环境等因素不能满足知识和设备更新的要求，本地医务人员的业务水平相对较低，该地区的患者无法获得及时而正确的诊断、治疗和高质量的医疗服务。

远程医疗可有效扩大医疗服务和医学教育在时间和空间上的覆盖面，拓宽医疗服务的范围，减少因地区差异、医疗卫生资源差异等造成医疗水平的不平衡，使患者以负担得起的价格获得相对较高水平的医疗服务。远程医疗为缓解边远地区患者"看病难"和提高社区医疗服务水平提供了可能，利用远程会诊系统可以让欠发达地区的患者也能够接受大医院专家的治疗。另外，通过远程教育等措施也能在一定程度上提高中小医院医师的水平。是实现医疗平等的有效措施之一。

其次是缓解了偏远地区的患者转诊比例高、费用昂贵的问题。中国幅员辽阔，人口众多，边远地区的病人，由于当地的医疗条件比较落后，危重、疑难病人往往要被送到上级医院进行专家会诊。这样，到外地就诊的交通费、家属陪同费用、住院医疗费等给病人增加了经济上的负担。同时，路途的颠簸也给病人的身体造成了更多的不适，而许多没有条件到大医院就诊的病人则耽误了诊疗，给病人和家属造成了身心上的痛苦。据调查，偏远地区患者转到上一级医院的比例相当高；平均花费非常昂贵，除去治疗费用外的其他花费（诊断费用、各种检查费用、路费、陪护费、住宿费、餐费等）动辄需要数千元，让贫困病人几乎无力承担。而远程会诊系统可以让病人在本地就能得到相应的治疗，大大减少了就诊费用。

远程医疗有助于国家医疗体制机制创新，破解我国医疗资源分布不均的难题，助力诊疗向"更便捷、更高效、更智能"的方向转变,使远程医疗真正辐射医疗资源欠发达地区,使百姓可以看好病、方便看病、便宜看病,真正实现医疗惠民。

(三)远程医学的特征和模式

远程医学是采用通信技术为异地使用者提供医疗服务的系统。远程医学的服务形式有多种多样,可对远地服务对象进行检测、监护、会诊、教育、学术研讨、信息传递和管理等。

在远程医学系统中,医疗服务的提供者和服务对象分处两地,因此模式分为3部分:①提供医疗服务方(即医疗服务源所在地):一般为具有丰富的医学资源和诊疗经验的大型医疗机构和有经验的医生。②申请医疗服务方:可以是医疗、诊断和治疗能力较弱的小型医疗机构或诊疗经验不足的医生,也可以是患者。③通信网络及相关医疗设备:通信网络为普通电话网、无线通信网、卫星通信网和因特网等。通信线路为同轴电缆、网线和光纤等,相关设备包括计算机软硬件、诊疗仪器等。

远程医疗系统的服务方式:远程医疗系统的服务方式又分为实时(在线)方式和非实时(离线)方式两种。实时方式是指条件允许或紧急情况时使用,可以使患者获得及时的救助,但花费较高,操作难度较大;非实时方式是指将医疗服务需求方的资料随时传送给服务提供方,等待处理。位于大医院的专家可依据用户提供的资料做出相应的诊断。在医疗咨询、培训、教育等应用场所也经常用到。这种方式可大大减少对网络系统带宽的要求。

(四)远程医学的研究方向和应用范围

远程医学的发展将涉及医学的各个领域,形成新的医学模式,现已应用到多个领域:

1. 远程视频会诊　远程视频会诊指的是医疗机构之间利用通信技术、计算机及网络技术,采用在线视频交互方式,开展异地指导检查、协助诊断、指导治疗等医疗活动,是目前远程医疗发展最成熟、应用最多的模块。

双方可约定时间按普通会诊、急会诊和其他会诊在一定时间内完成会诊任务。远程视频会诊平台应具备以下功能:

(1)会诊预约:会诊申请单的填写、会诊申请提交与修改、专家库信息查询、电子资料组织与传送、会诊申请的查询等。

(2)会诊管理:会诊流程管理、病历资料管理、会诊报告浏览、随访管理、会诊服务评价等。

(3)会诊服务:病历资料浏览、音视频交互病情讨论、病历资料白板书写交互、会诊报告编写发布与修改、会诊报告模板管理等。

2. 远程影像诊断 远程影像诊断指的是由邀请方向受邀方提出申请并提供患者临床资料和影像资料,如放射影像资料、B超影像资料以及视频资料等,由受邀方出具诊断意见及报告的过程,区域内多家医疗机构可以联网组成远程影像中心对影像进行集中存储、集中诊断和管理。远程影像诊断平台应具备以下功能。

(1)申请:申请单填写、申请的提交与修改、诊断机构查询、申请的查询等功能。

(2)资料传送与接收:不同资料的传送与接收功能。

(3)图像浏览、增强与分析:能够对原始图像进行浏览、对比度增强、边缘增强、病理特征提取、病理特征量化分析,能够进行计算机辅助诊断、基于图像特征的图像检索等。

(4)质控与统计:影像质量统计、技师评片、集体评片、报告书写质量统计、技师的影像总体质量统计、诊断报告诊断质量统计等。

(5)诊断报告发布、浏览与查询。

(6)病例学习:为医师提供一个学习提高的平台,特别是一些进修医师与实习生,可以对其关心的报告进行查询浏览并进行对比学习与借阅。

3. 远程心电诊断　远程心电诊断指的是邀请方向受邀方申请并提供患者临床资料和心电图资料,受邀方出具诊断意见及报告的过程,以及院前救援团队如120急救中心等的心电检查需求。远程心电诊断平台应具备以下功能。

(1)申请与预约:接受患者的预约登记和检查登记,以及对患者检查信息的登记,申请单扫描和简单查询统计,并分发患者的检查报告。具备为患者分配预约时间、查询指定时间段内的预约、登记患者列表、纸质申请单的扫描和拍摄、与 HIS 无缝对接等功能。

(2)分析诊断:心电医生根据心电设备采集的数据进行专业分析诊断。具备心电检查数据到达即时提醒、心电图分析、报告编写和打印、病历管理等功能。

(3)报告浏览与分析:临床医生提供浏览心电图报告及心电波形的工具。可将医生端浏览工作站嵌入到门诊医生工作站、住院医生工作站和电子病历系统中去,支持医生端浏览工作站,支持在线波形分析、处理、测量。

4. 远程病理诊断　远程病理诊断指的是利用远程病理检查工作站,把患者的病理切片传到专家端,病理专家为患者分析病理组织图,并出具病理诊断报告,为患者端主诊医生临床诊断提供重要依据。远程病理诊断平台应具备以下功能:

(1)申请与预约、服务评价等过程管理功能。

(2)病理切片数字化扫描功能,病理切片转换成数字切片。

(3)虚拟数字切片的放大、缩小、标记等后处理功能。

(4)病理图文报告的书写、发布、保存以及记录查询等功能。

(5)患者信息上传、报告下载等功能。

(6)相关数据统计功能。

5. 远程门诊　远程门诊指的是根据受邀方预先安排的专家出诊安排,邀请方按患者需求提前预约申请并进行远程会诊。远程门诊平台应具备以下功能:

（1）预约安排：预约申请单的填写、排班表查询和号源选择、预约申请提交与修改、患者病历资料的提交、预约单的浏览和打印等。

（2）预约管理：预约过程管理、预约过程提醒、预约记录查询、病历资料管理等。

6. 远程双向转诊　远程双向转诊指的是依托于远程医疗服务平台，利用先进的网络技术及通信技术根据病情和人群健康的需要而进行的医院之间的科室合作诊治过程。下级医院将超出本院诊治范围的患者或在本院确诊、治疗有困难的患者转至上级医院就诊；反之，上级医院将病情得到控制、情况相对稳定的患者转至下级医院继续治疗、康复。远程双向转诊平台应具备以下功能：

（1）转诊申请：响应全科诊疗、其他服务组件或系统模块的转诊请求，向定点转诊机构提出转诊申请。具备转诊申请单填写、转诊申请的提交与修改、接诊机构查询、转诊申请的查询等功能。

（2）转诊管理：分为送转管理和接诊管理，支持邀请方进行取消送转、打印转诊单、重新转出操作，支持受邀方进行接诊或拒绝接诊操作。具备转诊过程管理、病历资料管理、转诊过程提醒、转诊记录查询等功能。

（3）患者信息反馈：患者的出院信息都可从受邀方的 HIS 中自动获取；根据转诊记录信息自动转回邀请方，或根据患者地址信息转回该患者被管辖的社区医疗卫生机构。

（4）随访功能：包括随访记录和随访计划、随访记录查询和随访提醒等。

双向转诊主要分送转和接诊，转诊前受邀方可先会诊，评估患者病情确需转诊者，经家属同意后方可转诊；转诊前邀请方需要提供患者病历摘要，应包括前期治疗过程、目前主要问题、当前治疗方案等主要内容。转出时同样需要转出方提供入院诊断、治疗过程、出院诊断、住院治疗方案、出院后建议继续的治疗方案等内容。

明确目前转诊护送过程医疗事故高发问题的责任归属方。

7. 远程重症监护　远程重症监护指的是通过通信网络将远端的生理信息和医学信号传送到监护中心进行分析,实时检测人体生理参数,视频监控被监护对象的身体状况,通过数据自动采集、实时分析监护对象的健康状况,若出现异常情况向医疗中心报警以获得及时救助。系统能与现有医院的医疗信息系统实现信息交互和共享,并给出诊断意见的一种技术手段。远程监护技术缩短了医生和患者的距离,医生可以根据这些远地传来的生理信息为患者提供及时的医疗服务。远程重症监护平台应具备以下功能:

(1)申请与预约、资料传送与接收、浏览与分析、质控与统计、报告发布及浏览、服务评价等过程管理功能。

(2)实时采集传输生命体征参数功能,邀请方、受邀方、患者之间进行持续动态监护、诊断建议、治疗建议等医疗活动。

(3)24小时不间断的连续动态观察,向受邀方提供患者实时持续的监护数据,并对异常情况预警和警报作用。

(4)生命体征参数的存储、管理等常规功能,包括数据记录、管理、查询、统计功能。

(5)患者床边视频会议功能,便于专家与申请医生和患者远程互动式交流。

(6)专家远程实时控制视频云平台,对患者多角度观察和画面快速切换。

8. 远程手术示教　远程手术示教指的是通过远程会诊技术和视频技术的应用,对临床诊断或者手术现场的手术示范画面影像进行全程实时记录和远程传输,使之用于远程手术教学。系统通过医院 HIS 手术排班系统获取手术室当天手术排班信息,同时接受各视频示教终端的示教申请,审批通过后可以进行视频示教。手术医生可以在手术室电脑上了解有哪些观看者,并可以随时关掉全部或屏蔽部分授权的终端。远程手术示教平台应具备以下功能：

(1)申请与预约、服务评价等过程管理功能。

(2)一个手术室可以支持多个远程教室同时观看手术过程的功能；医学专家可以在远程医疗信息系统内任意点连接同一个手术室或连接多个手术室，进行手术指导和讨论的功能。

(3)对手术影像和场景视频进行全程的实时记录功能。

(4)对手术过程静态拍照和动态录像的功能。

(5)对手术高质量音视频存储、回放和管理等功能。

(6)手术实况音视频信息实时直播、刻录的功能。

(7)手术室和医学专家实时交互的音视频通话的功能。

(8)术野图像监看高清电视或 LED 电视。

(9)术野摄像机远程微控功能。

(10)术野摄像机和手术室内其他摄像机远程云台控制功能。

9. 远程医学教育 远程医学教育指的是适用于医院、专家通过音视频和课件等方式为基层医生提供业务培训、教学、查房、病案讨论以及技术支持。远程医学教育平台应具备以下功能：

(1)教师管理：具备教师注册、信息查询及修改等功能。

(2)学员管理：具备学员注册、信息查询及修改等功能。

(3)课程管理：具备课程视频查询、视频点播、实时培训等功能。

(4)课件管理：具备视频管理、课件管理、视频共享及课件同步等功能。

(5)过程管理：具备课程学习计划制作、课程培训记录、学习进度查询等功能。

(6)学分管理：具备申请学分、学分证打印等功能。远程教育可分为实时交互和课件点播两种培训模式。

①实时交互式远程培训。系统不仅支持远程专题讲座、远程

学术研讨等基于课件的交互式远程培训,还支持远程教学查房、远程病案讨论、远程手术示教、远程护理示教等基于临床实际案例的实时交互式远程培训,并结合远程会诊的实际案例,在潜移默化中实现有针对性的施教,使得医护人员不用离开工作岗位就能接收到优质的培训,及时解决临床中出现的新问题和新情况,达到释疑解惑的目的,提高基层医护人员获得优质继续教育的可行性,实现低成本、大规模、高效能地提升基层医务人员的服务能力和水平。

实时交互培训支持授课专家音视频与课件播放同步;支持培训参与方实时交互;支持对培训过程的录像,并保存为通用文件格式存储在远程会诊中心,并支持进行媒体课件的制作、整理、归类。

②课件点播式远程培训。系统支持课件点播服务,实现文字、幻灯、视频等课件网上在线点播学习,具备新增、删除、上传、查询等课件管理功能。

(五)远程医学平台

远程医学服务机构须搭建适合自己使用的远程医学服务支持平台,才能在实际工作中体现远程医疗服务质量并保证远程医学服务效果。该平台旨在建立各地区的远程医疗协同机制,发挥各省市医院在远程医疗中心建设过程中的主导作用和协同作用。帮助医患交流、问诊、预约、管理等,从而为双方节省时间,同时该平台也从医患双方的互动中收集有价值的健康数据,进而增进医疗透明度,海量病历的比对与查询,明确清晰的诊疗流程管理等。

技术支持服务远程医疗服务应由远程医学专业人员负责实施。专业人员对计算机网络、信息通信以及医学知识都应有一定了解,经过实际操作培训后上岗工作。远程医学服务机构有责任对站点终端远程医疗操作人员进行技能培训,并不断地对他们进行在线技术指导,这对保障远程医疗网络业务的正常运行十分必要。

服务机构既要组织好本单位、本体系内的医学专家资源开展远程医疗服务,又要充分挖掘和利用社会医学专家资源。因此,组建远程医疗会诊专家数据库,方便终端站点查询或选择是非常必要的。专家数据库的建立也是一项长期工作,需要不断更新、补充和维护。

病历资料传递的效果是衡量远程医学服务质量的标准之一。虽然实现传递会诊资料的通信方式有多种,但如果没有一个统一的标准或规范要求,则所生成的远程病历将杂乱无章,很难实现对远程病历的统一管理,数据安全也难以保障。为此,一个专业化的远程医疗服务机构必须开发适合自己网络的远程医疗会诊专用软件,作为会诊资料传递的载体。

二、远程医学的作用和应用

远程会议不但可以节省企业成本,还能提高企业的沟通效率。不少医疗行业也逐渐开始采用远程视频会议来完善整个医疗体系,实现高效、及时、直观的远程医疗效果。

(一)优化医学资源配置

互联网时代的到来,加速了现代医学技术水平的发展,而医学技术的发展在很大程度上依赖于医疗设备的技术进步,医学设施、设备的先进程度,可以体现某个医院、地区或国家的医学诊疗水平的高低。添置医学高新技术设备需要较大的资金投入,这就使得高精尖医学诊疗与研究的设备、设施难以在广大基层医疗单位和边远艰苦地区广泛应用,造成了高质量的医疗技术资源不断地向一些先进国家、大城市医院和医学研究机构集中。同时,先进的现代医学科学技术的发展也决定了优秀医学人才资源的流向,这就造成了国与国、地区与地区、医院与医院之间在医疗技术资源配置和医疗服务质量方面的差异。

我国基层医院总数已超过 5 万,担负着全国三分之二以上人口的医疗服务工作,任务极其繁重。毋庸置疑,大城市医院与基层医院之间存在着医疗技术水平的差距,造成了患者涌向医疗技术水平高的城市大医院,而基层医院却冷冷清清,甚至有许多空床位。这种情况影响了医院的医疗服务质量,更影响医疗卫生事业的发展和提高。

大家不管大病小病,都往大医院跑。这种情况更是凸显了医疗资源分配的不均衡。看病难、看病贵、以药养医难以革除,医护工作者收入水平过低等都是目前医改面临的问题,同时也是医改难以推进的重要因素。李克强总理在 2016 年的政府工作报告中,针对"推进医疗、医保、医药联动"、"开展分级诊疗试点"、"扩大公立医院改革试点范围"等医疗供给侧改革提出了具体要求。

远程医学工作的开展,能很好地优化医学资源的配置,尤其是高水平医学专家资源最有效的利用。基层医疗单位和艰苦边远地区如能广泛开展远程医学活动,便能在很大程度上解决医学资源匮乏的难题。基层医院开展远程医学工作的优点,一是无须进行大的投资,就能提高本地的医疗服务质量;二是扩大了医疗业务,增加医院的社会效益和经济效益,还为患者减轻了多方面的负担,对基层医院的生存和发展,必将带来巨大的契机。这既可解决基层医院的高水平医学专家缺乏和高新医疗技术设备不全两大难题,又可解决疑难危重患者的长途跋涉就医问题,使他们不必到城市的大医院去排长队、花大钱。

(二)实现医学信息资源共享

通信技术和信息技术的日新月异,给医学信息资源的远程共享提供了扎实的硬件基础。而随着现代医学的发展越来越快,医疗卫生人员对各类医学信息的需求越来越大,实现医学文献资源的共享成为一项非常迫切的任务,而且各类医疗卫生人员需要接受继续教育，才能跟上现代医学发展的步伐。远程医学信息资源共享是指通过某种方式实现一定的医学信息资源共享。远程医学信息资源共享的关键在于其载体和应用方式。

用户通过网络能够随时随地接触到大量的医学信息资源。远程医学技术的发展为医学信息资源共享拓展了更为广阔的空间。以前由于各方面技术条件的制约，使医学信息资源共享长期停留在对医学文献资源共享的层面上，主要表现为医学图书馆间的联合书目检索和馆际互借。由于共享交易成本的限制，这种共享在深度和广度上都非常有限。远程医学系统的开发与应用为各种医学信息资源共享带来了新的契机，开辟了医学信息资源无限共享的新天地，医学信息资源共享既是远程医学的重要内容，也是远程医学发展的必要保证。医院信息化建设的一个重要目标就是实现远程医学信息共享，提高患者医疗信息的利用率。远程医学信息共享的前提则是信息的传输与交换，它包括医院系统内部的信息交换，如医学信息系统（HIS）、图片存档及通信系统（PACS）等；医院间的信息交换，如病历和医学影像的远程传输、共享等。HIS系统所提供的丰富而详细的患者电子病历信息，能为远程会诊提供很大的帮助。

（三）构筑新型教育渠道

现代远程教育是随着现代信息技术的发展而产生的一种新型教育方式。充分利用现代信息技术，通过实施现代远程教育工程，可以有效地发挥现代各种教育资源的优势。使更多的人能够更方便、更快捷、更经济地接受各种教育是这一时代的要求。

远程教育是建立在信息技术基础上的一种新型教育方式，与传统教育相比较，它改变了过去的"三中心"（教师、课堂、书本）教学方式，更改变了过去陈旧落后的"三个一"（一本书、一支粉笔、一张挂图）手段。远程教育改变了原有的教学模式，突破了传统教育在教学资源和教学环境方面的限制,跨越时空的限制，使教育资源的普遍共享成为可能。远程教育由于技术上的特征,使学习过程中学生自主学习成为现实。我国卫生系统由于长期处在计划经济体制管理之下,一方面高层次卫生人员严重不足,另一方面卫生人员又浪费严重。在城市大中型医疗机构医护人员相对过剩,同时社区及乡镇初级医疗预防保健机构高层次卫生医务人员又严重缺乏。所以远程医学教育应该给基层医护人员提供一个很好的学习机会,以便提高他们的基本素质和医疗水平。

鉴于国情和各种条件限制,我国继续医学教育发展很不平衡。一些医务人员的理论知识和技术水平仍停留在学校学习阶段所学的知识,专业新知识通常只是在实际工作中被动地而不是系统地获取。目前医疗行业不断出现的医疗纠纷和各类事故与这种现象不无关系。医务人员缺乏系统有效的继续医学教育,加之工作中遇到的各种疑问得不到及时有效的解答,已经在一定程度上影响到我国整体医疗水平的提高。

随着计算机的普及,通信技术和信息技术的发展,尤其是互联网的广泛应用,为继续医学教育提供了新的教育模式和广阔的发展空间,使远程医学教育能够得以开展。通过实施现代远程医学教育,可以有效地发挥各种教育资源优势,突破教学资源和教学环境的限制,跨越时空和地域,使更多的人能够更方便、更快捷、更经济地接受医学教育。

促进医学继续教育持续发展,通过远程医学系统开展各类远程专题讲座、学术交流可以提高各专业医护人员的医疗技术水平,弥补基层医院医护人员受医院和当地经济条件、工作任务等的限制,使广大基层医师在当地就可以得到相关专家的指导和帮助,参与继续医学教育。

实现医学资源的共享成为一项非常迫切的任务,医务人员需要接受医学继续教育,才能跟上现代医学发展的步伐。

（四）在军事医学和特殊群体中的应用

1. 在突发事件中的作用 目前，我国的远程医学已逐步走向了实用化阶段。依托远程医疗，开展了突发事件救治（如海外维和部队、天津港爆炸等）、灾难救治（铁路火车相撞、公路车辆相撞、地震——5.12汶川地震、青海玉树地震、四川雅安地震、甘肃岷县地震、火灾——四川草原大火、上海高楼大火等），为一线危重伤员的有效救治创造了条件，取得了很好的实际效果，为重大灾害救援行动的信息化卫勤保障开辟了一条新路。快速急救、多学科联合急救在远程医疗中发挥了重要作用。

2. 在特殊群体中的应用 小型化是为适应个人疾病监护、家庭保健、家庭护理和军队战时卫勤的需要而研制生产一些便捷式远程医学装备的趋势，如有线或无线心电遥测监护系统、家用孕妇胎心遥测监护装置、单兵监视器等；居家养老远程监护（主要是对心血管疾病的监控）远程医学系统设备趋于体积小、重量轻、功能全，并且自动化、智能化程度较高，流动性好，为适合个人疾病监护、家庭保健、家庭护理等需要而研制生产的一些便携式远程医学装备将使远程医学进入社区和家庭。

（五）远程医学相关政策和法规

随着我国居民对远程医疗需求的关注度上升，各式各样的轻问诊、远程诊疗、远程护理、远程处方的软件和应用如雨后春笋般萌出，在给患者提供了更多选择的同时，也给患者求诊的准确性、安全性带来疑惑，带来行业的监管困局。国家在近期出台了一系列医疗行业的指南、政策与法规，有直接针对远程医学行业的方针，也有大量医疗行业内涉及和延伸到远程医学行业的内容，在此做一归纳和梳理。

2009年，国务院发布《关于深化医药卫生体制改革的意见》，明确提出"积极发展面向农村及边远地区的远程医疗"。

2010年,原国家卫生部发布《2010年远程会诊系统建设项目管理方案》和《2010年远程会诊系统建设项目技术方案》,给出远程会诊系统建设项目的管理方案和技术指导,体现了在医疗机构建设远程医疗系统是受到国家部门关心和支持的一项工作;并于同年发布《卫生部医管司关于实施2011年远程会诊系统建设项目的通知》和《卫生部办公厅关于加快实施2010年县医院能力建设和远程会诊系统建设项目的通知》,将远程诊疗的技术、建设和管理方案推向基层、推向全国各级医疗机构。

2012年,国务院发布《卫生事业发展"十二五"》规划,规划以提高人民健康水平为核心目标,是国家深化医改的重要支撑,实现"到2020年人人享有基本医疗卫生服务"的目标。提出了"发展面向农村及边远地区的远程诊疗系统,提高基层尤其是边远地区的医疗卫生服务水平和公平性"。

2013年,国务院发布《十二五国家战略性新兴产业发展规划》,《规划》在信息技术产业发展方面,明确要加快建设下一代信息网络,将远程医疗服务纳入信息惠民工程的重要建设内容。

2014年,国家卫生计生委发布《关于推进医疗机构远程医疗服务的意见》,《意见》提出,要积极推动远程医疗服务发展、确保远程医疗服务质量安全、完善远程医疗服务流程和加强远程医疗服务监督管理,推动远程医疗服务持续健康发展,优化医疗资源配置,实现优质医疗资源下沉。

2017年,国务院办公厅发布《关于推进医疗联合体建设和发展的指导意见》,指出建设和发展医联体是深化医疗、医保、医药联动改革的重要举措,大力发展远程医疗协作网有助于组建多层级医联体,提高为基层服务的能力。

2018年,国务院办公厅正式对外发布了《国务院办公厅关于促进"互联网＋医疗健康"发展的意见》,《意见》督促互联网＋医疗体系的健全和完善,提出加强行业监管和安全保障,保障互联网医疗为群众服务的能力和质量。

其实,伴随远程医疗的应用越来越广,越来越为群众所接受,各省市区县也接连就远程医疗发文,规范、支持和管理这项助力深化医改,缓解医疗资源不均的新兴医疗服务方式。

第二章 远程医学相关技术

第一节 现代通信技术

一、概 述

通信技术和通信产业是 20 世纪 80 年代以来发展最快的领域之一。不论是在国际还是在国内都是如此。这是人类进入信息社会的重要标志之一。

通信就是互通信息。通信在远古的时代就已存在。人之间的对话是通信，用手势表达情绪也可算是通信。以后用烽火传递战事情况是通信，快马与驿站传送文件当然也是通信。现代的通信一般是指电信，国际上称为远程通信。

1962 年 7 月 11 日，"电星 1 号"在美国缅因州的安多弗站与英国的贡希利站和法国的普勒默——博多站之间成功地进行了横跨大西洋的电视转播和传送多路电话试验。

1963 年 7 月 26 日，美国国家航空宇航局发射了"同步 2 号"（Syncom Ⅱ）通信卫星，在非洲、欧洲和美国之间进行电话、电报、传真通信。由于这颗卫星有 30 度倾角，因此它的运行轨道相对于地面作 8 字形移动，而非真正的"同步"，所以还不能称之为"静止卫星"。

1963 年 8 月 23 日，肯尼迪总统引用莫尔斯拍发的第一份公众电报报文"上帝创造了何等奇迹"结束了他与尼日利亚总理会话，这是经"辛康姆（Syncom）"通信卫星的第一次电话通话，声音传播了 72 000 多公里。

1964 年,世界上首次发射第一颗地球同步静止轨道通信卫星。1964 年 8 月 19 日,美国发射了"同步 3 号"(Syncom Ⅲ)卫星。这是世界上第一颗地球同步静止轨道通信卫星。1958 年 12 月 18 日,美国发射了第一颗通信卫星,由于技术上的原因,仅仅工作了 13 天。从此,卫星通信进入实验阶段。1963 年至 1964 年美国发射了三颗实验性地球同步静止轨道卫星,只有第三颗卫星"同步 3 号"完全成功。

1964 年 8 月 20 日,成立了以美国通信卫星有限公司为首的"国际通信卫星财团",次年更名为"国际通信卫星组织",即著名的 INTELSAT。这一组织总部设在华盛顿,其宗旨是建设和发展一个全球通信卫星系统,一视同仁地供世界各国使用,以便改进其电信服务。确立了卫星通信体制和标准地球站的性能标准,卫星通信业务从此正式成为一种国际的商用业务。

1965 年,同步卫星通信时代正式开始。1965 年的 4 月 6 日,国际卫星通信组织(INTERSAT)发射了一颗半试验、半实用的静止通信卫星——"晨鸟"(Early Bird),又称为"国际通信卫星-Ⅰ(Intelsat 1)",作为世界上第一颗实用型商业通信卫星,它为北美和欧洲之间提供通信服务,开创了卫星商用通信的新时代。"晨鸟"标志着卫星通信从试验阶段转入实用阶段,同步卫星通信时代开始第一颗实用型商业通信卫星—"晨鸟"。

1999 年,开通全球海上遇险和安全系统。1999 年 2 月 1 日,GMDSS 系统在全世界各航运国家全面启用。与在此之前广泛应用的呼救信号"SOS"不同,GMDSS 是一个船岸间通信新系统——"全球海上遇险和安全系统"。它由卫星通信系统和地面无线电通信系统两大部分组成。卫星系统又包括国际海事卫星分系统和极低轨道搜救卫星分系统两部分。GDMSS 是建立在先进的卫星通信技术、数字技术和计算机技术的基础上的先进系统,在船只遇难时,不仅能向更大的范围更迅速、更可靠地发出遇难信息,还能以自动、半自动的方式取代以前的人工报警方式。

二、发展阶段

纵观通信的发展分为以下三个阶段:

第一阶段是语言和文字通信阶段。在这一阶段,通信方式简单,内容单一。

第二阶段是电通信阶段。1837 年,莫尔斯发明电报机,并设计莫尔斯电报码。1876 年,贝尔发明电话机。这样,利用电磁波不仅可以传输文字,还可以传输语音,由此大大加快了通信的发展进程。1895 年,马可尼发明无线电设备,从而开创了无线电通信发展的道路。

第三阶段是电子信息通信阶段。从总体上看,通信技术实际上就是通信系统和通信网的技术。通信系统是指点对点通信所需的全部设施,而通信网是由许多通信系统组成的多点之间能相互通信的全部设施。而现代的主要通信技术有数字通信技术,程控交换技术,信息传输技术,通信网络技术,数据通信与数据网,ISDN 与 ATM 技术,宽带 IP 技术,接入网与接入技术。

三、通信系统分类

(一)按照通信业务和用途分类

根据通信的业务和用途分类,有常规通信、控制通信等。其中常规通信又分为话务通信和非话务通信。话务通信业务主要是电话服务为主,程控数字电话交换网络的主要目标就是为普通用户提供电话通信服务。非话务通信主要是分组数据业务、计算机通信、传真、视频通信等。在过去很长一段时期内,由于电话通信网最为发达,因而其他通信方式往往需要借助于公共电话网进行传输,但是随着 Internet 网的迅速发展,这一状况已经发生了显著的变化。控制通信主要包括遥测、遥控等,如卫星测控、导弹测控、遥控指令通信等都是属于控制通信的范围。

话务通信和非话务通信有着各自的特点。话务传输具有三个特点,首先人耳对传输时延十分敏感,如果传输时延超过 100ms,通信双方会明显感觉到对方反应"迟钝",使人感到很不自然;第二要求通信传输时延抖动尽可能小,因为时延的抖动可能会造成话音音调的变化,使得接听者感觉对方声音"变调",甚至不能通过声音分辨出对方;话音传输的第三个特点是对传输过程中出现的偶然差错并不敏感,传输的偶然差错只会造成瞬间话音的失真和出错,但不会使接听者对讲话人语义的理解造成大的影响。

对于数据信息,通常情况下更关注传输的准确性,有时要求实时传输,有时又可能对实时性要求不高。对于视频信息,对传输时延的要求与话务通信相当,但是视频信息的数据量要比话音要大得多,如语音信号 PCM(Pulse Code Modulation)编码的信息速率为 64kbps,而 MPEG-II(Motion Picture Experts Group)压缩视频的信息速率则在 2～8Mbps 之间。

目前,话务通信在电信网中仍然占据着重要的地位,如现有的程控电话交换网络、第二代数字移动通信网络 GSM(Global System of Mobile Communications)和 IS-95 CDMA 所提供的业务都是以话音业务为主,随着 Internet 的迅猛发展,非话业务也有了长足的发展,在信息流量方面已经超过了话音信息流量。

(二)按调制方式分类

根据是否采用调制,可以将通信系统分为基带传输和调制传输。基带传输是将未经调制的信号直接传送,如音频市内电话(用户线上传输的信号)、Ethernet 网中传输的信号等。调制的目的是使载波携带要发送的信息,对于正弦载波调制,可以用要发送的信

息去控制或改变载波的幅度、频率或相位。接收端通过解调就可以恢复出信息。在通信系统中,调制的目的主要有以下几个方面:

1. 便于信息的传输　调制过程可以将信号频谱搬移到任何需要的频率范围,便于与信道传输特性相匹配。如无线传输时,必须要将信号调制到相应的射频上才能够进行无线电通信。

2. 改变信号占据的带宽　调制后的信号频谱通常被搬移到某个载频附近的频带内,其有效带宽相对于载频而言是一个窄带信号,在此频带内引入的噪声就减小了,从而可以提高系统的抗干扰性。

3. 改善系统的性能　由信息论可知,有可能通过增加带宽的方式来换取接收信噪比的提高,从而可以提高通信系统的可靠性,各种调制方式正是为了达到这些目的而发展起来的。

(三)按传输信号的特征分类

按照信道中所传输的信号是模拟信号还是数字信号,可以相应地把通信系统分成两类,即模拟通信系统和数字通信系统。数字通信系统在最近几十年获得了快速发展,其中数字通信系统也是目前商用通信系统的主流。数字通信的优点为:抗干扰能力强;便于进行各种数字信号的处理;便于实现集成化;便于加密及计算机处理;便于实现综合业务数字网,便于多路复用。

(四)按传送信号的复用和多址方式分类

复用是指多路信号利用同一个信道进行独立传输。传送多路信号目前有四种复用方式,即频分复用 FDM(Frequency Division Multiplexing)、时分复用 TDM(Time Division Multiplexing)、码分复用 CDM(Code Division Multiplexing)和波分复用 WDM(Wave Division Multiplexing)。

频分复用是采用频谱搬移的办法使不同信号分别占据不同的

频带进行传输,时分复用是使不同信号分别占据不同的时间片断进行传输,码分复用则是采用一组正交的脉冲序列分别携带不同的信号。波分复用使用在光纤通信中,可以在一条光纤内同时传输多个波长的光信号,成倍提高光纤的传输容量。

多址是指在多用户通信系统中区分多个用户的方式。如在移动通信系统中,同时为多个移动用户提供通信服务,需要采取某种方式区分各个通信用户,多址方式主要有频分多址 FDMA(Frequency Division Multiple Access)、时分多址 TDMA(Time Division Multiple Access)和码分多址 CDMA(Code Division Multiple Access)三种方式。移动通信系统是各种多址技术应用的一个十分典型的例子。

(五)按传输媒介分类

通信系统可以分为有线(包括光纤)和无线通信两大类,有线信道包括架空明线、双绞线、同轴电缆、光缆等。使用架空明线传输媒介的通信系统主要有早期的载波电话系统,使用双绞线传输的通信系统有电话系统、计算机局域网等,同轴电缆在微波通信、程控交换等系统中以及设备内部和天线馈线中使用。无线通信依靠电磁波在空间传播达到传递消息的目的,如短波电离层传播、微波视距传输等。

四、数字通信

数字通信即传输数字信号的通信,是通过信源发出的模拟信号经过数字终端的信源编码成为数字信号,终端发出的数字信号,经过信道编码变成适合与信道传输的数字信号,然后由调制解调器把信号调制到系统所使用的数字信道上,再传输到对段,经过相反的变换最终传送到信宿。数字通信以其抗干扰能力强,便于存储、处理和交换等特点,已经成为现代通信网中的最主要的通信技术基础,广泛应用于现代通信网的各种通信系统。

(一)数字通信系统的优缺点

数字通信系统的缺点:①占用频带宽。②系统和设备比较复杂。

数据通信系统的优点:①抗干扰能力强。②容易实现高质量的远距离通信。③便于实现综合业务数字网。④便于加密。⑤适于集成化、智能化。

(二)数据通信系统的性能指标

1. 码速率和信息速率(有效性)　系统的有效性主要从传输效率、功率利用率和频带利用率三个方面衡量。

2. 误码率和误比特率(可靠性)　在数字通讯系统中衡量系统可靠性的重要指标是差错率。另外,为了说明系统正确工作的能力,可靠性指标还包括可靠度和中断率。

五、卫星通信

(一)卫星通信系统组成

卫星通信系统由卫星主站—卫星端、地面端、用户端三部分组成。卫星端在空中起中继站的作用,即把地面站发上来的电磁波放大后再返送回另一地面站,卫星星体又包括两大子系统:星载设备和卫星母体。地面站则是卫星系统与地面公众网的接口,地面用户也可以通过地面站出入卫星系统形成链路,地面站还包括地面卫星控制中心,及其跟踪,遥测和指令站。用户站即是各种用户终端。

(二)卫星通信网络结构

远程医学信息网从逻辑的结构上划分为两个功能性子网。

点对点:两个卫星站之间互通;小站间信息的传输无须中央站转接;组网方式简单。

➤ 星状网:外围各边远站仅与中心站直接发生联系,各边远站之间不能通过卫星直接相互通信(必要时,经中心站转接才能建立联系)。

➤ 网状网:网络中的各站,彼此可经卫星直接沟通。

➤ 混合网:星状网和网状网的混合形成。

(三)卫星通信应用范围

卫星通信应用范围很广,涉及长途电话、传真、电视广播、娱乐、计算机联网、电视会议、电话会议、交互型远程教育、医疗数据、应急业务、新闻广播、交通信息、船舶、飞机的航行数据及军事通信等。

如今,国际上存在两类卫星定位系统:俄罗斯的世界轨道卫星导航系统 GLONASS 和美国的全球定位系统 GPS。GLONASS系统包含 24 颗卫星,其中,备用的卫星有 3 颗,匀称地布局在相隔为 120° 的三个轨道平面上,每一个轨道平面同赤道平面呈 64.8° 的夹角。卫星朝地面传输两个不同频段的扩谱信号,依靠卫星信道完成卫星的区分。

GPS 起初被广泛应用在美国航空、航海及国防军事等诸多领域,并通过美国军方负责机构开展必要的操作、维护和监督。因GPS 拥有导航、测量、测绘等优势特征,所以,在民用领域依然有着较广阔的发展潜力和前景。GPS 系统可以为世界 24h 供应快速、持续、实时和高精确度的三维坐标,并能提供精密的时间定位信息,有着较好的保密性和抗干扰性。GPS 系统目前共有 24 颗卫星,平均分布在 6 个轨道平面,其中 21 颗基本星为主用,3 颗为主轨的备用星,卫星距离地面 20 200km,以 12 小时绕行轨道一周的速度运行,这些轨道为均匀分布在与赤道夹角 55°的近圆形,任意轨道平面间夹角为 60°。每个卫星以两个频率发送电码,电码有两种,分别为军用电码与民用电码,军方搜索目标的误差仅 1m,民用搜索目标保持 100m 的误差。尽管雷达系统及测向机技术等传统意义上的定位方法也能达到侦查测试地形方位的目的,然而,主要运用在军事领域,且开支浩大,假若能同 GPS 系统加以密切结合,会显著地削减成本。GPS 系统能够极大地运用在地质勘查探测、海上搜索救援、探测大气层、沙漠方向引导、汽车定位、森林消防、飞机导航等诸多方面,在经济和社会发展中扮演重要角色。

近年来,在我国科学家的不断努力之下,已成功自主研发了通信导航定位卫星——北斗导航卫星,其技术也处于世界领先水平。我国于 2011 年 4 月和 7 月分别发射了第八颗和第九颗北斗卫星,完成了北斗导航试验系统(第一代系统)的建设,具备在中国及其周边地区范围内的定位、授时、报文和 GPS 广域差分功能,并已在测绘、电信、水利、交通运输、渔业、勘探、森林防火和国家安全等诸多领域逐步发挥重要作用。

(四)卫星通信使用频率

卫星通信使用微波频段 300～30GHz,采用高频信号的目的是保证地面上发射的电磁波能够穿透电离层到达卫星。在卫星通信中,不同的卫星,或者同一颗卫星上的转发器所使用的频率范围不同,不同频率范围有不同的代号。如 3.95～5.85GHz 频率范围的代号是 C,该频率范围简称 C 波段;12.24～18GHz 频率范围的代号是 Ku,该频率范围简称 Ku 波段。

1. 上行频率　发射站把信号发射到卫星上用的频率,由于信号是由地面向上发射,所以叫上行频率。

2. 转发器 卫星上用于接收地面发射来的信号,并对该信号进行放大,再以另一个频率向地面进行发射的设备。一颗卫星上可以有多个转发器。

3. 下行频率 卫星向地面发射信号所使用的频率,不同的转发器所使用的下行频率不同,换句话,当我们接收不同的节目内容时,所使用的下行频率不同,在使用卫星接收机时所设置的参数也就不同,如果设置不正确,将不能接收相应的节目内容。例如:我国鑫诺一号卫星用于数据广播的下行频率之一为 12,620MHz。一颗卫星上有多个转发器,所以会有多个下行频率。

4. 符号率 卫星节目的符号率,指数据传输的速率,与信号的比特率及信道参数有关,单位为 MB/S。目前市场上普遍使用的"诺基亚""菲力普""现代""同洲""九州"等卫星电视数字解压机的 Symbol rate 值在 6～30MB/S。从世界上卫星发展趋势看,卫星电视的符码率越来越高,当一个载波信号携带的节目数越多时此值越大。

(五)卫星通信系统的特点

卫星通信是现代通信技术的重要成果,它是在地面微波通信和空间技术的基础上发展起来的。与电缆通信、微波中继通信、光纤通信、移动通信等通信方式相比,卫星通信具有以下特点。

1. 卫星通信覆盖区域大,通信距离远 因为卫星距离地面很远,一颗地球同步卫星便可覆盖地球表面的 1/3,因此,利用 3 颗适当分布的地球同步卫星即可实现除两极以外的全球通信。卫星通信是目前远距离越洋电话和电视广播的主要手段。

2. 卫星通信具有多址连接功能 卫星所覆盖区域内的所有地球站都能利用同一卫星进行相互间的通信,即多址连接。

3. 卫星通信频段宽,容量大 卫星通信采用微波频段,每个卫星上可设置多个转发器,故通信容量很大。

4. 卫星通信机动灵活　地球站的建立不受地理条件的限制,可建在边远地区、岛屿、飞机、汽车和舰艇上。

5. 卫星通信质量好,可靠性高　卫星通信的电波主要在自由空间传播,噪声小,通信质量好。就可靠性而言,卫星通信的正常运转率达 99.8% 以上。

6. 卫星通信费用与距离无关　地面微波中继系统或电缆载波系统的建设投资和维护费用都随距离的增加而增加,而卫星通信的地球站至卫星转发器之间并不需要线路投资,因此,其成本与距离无关。

7. 卫星通信不足之处

(1) 传输时延大。在地球同步卫星通信系统中,通信站到同步卫星的距离最大可达 40 000km,电磁波以光速(3×10^8 m/s)传输,这样路径地球站→卫星→地球站的传播时间约需 0.27s。如果利用卫星通信打电话,由于两个站的用户都要经过卫星,因此,通电话者要听到对方的回答必须额外等待 0.54s。

(2) 回声效应。在卫星通信中,由于电波来回转播需 0.54s,因此产生了讲话之后的"回声效应",为了消除这一干扰,卫星电话通信系统中增加了一些设备,专门用于消除或抑制回声干扰。

(3) 存在通信盲区。把地球同步卫星作为通信卫星时,由于地球两极附近区域看不见卫星,因此不能利用地球同步卫星实现对地球两极通信。

(4) 存在日凌中断,星蚀和雨衰现象。

(六)卫星通信系统的分类

按照工作轨道区分,卫星通信系统一般分为以下 3 类。

1. 低轨道卫星通信系统(LEO)　距地面 500～2 000km,传输时延和功耗都比较小,但每颗星的覆盖范围也比较小,典型系统有 Motorola 的铱星系统。低轨道卫星通信系统由于卫星轨道低，信号传播时延短，所以可支持多跳通信；其链路损耗小，可以降低对卫星和用户终端的要求，可以采用微型/小型卫星和手持用户终端。但是低轨道卫星系统也为这些优势付出了较大的代价：由于轨道低，每颗卫星所能覆盖的范围比较小，要构成全球系统需要数十颗卫星，如铱星系统有 66 颗卫星、Globalstar 有 48 颗卫星、Teledisc 有 288 颗卫星。同时，由于低轨道卫星的运动速度快，对于单一用户来说，卫星从地平线升起到再次落到地平线以下的时间较短，所以卫星间或载波间切换频繁。因此，低轨系统的系统构成和控制复杂、技术风险大、建设成本也相对较高。

2. 中轨道卫星通信系统（MEO） 距地面 2 000～20 000km，传输时延要大于低轨道卫星，但覆盖范围也更大，典型系统是国际海事卫星系统。中轨道卫星通信系统可以说是同步卫星系统和低轨道卫星系统的折中，中轨道卫星系统兼有这两种方案的优点，同时又在一定程度上克服了这两种方案的不足之处。中轨道卫星的链路损耗和传播时延都比较小，仍然可采用简单的小型卫星。如果中轨道和低轨道卫星系统均采用星际链路，当用户进行远距离通信时，中轨道系统信息通过卫星星际链路子网的时延将比低轨道系统低。而且由于其轨道比低轨道卫星系统高许多，每颗卫星所能覆盖的范围比低轨道系统大得多，当轨道高度为 10 000km 时，每颗卫星可以覆盖地球表面的 23.5%，因而只要几颗卫星就可以覆盖全球。若有十几颗卫星就可以提供对全球大部分地区的双重覆盖，这样可以利用分集接收来提高系统的可靠性，同时系统投资要低于低轨道系统。因此，从一定意义上说，中轨道系统可能是建立全球或区域性卫星移动通信系统较为优越的方案。当然，如果需要为地面终端提供宽带业务，中轨道系统将存在一定困难，而利用低轨道卫星系统作为高速的多媒体卫星通信系统的性能要优于中轨道卫星系统。

3. 高轨道卫星通信系统（GEO）　距地面 35 800km，即同步静止轨道。理论上，用三颗高轨道卫星即可以实现全球覆盖。传统的同步轨道卫星通信系统的技术最为成熟，自从同步卫星被用于通信业务以来，用同步卫星来建立全球卫星通信系统已经成为建立卫星通信系统的传统模式。但是，同步卫星有一个不可克服的障碍，就是较长的传播时延和较大的链路损耗，严重影响到它在某些通信领域的应用，特别是在卫星移动通信方面的应用。首先，同步卫星轨道高，链路损耗大，对用户终端接收机性能要求较高。这种系统难于支持手持机直接通过卫星进行通信，或者需要采用12m 以上的星载天线（L 波段），这就对卫星星载通信有效载荷提出了较高的要求，不利于小卫星技术在移动通信中的使用。其次，由于链路距离长，传播延时大，单跳的传播时延就会达到数百毫秒，加上语音编码器等的处理时间则单跳时延将进一步增加，当移动用户通过卫星进行双跳通信时，时延甚至将达到秒级，这是用户、特别是话音通信用户所难以忍受的。为了避免这种双跳通信就必须采用星上处理使得卫星具有交换功能，但这必将增加卫星的复杂度，不但增加系统成本，也有一定的技术风险。

目前，同步轨道卫星通信系统主要用于 VSAT 系统、电视信号转发等，较少用于个人通信。按照通信范围区分，卫星通信系统可以分为国际通信卫星、区域性通信卫星、国内通信卫星。按照用途区分，卫星通信系统可以分为综合业务通信卫星、军事通信卫星、海事通信卫星、电视直播卫星等。按照转发能力区分，卫星通信系统可以分为无星上处理能力卫星、有星上处理能力卫星。

（七）卫星通信系统的发展趋势

未来卫星通信系统主要有以下的发展趋势：①地球同步轨道通信卫星向多波束、大容量、智能化发展。②低轨卫星群与蜂窝通信技术相结合、实现全球个人通信。③小型卫星通信地面站将得到广泛应用。④通过卫星通信系统承载数字视频直播(DvB)和数字音频广播(DAB)。⑤卫星通信系统将与 IP 技术结合,用于提供多媒体通信和因特网接入,即包括用于国际、国内的骨干网络,也包括用于提供用户直接接入。⑥微小卫星和纳卫星将广泛应用于数据存储转发通信以及星间组网通信。

六、程控交换

程控交换技术是指人们用专门的电子计算机根据需要把预先编好的程序存入计算机后完成通信中的各种交换。程控交换最初是由电话交换技术发展而来,由当初电话交换的人工转接,自动转接和电子转接发展到现在的程控转接技术,到后来,由于通信业务范围的不断扩大,交换的技术已经不仅仅用于电话交换,还能实现传真,数据,图像通信等交换。程控数字交换机处理速度快,体积小,容量大,灵活性强,服务功能多,便于改变交换机功能,便于建设智能网,向用户提供更多、更方便的电话服务。随着电信业务从以话音为主向以数据为主转移,交换技术也相应地从传统的电路交换技术逐步转向给予分株的数据交换和宽带交换,以及适应下一代网络基于 IP 的业务综合特点的软交换方向发展。

七、传输技术

传输技术(Transmission technology)指充分利用不同信道的传输能力构成一个完整的传输系统,使信息得以可靠传输的技术。传输系统是通信系统的重要组成部分,传输技术主要依赖于具体信道的传输特性。

信息传输技术主要包括光纤通信,数字微波通信,卫星通信,移动通信以及图像通信。

光纤通信是以光波为载频,以光导纤维为传输介质的一种通信方式,其主要特点是频带宽,比常用微波频率高104～105 倍;损耗低,中继距离长;具有抗电磁干扰能力;线径细,重量轻;还有耐腐蚀,不怕高温等优点。

数字微波中继通信是指利用波长为 0.1mm～1m 范围内的电磁波通过中继站传输信号的一种通信方式。其主要特点为信号可以"再生";便于数字程控交换机的连接;便于采用大规模集成电路;保密性好;数字微波系统占用频带较宽等的优点,因此,虽然数字微波通信只有二十多年的历史,却与光纤通信,卫星通信一起被国际公认为最有发展前途的三大传输手段。

卫星通信简单而言就是地球上的无线电通信站之间利用人造地球卫星作中继站而进行的通信。其主要特点是:通信距离远,而投资费用和通信距离无关;工作频带宽,通信容量大,适用于多种业务的传输;通信线路稳定可靠;通信质量高等优点。

早期的通信形式属于固定点之间的通信,随着人类社会发展,信息传递日益频繁,移动通信正是因为具有信息交流灵活,经济效益明显等优势,得到了迅速的发展。所谓移动通信,就是在运动中实现的通信。其最大的优点是可以在移动的时候进行通信,方便、灵活。现在的移动通信系统主要有数字移动通信系统(GSM),码多分址蜂窝移动通信系统(CDMA)。

八、通信网

通信网主要分为电话网、支撑网和智能网。电话网是进行交互型话音通信,开放电话业务的电信网;一个完整的电信网除了有以传递信息为主的业务网外,还需要有若干个用以保障业务网正常运行,增强网络功能,提高网络服务质量的支撑网络,这就是支撑网,支撑网主要包括 No.7 信令网,数字同步网和电信管理网。而智能网是在原有的网络基础上,为快速、方便、经济、灵活的生成和实现各种电信新业务而建立的附加网络结构。

通信网在设备方面有三大要素:①末端设备:用户与通信网之

间的接口设备,可把用户的消息与收发的电信号相互转换。②传输系统:传输电信号的信道,包括有线、无线、光缆等线路。③交换设备:在终端之间和局间进行路由选择、接续控制的设备。为使全网能合理协调工作,还要有各种规定,如质量标准、网络结构、编号方案、信号方案、路由方案、资费制度等。

(一)通信网的基本结构

任何通信网络都具有信息传送、信息处理、信令机制、网络管理功能。因此,从功能的角度看,一个完整的现代通信网可分为相互依存的三部分:业务网、支撑网、传送网。

1. 业务网

(1)功能:业务网负责向用户提供各种通信业务,如基本话音、数据、多媒体、租用线、VPN等。

(2)构成:一个业务网的主要技术要素包括网络拓扑结构、交换节点设备、编号计划、信令技术、路由选择、业务类型、计费方式、服务性能保证机制等。

2. 支撑网

支撑网是指为保证业务网正常运行,增强网络功能,提高全网服务质量而形成的传递控制监测及信令等信号的网络。支撑网负责提供业务网正常运行所必需的信令、同步、网络管理、业务管理、运营管理等功能,以提供用户满意的服务质量。支撑网包含同步网、信令网、管理网三部分。

3. 传送网

(1)传送网性质:为各类业务网、支撑管理网提供业务信息传送手段,负责将节点连接起来,并提供任意两点之间信息的透明传输。传送网是由传输线路、传输设备组成的网络,所以又称之为基础网。

(2)功能:具有电路调度、网络性能监视、故障自动切换等相应的管理功能。

(3)技术要素:构成传送网的主要技术要素有:传输介质、复用体制、传送网节点技术等。传送网节点主要有分插复用设备和交叉连接设备两种类型,它们是构成传送网的核心要素。传送网节点之间的连接则主要是通过管理层面来支配建立或释放的,每一个连接需要长期维持和相对固定。

(二)通信协议

1. 协议概念和层次结构　协议是指系统间互换数据的一组规则,主要是关于相互交换信息的格式、含义、节拍等。

2. 协议分层　总括起来有以下好处:①各层之间是独立的,任何一层不需知道下面一层是如何实现的,只需知道下一层所提供的服务和本层向上一层所提供的服务。②灵活性好,任何一层发生变化,只要接口关系保持不变,其他各层都不受影响。③结构上可以隔开,各层都可采用最合适的技术来实现。④易于实现和维护。

九、信息分类

在通信领域,信息一般可以分为话音、数据和图像三大类型。数据是具有某种含义的数字信号的组合,如字母、数字和符号等,传输时这些字母、数字和符号用离散的数字信号逐一表达出来,数据通信就是将这样的数据信号加到数据传输信道上传输,到达接收地点后再正确地恢复出原始发送的数据信息的一种通信方式。其主要特点是:人—机或机—机通信,计算机直接参与通信是数据通信的重要特征;传输的准确性和可靠性要求高;传输速率高;通信持续时间差异大等。而数据通信网是一个由分布在各地数据终端设备、数据交换设备和数据传输链路所构成的网络,在通信协议的支持下完成数据终端之间的数据传输与数据交换。

十、数据网

数据网是计算机技术与现代通信技术相结合的产物,它是信息采集、传送、存储及处理融为一体,并朝着更高级的综合体发展。

纵观通信技术的发展,虽然只有短短的一百多年的历史,却发生了翻天覆地的变化,由当初的人工转接到后来的电路转接,以及到现在的程控交换和分组交换,还有可以作为未来分组化核心网用的 ATM 交换机,IP 路由器;由当初只是单一的固定电话到现在的卫星电话,移动电话,IP 电话等等,以及由通信和计算机结合的各种其他业务,第三代通信技术已经上市;第四代甚至第五代通信正扑面而来,随着通信技术的发展,人类社会已经逐渐步入高度信息化的社会。

(一)数据通信网与远程医学

数据通信网:电话通信网络实际上是为语音通信设计的,早期的电话网络是电路交换的网络。例如,在一次电话通话中,一旦一条电路建立成功,它将在这次会话的过程中一直保持连接。电路交换创建了完全适合这类通信的临时或永久(租用)的专用链路。

电路交换对于数据和其他非语音性质的信号传输并不十分合适。首先,因为非语音信号的传输倾向于突发性,这意味着数据是在短时间内大量到来,而在两次之间存在着大量空闲的时间间隔。

其次,电路交换链路相当于在两个设备之间建立了单根电缆,因此假设两个设备使用相同的数据速率。这种假设限制了电路交换连接在多个电子设备互联的网络上的灵活性和可用性。而一旦电路建立,不管它是否是最有效率的,传输的所有部分都将使用电路所形成的路径,缺乏灵活性。

最后,电路交换将所有传输都视为是同一的。每个请求都将连接到任何可用的线路上。但是,在数据传输上,我们经常需要区分优先级别。例如,传输 A 可以在任何线路空闲的时间进行,而传输 B 则必须立即发送等。因此,需要建设适合数据传输的数据通信网络,以解决电路交换所存在的问题。

X.25 帧中继两个数据通信网络采用分组交换技术,也称为包交换,这类数据通信网络称为分组交换网络,或称为包交换网络。在分组交换网中,数据是按照离散单元进行处理的,这些单元是大小时变的数据块,称为分组或包。这些数据块的最大长度由网络确定,它们通过网络节点到节点(交换机或路由器)进行传输,在每个节点,这些分组将被短暂存贮,然后按照指定地址进行转发。从技术上讲,X.25 帧中继和 IP 的技术基础是相同的,它们都是基于统计复用的分组交换技术,在很多技术上它们是很相似的。

1. X.25   是 1976 年 ITU-T 制定的广域网分组交换协议。该协议是数据终端设备 (digital terminal equipment,DTE) 和数据电路终端设备(digital circuit-terminating equipment or digital communication equipment,DCE)之间的接口,为数据通信网络在分组交换模式下提供终端操作。数据终端设备(DTE)包括所有具有作为二进制数字数据源点或终点能力的单元,可以是任何一台计算机、打印机、传真机及其他产生或消耗数据的设备;数据电路终接设备(DCE)指能够通过网络发送和接收模拟或数字数据的功能单元,如调制解调器。

X.25 使用虚电路方式来实现分组交换。X.25 协议定义 T 三层,分别对应于 OSI 模型中的物理层、数据链路层和网络层中的功能。

2. 帧中继   随着对广域网的需求发生显著变化,以前的广域网技术(如 T 线路和 X.25)都不再适合用户的需求,用户需要更高的数据速率、更低的费用、能够有效处理突发性的数据传输以及更低的额外开销。这就产生了帧中继,它采用虚电路交换技术,提供低层(物理层和数据链路层)的服务。

帧中继与其他广域网如 T 线路和 X.25 相比,有以下特点:①帧中继以较低成本拥有较高的数据速率。②帧中继只是在物理层与数据链路层操作,意味着主要用于主干网,可以对已有一个网络层协议(如 TCP/IP 协议)的协议提供服务。③帧中继允许突发性数据,用户不必遵守 T 线路或 X.25 规定的恒定速率。④虽然某些帧中继网络可以 44.376Mbps 操作,但是对于更高数据数率的协议是不够的。⑤由于时延可变,不受用户控制,因 rfn 采用帧中继方式发送实时音频和视频等时延敏感的数据时,需要慎重选择。

　　3. 异步传输模式　由于电路交换与分组交换网络在传输固定比特率的数据和可变比特率的数据上有各自的优越性,于是,20世纪 80 年代中期,一些通信专家提出 ATM 技术。ATM 网络的目的是综合电路交换和分组交换网络的优点,通过虚电路实现从端到端传输一个固定大小的分组或称信元,满足不同 QoS 的需要。ATM 网络提供的 5 类业务:CBR,实时可变比特率,非实时可变比特率,平均(可用)比特率和未知比特率。

　　ATM 是将语音、数据、图像等各种数字信息分解为长度为 48个字节数据块,并在各数据块前装配地址、丢失优先级等控制信息(信息头),构成长度为 53 个字节的信元,只要有空信元,即可插入信息传送出去。ATM 网络不仅能适应包括视频和音频在内的各种实时应用,也支持电子邮件、文件传输等非实时的应用。

(二)数据通信与远程医学应用

　　远程医学中传输的信息,无论是患者的个人资料、病程纪录、检验结果以及医师的诊断治疗方案等,都可以进行数字化通过数据通信网络进行远程传输;而各个医疗机构间的局域网都可以通过数据通信网互联互通,构成广域网,从而可以进行远程医学交流、探讨和合作。因此,数据通信网在远程医学中占有重要地位。数据通信技术的快速发展使得远程医学的应用越来越广泛。

十一、无线通信与远程医学

(一)无线通信

无线通信是通讯技术中发展速度最快的一部分。在过去的10年中,蜂窝电话、无绳电话和寻呼服务获得了卓有成效的发展,并且势头不减地扩展到全球范围。在大多数发达国家内,无线通信已成为重要的商务工具和日常生活中必不可少的一部分。在许多发展中国家,无线通信系统正逐步替代陈旧的有线系统。

当前无线通信主要包括蜂窝电话、无线电话、无线局域网、广域数据服务、寻呼系统、微波系统、全球卫星系统等。

1. 微波通信　开始于20世纪60年代,它弥补了有线通信的缺点,可到达电缆、光缆无法敷设的地区,且容易架设,建设周期短,投资也低于同轴电缆。微波通信是世界各国国内长途电话和电视节目的主要传输手段之一。美国现有数十万千米微波中继线路,苏联的一条微波中继通信线路长达1万多千米,直通东欧,我国也有10余万千米的微波中继通信线路。

2. 蜂窝移动通信　到目前为止,无线通信最成功的商业应用是蜂窝通信系统。最初的蜂窝系统设计在20世纪60年代后期定案,并在80年代初期推广。其最初是为车顶上装有天线的车内移动终端设计的,后来这些系统发展为轻巧的手持移动终端,适用于建筑物内外的步行速度或是车辆速度。蜂窝系统将一个地理区域划分为一系列相邻的但并不重要的单元,每个单元分配一个信道组,每个单元有一个与其区域内的移动个体进行通讯的中央发射器和接收器(称为基站),所有基站与移动电话交换局之间有高带宽的连接,移动电话交换局与其他公用通信网络(如公用电话交换网络)之间建立连接,在单元边界上的移动个体的通讯主要由MTSO来处理。当然,蜂窝系统现在已发展到更小单元,基站接近到一个街道或是在一栋建筑内的程度,这样可以使用更小的发送功率,这些小的单元根据其大小称为微单元或皮单元,统称为微蜂窝,延伸的数量取决于用户密度区域内高容量的需求和减少基站大小与费用两个因素,但是,微蜂窝数量的增加使网络设计变得更加复杂。

蜂窝系统已经从模拟技术发展到数字技术。数字技术组成部件相对更便宜、快速、小巧,而且功耗更低。通过差错校验机制,可大大改进语音质量,同时数字系统比模拟系统具有更高的容量,通过使用加密技术防止窃听,可以保证数字信号的安全性。

3. 无线电话　最早出现在 20 世纪 70 年代,最初通过提供低成本、低移动性的无线链路替代连接电话听筒和电话基座之间的电线,覆盖范围局限在家庭或者办公室的几个房间以内。随着技术的发展,数字无绳电话系统能提供更大的覆盖范围,无论是在家中还是在室外,在许多方面与如今的蜂窝电话系统很相似。

到目前为止,较为成功的有无绳电话-2(cordless telephoned,CT-2)、全欧数字无绳电话系统(digital european cordless telephone ,DECT)和个人手持电话系统(personal handy phone system,PHS)三种无线电话系统。

4. 无线局域网　由于计算机网络和 internet 在世界范围内发展迅速,随着便携式计算机的广泛应用,无线局域网(wireless LAN,WLAN)应运而生。无线局域网是计算机网络与无线通信技术相结合的产物,是以射频(RF)或者红外(Ir)作为传输媒介的计算机局域网。无线局域网在很多应用领域具有独特的优势:可移动性,不受线缆限制的应用,用户可以随时上网;容易安装、无须布线,大大节约了建网时间;组网灵活,即插即用;成本低,特别适合于变化频繁的工作场合。

1997 年无线局域网标准 802.11(草案)正式公布,先后发布了 WLAN 标准——IEEE 802.11 和 IEEE 802. 11a,IEEE 802.

IIb,2001 制定了 EEE 802.IIa 标准,其后制定了 EEE 802.IIb
标准。

5. 广域数据服务　广域无线数据系统为高移动性的用户在
一个很大的区域内提供低速无线数据传输服务,目前国内外较为
成功的有蜂窝数字分组数据系统(cellular digital packet
data. CDPD)。

这种技术是 CDPD 的一种无线数据通信技术规范,这种规范
是以数字分组技术为基础,以蜂窝移动通信为组网方式的移动无
线数据通信技术。CDPD 是一个新型的无线广域网系统,与现在
的无线局域网不同,该通信网络工作在 800 兆频段,该频段具有一
定的穿透和绕射能力,干扰较少。该网络所能达到的信道速率为
19.2kbps,去掉分组数据打包以及信道复用的一些消耗,对用户
来说数据传输速率一般为 4～10kbps,最高可以达到 15kbps 左
右,使用 CDPD 技术组成的通信系统,采用全双工的通讯方式,所
以它可以同时收发数据,另外该通信网络通过前向纠错和自动反
馈重发技术,保证在其网络上传输的数据不会出现差错。

6. 无线寻呼系统　无线寻呼系统出现在 20 世纪 80 年代到
90 年代,由于其价格低廉,使用简单等特点,获得市场的广泛认
同。由于无线寻呼系统是单向的低速率通信,蜂窝通信系统的广
泛传播和价格优势,使得无线寻呼系统的使用已开始慢慢消退。

7. 固定无线宽带接入　固定无线宽带接入是在固定访问点
和多种终端之间提供无线通信。这些系统最初是想提供家庭交互
式视频服务,但是现在应用重点已转移到提供家庭和商业高速数
据访问上。固定无线宽带接入主要包括多点多信道分布式系统、
本地多点分布式系统、卫星通信接入技术和无线光接入系统。

MMDS 能够作为 IP 和帧中继等接入骨干网络的宽带无线接
入。MMDS 的频率集中在 2～5GHz,传输距离为 30～50km。
LMDS 工作在 20～40GHZ 频段上,传输容量可与光纤相比拟,同

时又兼有无线通信的经济和易于实施等优点,为"最后一公里"宽带接入和交互式多媒体应用提供经济和简便的解决方案,它的宽带属性使其可以提供大量电信服务和应用。LMDS的缺点是传输距离很短,仅 5~6km,比蜂窝系统复杂,衰耗太大等。

(二)无线通信与远程医学应用

真正的远程医学网络,希望能够实现任意时间、任意地点、任何人员之间的医学交流。无线通信实现了医护人员及患者随意移动的空间、时间的延伸。为随时、随地、全面进行医学活动提供了必要的物质基础。

巴西的国际远程医学系统(international telemedicine system,ITMS)公司 2001 年 3 月开始进行远程医学项目的研究。2004 年 5 月,该公司报道了在巴西利用移动电话网络进行远程心电图医学研究的情况。

巴西的国土面积在 800 万平方公里以上,全国大部地区缺乏足够的医护人员。固定电话网络不如移动电话网络的覆盖面广、发展快。全国移动电话的人均拥有数量高于人均固定电话的拥有数量。5 900 万人拥有手机,移动电话的网络制式有全球通、TD-MA、CDMA、(北美的)先进移动电话网络等。

因此,在巴西开展利用移动电话网络的远程医学活动具有一定的实际意义。

通过该网络,巴西的研究人员对引起心肌梗死等心脏疾病的心电图信号进行了传输特性研究。结果表明通过移动电话网络传输心电图信号完全可以满足医学要求。

2001 年,日本东京大学报道了利用无线微波传输方式实现了一种遥控机器人的远程无线超声回波图像系统,该系统中采用基于回波图像诊断的机器人去控制超声探头,在远端仪器屏幕上可以显示出超声回波图像。该系统曾在基于 Internet 和 128kbps-

ISDN、1Mbps-ADSL 的传输线进行过成功的实验,为适应日本多山区的地理环境,将该系统移置在微波通讯平台上。

日本的医师通过操作终端,指示放置于相隔几千米外的现场患者腹部的机器人进行相应的动作。超声探头由机器人掌握控制,由远端的医师不断地发送指令,控制探头在患者的腹部表面移动,患者的全部身体图像及超声回波信号通过无线网络回传到医师端,两地间的患者与医师可以随时进行交谈、相互看到,由于日本的地理环境为多山和多海岛,因此,采用无线方式具有比架设有线网络实际、灵活的优势。系统中采用了两个无线局域网网桥,一个已经在爱知大学的局域网中,运行速率为 10Mbps,另一个和一个路由器、一台笔记本电脑、一起构成一个临时的局域网,独立于爱知大学医院的网络。在距离医院现场 1.4 千米的地方设置一个医师的操作工作室。

2004 年德国雷根斯堡医科大学国际远程外伤医学中心的研究人员利用无线通信网络建立了一套用于紧急救护的移动系统。该系统将需要紧急救护者的各种信息通过无线电台发射到救护人员的手持终端上,各个无线电台通过 ISDN/WAN 与控制中心相连。现场救护人员在赶赴急救事发现场的同时,手持终端上实时显示救援人员到达的位置及空间,到达现场后,通过该终端,中心的医师可以立即了解到患者的第一手资料,并同就近的医院联系,在患者到达接收医院前做好各种准备,缩短了患者入院候诊的时间。

通信网络对计划的成功起了重要的作用。尤其是当救护车出现故障时,远程网络在抢救生命的时候发挥着十分重要的作用。在过去,如果一个救护车出现了故障,助产人员不得不步行几公里。但是,现在借助于一台无线电对讲机,就可以妥善处理好现场的问题。通过对讲机,现场助产人员可以随时求助于医疗站点的人员,而医疗站点的人员,再通过网络求助其他的医疗机构如医科大学、医学专家。这种方式不仅解决了现场的问题,而且在需要救助的人员之间建立了越来越紧密的关系。

远程医学是建立在现代通信技术基础之上的新兴学科,离开了现代通信技术,远程医学也将无从谈起,由于远程医学涉及现代医学、现代通信理论、技术和计算机技术等多学科,知识结构复杂。所以从事远程医学研究应用的医疗人员往往具有医学、生物学工程知识背景,而对现代通信技术常识缺乏了解,所以有必要对现代通信技术及其在远程医学中的应用进行介绍。

(三)通信系统的分类

按传递信息的介质不同,可以将通信系统分为两大类,一类是用导线作为传输媒介来传递信息,载荷信息的电磁波是沿导线传输的,这类通信系统称为有线通信。另一类是以自由空间为传输媒介,载荷信息的电磁波在自由空间以定向或者非定向方式传输信息,如中、长、短波通信,微波通信,这类通信称为无线通信。

1. 有线通信递质 有线通信递质包括双绞线电缆、同轴电缆,以及光缆。通过这类递质传输的信号沿着介质的方向传播并被限制在递质的物理层内。双绞线和同轴电缆采用金属铜导体来接收和传播信号。光纤是玻璃或塑料制成的递质,它接收和传播光波形式的信号。

(1)双绞线电缆:双绞线电缆有两种类型,非屏蔽和屏蔽双绞线。

①非屏蔽双绞线:是最常用的通信介质。在电话系统中使用最多。主要适合语音和低速数据传输。非屏蔽双绞线电缆优点是便宜和使用简单,在许多局域网技术中都采用高等级的非屏蔽双绞线电缆。

②屏蔽双绞线电缆:在每一对导线外都有一层金属箔或网格,从而屏蔽电磁噪声和串线的干扰。屏蔽双绞线电缆成本上比

非屏蔽双绞线高。

（2）同轴电缆：同轴电缆能传输比双绞线更宽频率范围的信号，各种同轴电缆根据无线电波控制（RG）级别来分类。每一种RG 编号表示一组唯一单位物理特性，包括内层导体的线路规格，内层绝缘体的厚度和规格，屏蔽层的组成，以及外层包装的规格和类型。

①RG-8：用于粗缆以太网。

②RG-9：用于粗缆以太网。

③RG-11：用于粗缆以太网。

④RG-58：用于细缆以太网。

⑤RG-75：用于电视线缆。

（3）光缆：光纤由玻璃或塑料制成并以光波形式传输信号。光纤分为单模光纤和多模光纤，分别用于不同的传播模式。

①多模传播模式：在这种传播模式中，多束光线从光源经由芯材通过不同的光路传播。它又分为多模阶跃光纤和多模渐变光纤两种。在多模阶跃光线中，芯材的传输密度从中心到边缘都是一致的。多模渐变光纤是具有变化的密度光纤，在芯材的中心密度最大，往外逐渐变小，到边界时最小。

②单模传播模式：单模光纤具有比多模光纤小得多的直径和较低的传输密度，使得发出的光线限制在非常狭窄得范围内。

与线缆相比，光缆具有噪声抑制，低信号衰减和更高的带宽等主要优点。随着光纤生产技术的不断提高和制造费用的不断降低，光缆应用技术越来越成熟。

2. 无线传输递质

（1）频带划分：电磁频谱图显示各种业务的位置，整个频谱划分为小组或频带，国际无线电咨询委员会的频带名称如下：

①甚低频（very low frequencies）：3～30KHz，包含人类听觉范围的高频端，用于某些特殊的政府或军事系统，比如潜艇通信，

采用表面波方式传播,通常通过空气,有时也以海水作为介质,常用于长距离的无线电导航和海底通信。

②低频(low frequencies):30~300KHz,主要用于船舶和航空导航,以表面波形式传播,在无线电导航和无线电航标或信标方面经常使用,在白天,由于吸收电波的自然微粒增多,衰减程度更大些。

③中频(medium frequencies):300KHz~3MHz,主要用于商用 AM 无线电广播(535~1 605KHz),通过对流层传播,白天被(电离层)吸收效应增强,采用 MF 传播的有调幅无线电、海事无线电、无线导向搜寻以及紧急频道。

④高频(high frequencies):3~30MHz,常称为短波,多数双向无线电使用这个范围,业余无线电和民用波段无线电也使用 HF 范围内的信号,采用电离层传播,采用高频信号的有无线电业余爱好者、民用波段无线电、国际广播、军事通信、远距离飞机船舶通信、电话、电报以及传真。

⑤甚高频(very high frequencies):30~300MHz,常用于移动通信、船舶和航空通信、商业 FM 广播(88~108MHz)及频道 2~13(54~216MHz)的商业电视广播,采用视线传播方式,采用 VHF 信号的 VHF 电视、调频无线电,飞机调幅无线电以及飞机导航辅助。

⑥特高频(ultrahigh frequencies):300MHz~3GHz,由商业电视广播的频道 14~83、陆地移动通信业务、蜂窝电话、某些雷达和导航系统、微波及卫星无线电系统使用,一般 1GHz 以下的频率被认为是微波频率;采用视线传播方式,使用 UHF 信号的有 UHF 电视、移动电话、蜂窝无线电以及微波链路。

⑦超高频(superhigh frequencies):3~30GHz,主要用于微波及卫星无线电通信系统,大多数采用视线传播方式,有些是采用空间传播方式,使用 SHF 信号的有地面微波和卫星微波以及雷达

通信。

⑧极高频（extremely high frequencies）：30～300GHz，特殊应用，很少用于无线电通信，采用空间传播方式，使用极高频信号的主要是科技领域实验性通信。

按传播途径的不同，无线电波分为五种不同的传播方式，地表传播、对流层传播、电离层传播、视线传播，以及空间传播。

第二节 视频技术在远程医学中的应用

一、视频会议系统简介

视频会议系统有时也叫"视频会议"，英文为（Video Conference System)，包括软件视频会议系统和硬件视频会议系统，是指两个或两个以上不同地方的个人或群体，通过现有的各种电信通讯传输媒体，将人物的静、动态图像、语音、文字、图片等多种资料分送到各个用户的计算机上，使得在地理上分散的用户可以共聚，通过图形、声音等多种方式交流信息，使处于不同地方的人就像在同一会议室内沟通。增加双方对内容的理解能力。目前视频会议逐步向着多网协作、高清化、开发化的方向发展。

数据显示，近年来，我国视频会议系统市场规模逐年扩大，2009年以来医疗行业为近年来最大增幅。结合远程医疗的国家政策导向，未来，视频会议系统的使用将进一步向远程医疗行业渗透。医疗、教育等重点行业机构的使用比例也不断提高，但仍存在巨大的发展空间。远程医疗视频会议网络将覆盖至乡镇，开始更细市场的管理，这将对带动远程医疗的较快发展起到极大的促进作用。

视频会议作为目前最先进的通信技术，只需借助互联网，即可实现高效高清的远程会议、办公，在持续提升用户沟通效率、缩减企业差旅费用成本、提高管理成效等方面具有得天独厚的优势,已部分取代商务出行,成为远程办公最新模式。近年来,视频会议的应用范围迅速扩大,从政府、公安、军队、法院到科技、能源、医疗、教育等领域随处可见,涵盖了社会生活的各方面(图2-1)。

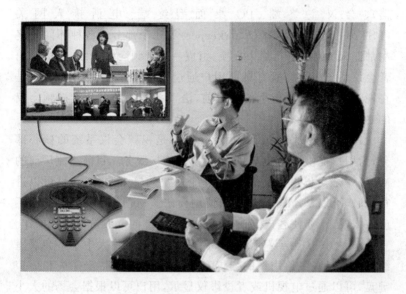

图 2-1 视频会议

现行标准:国际电信联盟 ITU 对于音视频通讯及其兼容性的技术进行了规范,在这些基本的协议中,同时对语音、视频、数字信号的编码格式,用户控制模式等要件进行了相关的规定。ITU-T 制定的适用于视频会议的标准有:H.320 协议(用于 ISDN 上的群视频会议)、H.323 协议(用于局域网上的桌面视频会议)、H.324(用于电话网上的视频会议)、H.310(用于 ATM 和 B-ISDN 网络上的视频会议)和 H.264(高度压缩数字视频编解码器标准)。其中 H.323 协议成为目前应用最广最通用的协议标准,而 H.264 是目前最先进的网络音视频编解码技术。

(一)视频会议系统组成

一般的视频会议系统包括 MCU 多点控制器(视频会议服务器)、会议室终端、PC 桌面型终端、电话接入网关(PSTNGateway)、网闸(Gatekeeper)等几个部分。各种不同的终端都连入 MCU 进行集中交换,组成一个视频会议网络。此外,语音会议系统可以让所有桌面用户通过 PC 参与语音会议,这些是在视频会议基础上衍生的。目前,语音系统也是多功能视频会议的一个参考条件。

1. 多点处理单元(MCU) MCU 是视频会议系统的核心部分,为用户提供群组会议、多组会议的连接服务。目前主流厂商的 MCU 一般可以提供单机多达 64 个用户的接入服务,并且可以进行级联,可以基本满足用户的使用要求。MCU 的使用和管理不应该太复杂,要使客户方技术部甚至行政部的一般员工能够操作。

2. 大中小型会议室终端产品(EndPonint) 大中小型会议室终端产品是提供给用户的会议室使用的,设备自带摄像头和遥控键盘,可以通过电视机或者投影仪显示,用户可以根据会场的大小选择不同的设备。一般会议室设备带 SONY 或 CANON 的专用摄像头,可以通过遥控方式前后左右转动从而覆盖参加会议的任何人和物。

3. 桌面型(PC)终端产品 直接在电脑上举行视频会议,一般配置费用比较低的 PC 摄像头,现已支持几十点几百点甚至上千点的会议。由于 PC 已经是办公的标准配置,桌面会议终端不需要增加很多的硬件投入。而会议室型终端也只需要购买比较高性能的 PC 和视频采集卡即可,其成本也低于普通的硬件视频终端。国内的网络视频会议厂商已经率先推出 saas 模式的会议系统,创新式的推出租用服务,更是让网络视频会议的成本降到一般企业可以接收的范围内。由于基于 Windows 操作系统,可以在召开视频会议的同时实现电子白板、程序共享、文件传输等数据会议功能,作为会议的辅助工具。

4. 电话接入网关(PSTNGateway) 用户直接通过电话或手机在移动的情况下加入视频会议,这点对国内许多领导和出差多的人尤其重要。可以说今后将成为视频会议不可或缺的功能。

此外,视频会议系统一般还具有录播功能。能够进行会议的即时发布并且会议内容能够即时记录下来。基于现时流行的会议信息资料的要求,本系统能够支持演讲者电脑中电子资料 PPT 文档、FLASH、IE 浏览器及 DVD 等视频内容 ,也包括音频的内容等、会议中领导嘉宾视频画面、会场参与者视频画面的同步录制。

(二)视频会议分类

1. 桌面型终端 桌面型终端是强大的桌面型或者膝上型电脑与高质量的摄像机(内置或外置),ISDN 卡或网卡和视频会议软件的精巧组合。它能有效地使在办公桌旁的人或者正在旅行的人加入到你的会议中,与你进行面对面的交流。主要应用:桌面型视频会议终端通常配给办公室里特殊的个人或者在外出差工作的人。虽然桌面型视频会议终端支持多点会议(例如会议包含 2 个以上会议站点),但是它多数用于点对点会议(例如一人与另外一人的会议)。

2. 机顶盒型终端 机顶盒型终端是以简洁著称。在一个单元内包含了所有的硬件和软件,放置于电视机上。安装简便,设备轻巧。视频会议终端还可以加载一些外围设备例如文档投影仪和白板设备来增强功能。主要应用:机顶盒型终端通常是各部门之间的共享资源,适用于从跨国公司到小企业等各种规模的机构。

也往往是公司购买的第一种"会议室型终端"。

3. 会议室型终端　会议室型终端几乎提供了任何视频会议所需的解决方案，一般集成在一个会议室。会议室型终端通常组合大量的附件，例如音频系统，附加摄像机，文档投影仪，和 PC 协同文件通讯。双屏显示、丰富的通信接口、图文选择，使终端成为高档的、综合性的产品。主要应用：会议室型终端主要为中、大型企业而设计的。

（三）视频会议终端

高清视频会议终端 HDX310 系列，如图 2-2。

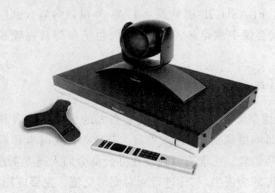

图 2-2　视频会议终端

分体式高清视频会议终端。

支持标准 H. 323/SIP 协议，支持 H. 239/BFCP 双流。

摄像头采集分辨率不低于 4K，传输视频分辨率不低于 1080P60FPS，最大拍摄角度不低于 85°，摄像头与主机连接需采用三合一线缆，不需要对摄像头单独供电。

全向麦克风支持立体声传输，支持根据使用需求设置单独方向拾取声音，屏蔽其他噪声。

视频编码支持 H.261、H.263、H.264、High Profile、H.264 SVC。

音频编码支持 G.711，G.722，G.722.1，G.719，G.722.1C 最大音频编码不低于22Khz,支持自动增益控制、自动噪声抑制、键盘噪声消除、自适应回声消除。

视频输入接口至少包括 HDCI * 1,HDMI * 1,VGA * 1。

视频输出接口至少包括 HDMI * 2。

音频输入接口至少包括数字麦克风接口 * 1,3.5mm 立体声接口 * 1,支持至少 2 个数字麦克风串联。

音频输出接口至少包括 3.5mm * 1,HDMI * 1。

设备支持 RS-232 串流控制接口,可与常用中控对接,至少包含 1 个 USB 接口,可连接鼠标或触摸屏使用。

支持 RTV 编码,可与微软 SFB 无缝对接,OUTLOOK 预约会议能直接推送至终端并显示会议信息。

支持自定义桌面背景,自定义快捷拨号背景,支持设置至少 5 个快捷拨号选项。

终端内置电子白板功能,支持将电子白板内容作为双流发送,可通过鼠标或触摸屏使用。

(四)多点控制单元

多点控制单元(MCU)也叫多点会议控制器,英文简称 MCU。MCU 是多点视频会议系统的关键设备,它的作用相当于一个交换机的作用。它将来自各会议场点的信息流,经过同步分离后,抽取出音频、视频、数据等信息和信令,再将各会议场点的信息和信令,送入同一种处理模块,完成相应的音频混合或切换,视频混合或切换,数据广播和路由选择,定时和会议控制等过程,最后将各会议场点所需的各种信息重新组合起来,送往各相应的终端系统设备。

1. 协议标准　支持 ITU H.323 以及 IETF SIP 协议,可以组建 H.323 和 SIP 双协议共存的会议;支持 ITU-TG.711、G.722、G.728、G.722.1、G.722.1C、G.719 等音频编解码标准;支持 H.263、H.263++、H.264、H.264 High Profile 等视频编解码协议;可扩展支持 H.264 SVC,并可支持 H.264 AVC 与 SVC 混合组会。

2. 系统结构　MCU 应为高集成度硬件结构,采用嵌入式实时操作系统,支持 7×24 小时长时间稳定运行。

3. 处理机制　要求采用全编全解处理机制,MCU 对每个接入终端分配独立的 DSP 硬件处理芯片进行编码和解码处理。

4. 双流要求　支持 H.239 及 BFCP 双流协议;双流中主路和辅路图像可同时使用 H.264 编码协议,高清 1080p 格式的会议中支持高清双流功能,即保持主路 1080p 高清格式前提下,保证辅路图像格式也可达 1080p 效果;双流可控,可指定双流发送者,也可收回双流发送权限。

5. 分屏　MCU 支持同时召开多组分屏会议,召开每组会议点数不限;单台 MCU 可以同时召开至少 20 组分屏会议。

6. 速率　MCU 要求具备 64Kbps～6Mbps 的会议接入。

7. 网络适应性　具有 IP Precedence、Diffserv 等 QoS 机制;具备抗丢包恢复机制,在至少 5% 的丢包情况下,图像质量不受影响。

8. MCU 管理　支持语音激励控制、演讲者方式、定制轮询、导演控制、会议预约、虚拟会议室;支持会议主席在会场进行会议的控制,比如静音其他会场,修改分屏显示模式,以及结束会议等管理手段;支持摄像头远遥;支持预览功能,在管理界面上预览所有与会者的画面,画面质量应达到 720P 25/30FPS;为方便断线会场自动加入会议,减少管理员的麻烦,MCU 本身应支持断线自动重邀功能;支持轮询功能,在轮询时可以指定轮询队列与轮询顺序。

(1)高度:8.9厘米(2U)。

(2)宽度:44.1厘米。

(3)深度:486厘米。

(4)最大重量:14.5千克。

(5)电源:100～240VAC,50～60Hz,3.5～10AMP功耗。

(6)最大功耗:350W。

(五)基于软件的视频会议系统

软件:全时视频会议、V2 conference视频会议、网动视频会议、红杉树视频会议、LiveUC视频会议、高百特视频会议、中新凯润、视维视频会议、飞视美视频会议、VIDEO视频会议、SIP视频会议、365meeting视频会议、IOMeeting、FreePP、UBI Meeting,地球村(dqc)视频会议、威速视频会议系统、美时通视频会议系统、PoloMeeting视频会议系统、LUC视频会议系统、好视通视频会议、vidyo视频会议系统、zoom视频会议系统等。

(六)视频会议系统的通信安全保障

使用应用层网关考虑到防火墙是一种有效的网络安全机制,它能在企业内部网与外部网之间实施安全防范,它不但可以实现基于网络访问的安全控制,还可对网络上流动的信息内容本身进行安全处理,对通过网络的数据进行分析、处理、限制,从而有效地保护网络内部的数据。

(七)视频会议系统的环境要求

1. 视频会议室　不同于普通会议室,它既是开会的场所,同时又是放置视频会议系统设备的场所,会议室内使用的摄影装置、会场的灯光以及色彩背景等对视频图像的质量影响非常大

（图 2-3）。

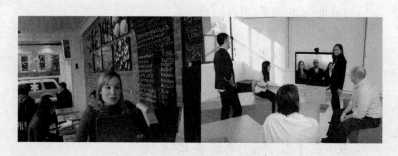

图 2-3　视频会议室

因此会议室的内装修设计和会议室灯光系统、音响系统、显示系统等的设计和选购将直接影响视频会议的效果，从而影响到开会的效果和效率。

2. **会议室类型**　会议室的类型按会议的性质进行分类，一般分为多功能会议室与专业性会议室。

多功能会议可用于行政工作会议、商务会议、报告会等各种活动，这类会议室内的设备比较完备，主要包括会议电视终端设备（含编解码器、受控型的主摄像机、配套的监视器）、话筒、扬声器、图文摄像机、辅助摄像机（景物摄像等），若会场较大，可配备投影电视机，以背投为佳（图 2-4）。

专用性会议室主要提供学术研讨会、远程教学、医疗会诊，因此除上述公用会议室的设备外，可根据需要增加供教学、学术用的设备，如白板、录像机、传真机、打印机等。

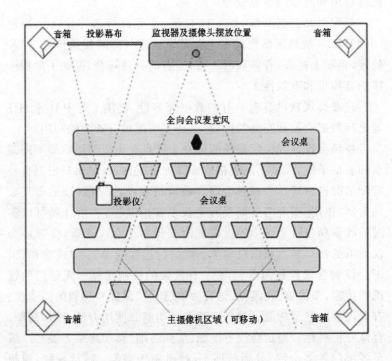

图 2-4　视频会议室平面布置图

二、视频会议系统在远程医学活动中的应用

　　交互式远程医疗系统安全的网络技术,优良的网络支持性,为远程医疗、远程会诊提供高效可靠的网络支持;系统领先的音视频解码和传输技术,让医生与患者感受卓越的视音频享受;系统广泛的互动能力,提供多选择的呼叫方式;系统先进的开发技术,实现各操作系统平台间的无缝连接;系统良好的扩展性、兼容性和稳定性,在充分利用硬件提供的有限资源的前提下,实现大流量的网络

视频输出和高效的事务处理。

利用视频会议系统,用 CT、核磁、X 光机等医疗设备拍摄的 DICOM3.0 规格医学影像可完整无误地进行即时快速传送、同步处理,再加上视频、音频同时进行,三者的有效结合,保证了远程医疗的高质量和有效性。

视频会议软件具有良好的数据兼容性,提供了与 PACS、HIS 等进行数据交换和互动的接口,保证了医院现有资源的利用。

视频会议远程医疗系统的另一个优点在于根据用户的不同需求和通信条件,提供不同规格的硬件配备提案,方便用户根据自身实际情况进行选择。视频会议在政府机关中的应用(以某市气象局为例)作用:实现与省局视频会议系统的互连,各个分局可以实时的收看和收听会议内容。能同时支持多个会议通道,保障各会议通道的相对独立和信息安全。能进行远程的 Web 方式管理,组织会议和会议授权简单、方便。有较强的控制功能。无延迟的音视频传输,图像清晰、流畅,语音清晰、连续,保证音视频的同步性。有会议录制记录功能。具备视频点播功能。使用方便,操作简单,有良好扩展性。满足会议室终端、桌面终端、移动终端等需要。满足各部门各类会议、教师培训、专题讲座等需要。满足音频、视频以及数据的综合应用及拓展。确保系统在多种网络带宽环境下稳定运行。支持文档共享、电子白板网页同步等多种文本交互手段。支持屏幕广播、程序共享等多种协同办公的功能。

(一)远程医学活动对视频会议系统的特殊要求

1. 基础要求　现代化医疗体系要求医疗资源应该多沟通、学习形式应该多样化、快速化,形成互动的立体信息共享体系。时代的需求催生出医疗方式的变革,视频会议在这样的形势下很快得到了应用,视频化应用作为一个功能强大的网络多媒体通讯平台,是我国医疗信息化建设的一个重要组成部分,普及速度越来越快,在全国医疗信息化推进过程中正扮演着越来越重要的作用。无论何时何地,通过视频化技术能进行实时视频互动、综合多媒体应用、信息资源共享等应用,完成集视频、语音、文字和数据交互的立体沟通体系。

2. 学术交流　医院经常召开学术研讨会议,也经常要与国际卫生组织间沟通。本系统实现面对面远距离交流互动,如同一室。传统的医疗学术交流,专家要在各个医院巡回做报告,存在着很多弊端。首先是其中的费用要求很高,其次很多专家疲于来回奔波使交流的效果明显下降。本系统可以实现国内或者国外的专家应邀到一家医院,通过视频会议可以实现多家医院同时进行学术交流,不仅可以节省费用,同时还提高了交流的效果。系统提供的高清录播功能还可以供以后进行点播查看交流的视频。

3. 远程培训　本系统能实现各地医院的远程培训与会议需求,专家将最新和先进的医疗信息技术通过医疗视频会议系统传达给各医院的医务人员,加大了授课范围促进医疗技术的交流,对各医院的医、教、研水平及医疗技术的提高起到了积极的推动作用。为了使培训工作不流于形式,达到预期效果,需视频会议系统能使讲师与学员实时互动交流,学员不但能听到清楚声音,和看到流畅图像,而且可看到讲师的批注及相关的数据信息。培训的过程中老师可以把培训的 ppt、word 和 excel 等培训材料传送到各个会场。同时培训过程能录制保存,便于日后复习。

(二)会议室型视频会议系统在远程医学中的应用

利用会议室型视频会议系统,可以实现远程专家会诊服务和多媒体图像传送,使远在千里之外的任何地区的普通老百姓能够得到各地多位名医的集体会诊。远程医疗会诊在医学专家和病人之间建立起全新的联系,使病人在原地、原医院即可接受异地专家的会诊及在其指导下的治疗与护理,从而节约病人大量的时间和金钱,在一定程度减少了病人的支出;远程会诊系统也可以应用于远程医疗教学,各地的医疗卫生人员需要接受医学的继续教育,才能跟上现代医学发展的步伐,远程教学为学术的发展和继续教育提供了低成本的理想平台。人民群众的生活水平也越来越高,对自我保健提出了更高的要求,而医疗资源的有限性使得建立远程会诊成为下一阶段医疗系统发展的必然趋势。

(三)远程医学活动常用的辅助设备

一套视频会议系统需要哪些附属设备需要看具体应用需求,通常用到的附属设备包括投影仪、监视器/电视机、大型扩音器、麦克风、大型摄像机、DVD播放机、录像机、外部遥控器、写字板、中央控制、记忆卡、放映机、等离子屏、计算机监视器等。

第三节 远程医学网络系统

一、远程医学专业网络建设

远程医学系统有多种不同的应用,除了远程阅片、远程会诊、远程教学等视频通信外,还需要诸如影像资源共享、医学胶片存储发送、交互式电子白板注释等更丰富的多媒体数据功能。因此系统对音视频质量和通信的可靠性、稳定性的要求较高,另外,由于地方医疗机构分网络接入环境复杂,因此需要灵活的计入方式,根据不同的应用提供适合的解决方案。

根据项目现场环境及相关要求,标准进行远程会诊的专业网络搭建工作,逐步扩大覆盖面,实现远程会诊、监护、预约、手术示教、教育培训等远程医学活动,提高医疗水平远程医学网络系统的设计和建设应综合考虑以下几个方面:即网络的品质性、普及性、经济性。对于在中心城市及发达地区的医院之间,可以考虑建设传送大数据资料的网络系统,而对于边远地区及通信条件相对落后的城市,考虑建设满足远程医学基本要求的经济型网络为宜。

(一)远程医学网络建设的原则和要求

针对上述特点,远程医学系统的通信网络应该遵循以下要求和原则。

1. 实用性 为边远地区或医学资源缺乏地区提供优质医疗服务,系统设计及建设应能够满足广大人民群众的实际需求。

2. 可靠性 远程医学网络关系到人民群众的生命安全,要求该系统必须具有很高的可靠性和稳定性。

3. 安全性 远程医学网络作为医学活动的一个补充内容,网络必须具有很好的安全性,既要考虑对患者资料的查询及备案要求,又要有效防止未经授权用户的侵入。

4. 可管理性 远程医学网络是一个分布广泛、规模庞大、结构复杂的系统。为保证系统的正常运行,系统必须具有很好的可管理性,以便有关的管理机构及管理人员能够更好地管理和维护系统。

5. 灵活性与可扩展性 远程医学网络应具有足够的灵活性,以适应不同的应用环境及用户需求,同时应考虑到该系统建设是一个较为长期的过程,方案设计应为系统今后的扩展提供条件。

6. 先进性 远程医学网络系统建设应尽可能采用先进的通信技术和设备,至少在3~5年内不落后。

一个经典的远程医学系统涉及网络通信平台建设、业务运行管理控制研究设计、辅助技术研发配套等多个方面,网络系统大体可分为以下五层结构(表2-1)。

表 2-1　远程医学信息网络系统平台结构

远程医学信息网络系统平台结构	
医学应用层	远程会诊、远程数字、文献查询、数据传输
技术实现层	远程放射、图像扫描、数据交换、会诊软件
数据管理层	病案管理、资源分享、专家数据库、会诊数据
系统控制层	专业网管系统、综合通信网管系统
网络硬件层	通信设备、视频设备、网络设备、PC 设备

　　网络硬件和系统控制为整个系统提供通信平台,也可称之为系统链路层,大数据管理和技术实现为医学应用提供辅助支持,通常亦可看作协议层,该层存在着大量的上与应用层、下与链路层之间的通信接口。

　　1. 总体原则　远程医学网络建设是一项全局性的工程,要针对其网络应用特点,保证网络建设的整体性、可扩充性,制定统一的建设规划,注重技术与应用的结合,充分发挥网络资源的效用,通过严格正规的组织管理工作,按照统一规划,分步实施,抓好网络建设工作的落实。在系统工程建设的组织实施中要坚持以下原则。

　　(1)统一规划:有序建设远程医学专业网络应由政府或军队卫生行政管理机构中的信息技术部门具体分管,进行统一规划,以规划来引导远程医学专业网络建设,按照可兼容性、可发展性的原则选择设施、设备,进行线路铺设和网络调试。

　　(2)实用为本:技术先进远程医学站点建设要根据已有条件、经济基础、应用需要以及医院整体建设规划选择适当的建设规模并制定科学的规划和计划,选购必要的设施设备,使设备技术水平与医院目前需要和将来需求相适应,即应从实际应用需要出发,避免盲目投资、无效投资、低效投资。同时要以发展的眼光努力做到在一段时间内使所配置的设备能满足于医院远程医学工作的技术要求。

(3)资源共享：高效应用远程医学所涵盖的业务内容较为广泛,除实现远程会诊、远程教学外,远程文献查询、同步视频发布、医疗数据统计上报、远程科研协助等均属于同一范畴之列。应用单位应根据本单位实际情况和具体需求,挖掘其潜能,拓展其功能,积极发挥网络的作用,在更大范围内实现资源共享,做到一方资源全程共享、全网共享、全时共享,使信息媒体的利用率最大化。

(4)管理规范：服务到位远程医学的设施设备都是高技术产品,一般情况下故障率较低,但如果疏于管理,轻者影响远程医学工作的正常进行,重者可能造成系统瘫痪,其损失不言而喻。因此,当远程医学系统的设备安装调试完成后,要制定严格的规章制度,指定专人负责,规范操作,定期保养,及时维护,适时更新,保持高效运转。

2. 建设要求　扎实的网络基础远程医学的各项工作都要依赖网络来完成,所以对其建设要从网络建设抓起。无论采用何种通信技术,所建的网络环境必须是稳定的局域网、广域网均应畅通运行,保证各类数据能够快捷、准确、安全地进行传递,真正建立起病历资料、声音、图像的快速传输通道。

合理选择设备尽量选择技术先进、价格适当的通信、视频、计算机、摄像、照相、扫描等专业设备以及打印机、电视机、录像机、电话、传真机等辅助设备。

稳定的系统平台远程医学网络运行需要网络管理、数据库、视频系统、会诊与教学等专业化软件的支持,还要选用许多相关配套软件,如图像处理、通信传输、文字处理常用软件等,如果选择不科学或安装不正确将影响到系统的正常运行。选择软件要按照实际应用需求进行筛选,禁止在专业应用工作站系统中安装其他不相关软件。

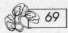

科学的环境远程医学站点应按具体业务活动内容,分设远程会诊室、远程教学室、电子阅览室和通信机房,方便远程医学专业化工作的开展。

安全的防护对于安装于室外的通信设备一定要按技术要求正确实施安装,卫星通信室外设备应加装避雷装置,并接地良好。室内设备要有断电保护装置,要有防潮、防火设施;信息传输线路要有防鼠、防虫措施。系统要有防黑客、防窃密、防病毒措施和应急预案,为保证局域网应用安全,一般情况下,禁止直接接入国际互联网,必须与机关办公网或医院局域网实现物理隔离。

(二)远程医学网络建设计划和实施

制定一个既满足当前应用又能适应长远发展的实施计划,非常重要而且必要。一个完善的工程计划不仅要包括建设目标、设备安装和布局调整等安排,还应就实施过程中相关环节的工作步骤与要求予以说明。特别强调针对单位的实际情况对计划目标进行细化,做到各阶段、各岗位的任务、责任和目标明确,这是确保整个工程计划顺利实施的基础。工程建设计划的实施管理非常重要,要抓好计划的落实,必须注重工程计划实施过程中的控制和协调,及时解决实施中的问题,同时,还应根据实际情况,对计划进行适当的调整和修改完善。

1. 建设计划 从表面上看,远程医学网络建设只是一项较为单纯的工程,比建一个单位的局域网似乎简单。其实不然,由于远程医学网络具有技术含量高、网络联系广、服务范围宽和管理协调难的特点,对网络工程计划要统筹兼顾、周密安排。建设计划既要有科学性,又要有可操作性;既要立足现有条件,又要适应发展变化;既要明确任务要求,又要规定完成时限和建设标准。一般情况下,远程医学网络工程建设计划主要包括网络建设、机构设置、技术建设和应用管理四个方面。

（1）制定计划应遵循的原则：计划是否科学、合理，将影响到远程医学信息网建设的成败，一个科学合理、切实可行的建设计划可以起到事半功倍的功效，反之，则可能导致多花钱、走弯路，影响建设质量和进度。在制定建设计划时应具体问题具体分析，不生搬硬套，不盲目仿效。在制定建设计划时应遵循以下几个原则：

①实用性原则：系统建设方案应立足"保证实用性、兼顾先进性"，在现有条件下，医院对远程医疗会诊、远程医学教学、远程信息查询等方面的需求，保证实用，留有余地，根据实际需要和基础条件确定建设规模和方法步骤。

②发展性原则：建设计划必须充分考虑建设规模、经济条件、当前需求，也要考虑应用医院建设整体发展前景，通盘考虑信息网建设的可扩展性、开放性和兼容性。采用国际通用接口，逐步与国际接轨。注重挖掘应用需求，跟踪新技术研究进展与国家信息化建设整体发展步伐相适应。

③可行性原则：建设计划制定前必须对本单位信息化建设基础、人员、经费、技术等各方面的情况进行调研分析，提出切合实际的工作计划。对关系到建设、实施、运行成败的全局性、关键问题必须进行认真考虑，如：建设规模、工程质量、设备配置、安全措施等内容，在计划中要予以明确。

④灵活性原则：在制定计划时，应综合考虑远程医学会诊、远程教学、视频会议、信息检索等诸方面的需求，不要只顾某项工作，也不能忽略某一项功能，使之成为一个有机整体。同时要能够适应系统建设过程中主客观条件的变化，根据变化了的情况对规划内容及时做出调整、修改和完善，保证规划的先进性、实用性和可操作性。

（2）制定计划的步骤实施：计划是远程医学网络建设的一个纲领性文件，其制定过程应该是一个严密、谨慎的工作过程。应从立项开始，到完成规划论证和书面报告，经本单位领导和业务主管部门批准实施为止。随着建设的进展,计划还需要根据实际情况不断地进行修改与完善。未经过充分论证、在实施过程中不能进一步修改完善的计划对系统建设的远期指导性不强,建设也不一定能够达到预期的目标。制定计划的主要步骤有:

①成立组织:应成立制定计划的临时机构,通常由主要领导负责,有管理人员、工程技术人员和其他相关人员参加,也可聘请专家参与总体规划的制定。其主要任务是进行调研、论证建设目标、制定实施计划,并把这些内容形成书面材料。成员往往也是最后实施建设的主要组织者,应认真借鉴成功单位的经验,制定科学的计划和方案。

②调研论证:认真的调研是制定计划的前提,目的是了解医院和机关远程医学网络建设所处的内部和外部环境。其内容主要包括国家、省(市、区)以及卫生部门有关远程医学的总体部署和具体要求、医院建设的整体规模和建设规划、人员的技术水平和素质,可能面临的问题和困难,还有同类单位的建设规模与形式、建设中的经验与教训、硬件市场的价格和供应情况等。

③撰写报告:系统调研结束后,要指定专人撰写调研报告,为后续的分析和规划制定提供参考依据。调研报告应描述的主要内容有:国家卫生信息化建设形势、开展远程医学交流和服务的主要目的和意义、上级的主要精神和有关要求;本单位远程医学建设的主要形式、工作范围、业务流程;同类单位建设的经验教训、硬件市场主流产品性价比以及建设中存在的问题和困难等。

④需求分析:需求分析的主要目的是更好地确定建设目标,在实际调查中往往会出现两种情况,一种是许多部门、人员对远程医学的目的和意义了解得不多,因而提不出需求;另一种是不知道哪些问题可以通过远程的方式来解决,因而提出许多不适当的需求。在进行需求分析时,可列出所有的需求,进行分类汇总,从政策、经济、技术等方面进行分析,找出单位或岗位需要解决而又适合于系

统的主要目标。

⑤制定计划:包括单位领导的重视程度、远程医学建设的总体目标和整体规模、要达到的主要目的、与单位或应用医院局域网连接的方法和接口、实施的过程步骤、完成的时间要求、拟选择的设备种类和型号、人员的任务和分工、必要的数据准备、卫星天线的安装和调试,对建设的投资数额的预算和资金来源等。计划的制定一定要非常严谨,根据实际需要,避免盲目性和随意性。

(3)实施计划的主要内容:应包括四个方面:一是远程医学网络建设的方向和目标;二是实现目标所需要的条件;三是可行性分析;四是系统建设注意的问题。在实施计划中应该向各级医疗卫生单位的管理者、建设和应用者提供足够的信息与说明,让他们充分了解远程医学网络建设的目的、条件、方法和步骤等。

①确定总体目标:目标是计划的最主要内容,包括国家、省(市、区)和卫生部门远程医学建设的整体目标,本单位的建设目标等。单位或应用医院确定建设目标,一方面要考虑工作需求、单位或应用医院的建设规模、技术力量和水平,要与本单位整体建设规划相一致,体现远程医学为医院发展服务的本质特征。另一方面还必须根据经济实力、业务范围等各个方面因素进行综合考虑,最终选择一个在规划时间内既能够实现,又能够获得最佳投资效益的目标。

②建立业务流程:在计划中要客观分析单位或应用医院平时的会诊、教学、网络会议、信息查询等工作的业务流程,结合远程医学有关管理规定和要求,建立新的管理体制模式和科学的工作流程,特别是远程会诊和远程教学的申请和组织工作流程,既要满足工作需要,又要符合管理要求。

③选择外部接口:远程医学信息网与机关办公网、医院局域网的接口要符合安全管理的有关规定和协议要求,合理选择接口方

式,保证数据安全。连接的方式、方法、时机等内容要在计划中给予明确说明。

④明确建设标准:远程医学网络可设远程医学网络管理(技术支持)中心、远程医学会诊中心和远程医学站点,其功能和任务各有侧重,对建设规模的要求也不尽相同。建设规模应体现总体目标的要求,可通过绘制结构图,在计划中粗略地展示建设规模与若干要素的关系,检验是否充分体现了整体性、全面性和开放性原则。各远程医学站点的场地、环境、布局、设施等均要符合有关要求。

⑤规定完成时限:要明确远程医学网络建设的实施步骤和完成时限,特别是硬件购置、安装调试、机房改造、线路铺设等自身完成的工作,对于通信设备,如卫星天线架设等要与有关技术部门取得联系。争取早投入、早实施、早见效。

2. 组织实施　有效地组织实施是远程医学网络建设的重要保障,要按照"统一规划,同步实施"的原则,确保在规定时限内完成工程计划。一个完善的网络建设计划是组织实施的依据,实施过程本身也是对工程计划可行性的检验。强调在实施中各类问题解决得及时性,防止因组织协调不力影响工程计划的进度。加强实施管理,远程医学网络建设应由系统(单位)领导牵头、组织、负责,相关部门和科室团结协作,共同做好组织、建设和管理工作。单位领导要正确认识远程医学和信息化发展的趋势和前景,高度重视,科学分工,统筹规划,正确部署,从组织计划和建设实施,从经费预算到合理支出,从硬件购置到软件调试,都要负总责,亲自抓。医院的医务部(处)、护理部、信息科等部门都要有专门的人员参加远程医学网络的建设工作,按照分工,明确各部门的任务,切实履行职责。

二、远程医学系统基础建设

（一）远程医学网络中心建设

1. 骨干网整体建设方案

（1）名词解释：PTN（分组传送网，Packet Transport Network）是指这样一种光传送网络架构和具体技术：在 IP 业务和底层光传输媒质之间设置了一个层面，它针对分组业务流量的突发性和统计复用传送的要求而设计，以分组业务为核心并支持多业务提供，具有更低的总体使用成本（TCO），同时秉承光传输的传统优势，包括高可用性和可靠性、高效的带宽管理机制和流量工程、便捷的 OAM 和网管、可扩展、较高的安全性等。

（2）业务特点：①管道化的承载理念，基于管道进行业务配置、网络管理与运维，实现承载层与业务层的分离；以"管道＋仿真"的思路满足移动演进中的多业务需求。首先，管道化保证了承载层面向连接的特质，业务质量能得以保证。在管道化承载中，业务的建立、拆除依赖于管道的建立和拆除，完全面向连接，节点转发依照事先规划好的规定动作完成，无须查表、寻址等动作，在减少意外错误的同时，也能保证整个传送路径具有最小的时延和抖动，从而保证业务质量。管道化承载也简化了业务配置、网络管理与运维工作，增强业务的可靠性。②变刚性管道为弹性管道，提升网络承载效率，降低 Capex。2G 时代的 TDM 移动承载网，采用 VC 刚性管道，带宽独立分配给每一条业务并由其独占，造成了实际网络运行中大量的空闲可用资源释放不出来，效率低的状况。PTN 采用由标签交换生成的弹性分组管道 LSP，当满业务的时候，通过精细的 QoS 划分和调度，保证高质量的业务带宽需求优先得到满足；在业务空闲的时候，带宽可灵活地释放和实现共享，网络效率得到极大提升，从而有效降低了承载网的建设投资

Capex。③以集中式的网络控制/管理替代传统 IP 网络的动态协议控制,同时提高 IP 可视化运维能力,降低 Opex。移动承载网的特点是网络规模大、覆盖面积广、站点数量多,这对于网络运维是极大的挑战,而网络维护的难易属性直接影响着 Opex 的高低。传统 IP 网络的动态协议控制平面适合部署规模较小、站点数量有限,同时具有更加灵活调度要求的核心网,而在承载网面前显得力不从心,而且越靠近网络下层,其问题就越突出。

2. 卫星通信整体建设方案　远程医学网络通信系统目前常用的通信手段有互联网(Internet)、地面电话线路(PSTN、ISDN)、地面数据专线(DDN)以及卫星通信网等。但是,由于上述各种通信手段一般借助于公用通信网络,网络中心一般由公用通信管理部门负责,尚不具备进行大规模远程医学活动的网络管理功能,因此,基于卫星通信覆盖面广、建网快、易普及、费用省等特点,远程医学网络控制中心的设立,主要是针对以卫星通信为介质的网络,其规划、设计和建设,必须结合卫星通信的特点,对网络的系统功能与网络整体结构作全面统筹与考虑。

远程医学卫星网络中心是整个网络的地面主站,俗称地面站,其功能是实现和协调全网的业务运行。地面主站的选址从有利于业务活动的开展和后勤保障两方面出发:从有利于业务开展的角度看,网络中心应该依托相应的业务管理部门,或具有医疗和医学教育资源的单位;从后勤保障的角度看,网络中心应选择能够提供先进的通信手段,可靠的供电系统,以及便利的交通条件、较大的中心城市为宜。当网络中心地点确定后,天线塔的架设应遵循以下原则实施:

(1)有效覆盖区域:地面站必须设在卫星天线波束的有效覆盖区域内。

(2)卫星视界:地面站的卫星视界是指天线在当地地形地物条件下,可以对准与其进行通信卫星的仰角随方位角变化的轨迹曲线。选址时卫星视界要足够宽,在视界内应没有高层建筑物遮挡。

(3)地面干扰源:主要是指微波通信站、雷达天线、高频工业电气设备、机场、飞机航线、高压输变电设备、电台、飞行物体反射等,都可能干扰卫星通信系统的正常工作。站址选择时,必须摸清所处地区干扰源的分布情况、传送方向、工作频段等,要尽可能远离或避开干扰源。站址选择时应特别注意对当地微波通信线路做调查。

(4)地形环境:通常一个地面站天线只能指向一个卫星(多波束天线除外),当利用同步卫星进行通信时,地面站天线对通信卫星视界只需要一个范围。通常要求地面站天线在其工作方向上应保持7°以上的净空。

(5)气象条件:卫星通信对地面站工作的可靠性要求很高,天线和室外设备运转与气象条件密切相关。建站地区的风、雨、雪、冰、温度、湿度以及烟雾等均直接影响室外单元的正常工作。站址选择时应考虑到这些自然因素,针对这些因素采取积极防护措施。在沿海地区建站,应避免在常遭强风暴袭击的地方选址。

(6)地质条件:天线塔的架设应具有稳固的地质条件,地面滑动和沉降应不明显。地质的接地电阻应能满足防雷接地和工作接地的要求。

(7)天线塔与机房距离:由于卫星通信地面站室外设备(天线、射频等)与室内设备之间,通常采用同轴电缆相连接,选址时还应考虑天线与机房之间的布线距离。布线设计既要方便施工又要避免电缆过长,防止引起较大的信号传输损耗,最大布线距离原则上不应超过80m。此外机房场地大小要兼顾到网络今后扩充和发展的需要。

3. 网络中心机房建设 造就良好的工作环境对减少系统故障,延长设备使用寿命,提高整体工作效率十分有利。网络中心的机房建设应遵从以下原则:基本要求机房应保持相对恒定的温度和湿度;对于机房的电磁干扰强、静电泄漏电阻也有一定要求;从机房安全考虑,应设有专用防火灭火设施或烟火报警装置,以及应急断电装置。

(1)设备布局:机房设备布局与电缆走线要合理;控制台应面向主要的设备机架,以便于值班人员观察与操作,机房设计施工应考虑到今后网络发展或业务拓展需要为机柜或安装机柜的空间留有扩容余地;在符合上述原则的基础上,应尽可能使机柜和控制台布置得整齐美观,避免将颜色不同、高低悬殊、宽窄差异的机柜排列在一起,造成对机房整体上的视觉不和谐。合理布线机房,走线通常有四种方式:①设置在机柜顶上并且吊装在天花板下的走线架。②机柜底部预设的走线地槽。③安排在吊顶上的走线架。④直接利用活动地板下面的空间。

采用地槽或活动地板下的走线方式,可以使走线不外露,达到机房整洁美观,适合中小型通信机房采用,但应注意防潮、防霉和防鼠。采用走线架布方式难免影响机房的整齐美观,但可为维修和网络扩容提供方便,适合大型通讯机房。

(2)供电系统:机房的供电系统可以引入两路独立并能互相自动切换的交流电源,必要时可安装柴油发电机作为应急电源。建站初期虽业务有限,设备用电容量较低,但在设计供电系统时,应该充分考虑到今后网络扩容的需要。

(3)接地装置:为避免通过地线引入的外来干扰和其他不安全因素,机房应设置可靠的接地系统。一般认为机柜、设备采用一点接地,而整个机房采用综合接地。机房设置一个地线窗,各分系统的地线、从室外的系统引入的接地线以及总的综合接地体应在地线窗中连接在同一点上。

(4)避雷措施:卫星地面站的天线安装要考虑避雷措施。为避免信号电缆和电源线引入的电磁脉冲沿馈线进入设备,应在室外馈线接入机房处插接同轴电缆电涌保护器,并为机房和设备电源分别加装电源保护器。

4. 视频会议系统 视频会议的功能是远程医疗会诊系统中一个十分重要的组成部分。目前,视频会议系统的国际标准有 H320、H323、H324、H264 及 H265 等。通信手段包括:PSTN、ISDN、VSAT、微波、Frame-relay、IP 等。根据实际应用的需要,全军远程医疗会诊网络首选的视频会议产品为 VDQphone ＋ NetMeeting;其特点是符合 H324 标准,专门为低速率的电话线路设计,集成性能好,具有共享白板、交谈、应用程序共享和协作,多点会议切换等强大的远程交互功能。由于我们紧跟国际上视频会议系统发展的潮流,因此无论采用何种视频会议系统,都能很好地运用于远程医疗会诊。

(二)远程医学网络设备管理

远程医学信息网络与其他系统软件一样也需要不断地维护与更新,不允许任何一个环节出现故障,否则将会影响整个系统的正常运行。但是,由于人员素质参差不齐、网络技术还不够稳定、通信手段还不够先进,远程医学信息网络更需要严格管理,及时维护。如果管理松懈,操作疏忽或维护不当,轻则影响系统和网络的应用,重则可能使系统遭到损坏,甚至导致瘫痪。

1. 技术维护要求 根据单位或应用医院规模编设配置相应数量的人员,包括管理、医疗技术、工程技术等人员,分别从事组织管理、远程医学的应用和技术维护工作。在技术上,能够了解通信网络的运作过程及维修常识,独立完成软、硬件的维护更新工作,发现和解决常见问题故障。

2. 设备维护 保证远程医学信息网建设的顺利实施和健康发展对所有设施设备要定期进行维护,软件要经常进行测试,对部分应用频率低的设备,应经常开机检测设备运行情况以保证线路畅通,设备运转正常,网络安全措施要严密、得当。

3. 工具软件　远程医学中心和远程医学站点要具备专用工具软件,如系统维护、数据备份和恢复工具,以及其他修复软件。具有维护、更新专家数据库和网页的权限和相应的工具软件。

4. 应用管理　在远程医学的技术、服务、管理方面应形成特色和优势,着眼于提高医疗质量、高效服务、资源共享。

5. 维护组织方法　日维护、月维护;本地维护、区域维护和网络维护;当地维护、远程维护;简单维护、专业维护等。

6. 本地维护　本地维护就是远程医学站点自身完成的本地仪器设备的维护工作,目的是保持设备的良好状态,应作为日常性工作来做,其内容主要是日常维护。

7. 机房维护　如保持机房整洁,保证机房供电、温度、湿度符合网络设备的运行要求。

8. 设备维护　如检查网络设备、电源设备工作状态;检查室外通信单元和连接电缆有无异常;运行诊断程序、测试程序及杀毒程序,对网络设备、通信信道、系统安全等进行全面的诊断与测试。

9. 数据维护　如备份路由器、服务器的配置,备份文件系统、数据库及重要的用户数据;清理、整理磁盘空间、系统文件、用户账号;查看、分析日志,接收网上信息及通告。

10. 区域维护　区域维护就是由远程医学中心组织技术力量在区域内对所辖站点的设施设备和制度规定的维护。一是根据下级远程医学站点的维护和技术申请;二是按照计划定期组织对所辖远程医学站点的技术维护;三是根据远程医学研究开发基地和有关领导的要求组织维护和检查指导。

在维护的方法上,通常采取定期维护与不定期维护相结合、现场指导与远程指导相结合、维护与检查相结合的方法,既检查又指导,既帮助又监督。

11. 网络维护　一般由远程医学研究开发基地组织网络软件

升级、更新,对重大网络故障组织全网的技术力量进行会诊解决。软件升级通常由相应的技术部门组织论证、选择软件、局部升级,并通过网络的形式向全网发布,明确更新的时限,安装的方法步骤和有关要求。

维护工作的范围非常广泛,内容也非常具体,各单位、各站点遇到的情况也不尽相同,因此没有一成不变的工作流程,所以要根据设施、设备、软件、硬件的具体情况进行维护,使设备状态保持完好。以下以双向卫星网站的维护方法进行介绍。

双向卫星网站维护更新的工作流程如下:先由本网站技术人员初步检查发生故障的原因或损坏的部件。对于无力解决的问题,应向上级报告技术故障情况,包括提供必需的文字材料。上级中心派技术人员进一步查验故障情况,共同研究解决方案,提出改进措施,必要时派技术人员会同产品经销商和有关单位共同研究解决故障,分析出现故障的原因,并填写维修记录。专业软件的更新,由上级远程医学中心向各站点工程技术人员发出通知,按照指定的途径下载和购买,逐步完成更新工作。

12. 远程医学网络维护制度的建立 远程医学网络控制中心设备主要指通信室外单元与室内单元、会议电视设备、相关软件与网络资料、UPS电源、室内空调、计算机服务器以及各种检测仪表与维修工具等物品。为保证设备安全使用和网络正常运行,设备的管理与维护应注意以下几个方面:

(1)设备登记:配置的卫星通信设备和会议电视设备,必须建立设备登记卡,包括设备名称、型号、供货单、联系方式、负荷状态、投入使用日期、使用情况、返修记录等信息,为设备更新、扩容、维修、报废等工作备案。

(2)设备安全使用:保证机房设备的安全使用,防止误操作或操作不慎引起设备损坏,对上机操作人员应规定其权限,对参数的设置或更改应有专人负责。

（3）设备维护：作为一个系统的网络控制中心能够长期正常运行的保障，有赖于定期设备维护制度的严格执行。

（4）室内单元：室内设备的定期维护主要检查设备连接线、接地安全、电源安全以及空调性能等，对发现的隐患做妥善处理，以达到保养检修，排除故障，维护系统的目的。

（5）室外单元：在卫星通信设备中，天线和室外设备为露天工作，受气温、雨雪等气象因素影响较大，容易出现故障，应定期检查。

三、远程医学活动场所建设

远程医学专业活动场所的建设主要指远程会诊室、远程教学室、远程演播室的设立与建设。

远程医学专业活动场所的设立，要根据医院规模所决定的诸种因素综合考虑决定。为便于各种业务的开展与管理，理想的做法是采取将卫星通信机房、远程会诊室、远程教学室等独立分设的方案。但是，由于远程会诊室、远程教学室和远程演播室都为视频会议室，室内某些设备或器材具有通用性，或因房源原因（必须占用空间的大小及使用的频率），在各室的设立上也可考虑场地兼用方案。对于大型医院，远程会诊室可与远程演播室兼用；对于小型医院或诊所，远程会诊室可与远程教学室兼用；不具备教学师资或不具有教学任务的医院，可不设立远程演播室。

为便于卫星通信设备的维护与管理，大型医院应独立设立卫星通信机房。而小型医院、诊所或没有条件独立设立卫星通信机房的单位，可在远程会诊室内安置单个机柜，用以放置卫星通信设备，并标明"卫星通信机柜"字样，以防止他人错误操作。

工作场所的选址，首先要确立卫星通信地面站天线塔的具体方位，然后确定天线塔至机房的距离，根据机房位置再综合考虑远程会诊室、远程教学室、远程演播室的位置。应遵照远程会诊室、远程教学室、远程演播室靠近或邻近卫星通信机房的原则,既便于电视会议期间卫星通信操作人员的管理,又不至于线缆过长影响视频图像效果。

(一)远程会诊室

为了保证远程会诊及视频会议整体效果如(图 5-1),对远程会诊室内部环境和附属设备做如下建议:

1. 房间大小　远程会诊室的大小根据单位规模与应用需要分为大和小两种类型。

(1)大型远程会诊室使用面积在 40~50m²。

(2)小型会诊室比较适用于边远地区站点医院,使用面积在 20~30m²。

2. 室内装修　远程会诊室装修的整体原则是:结构简洁大方、色彩协调舒适、采用亚光材质、减小光线干扰墙面宜采用米黄、淡蓝或浅灰等中性色调,有条件单位可适当使用吸音材料,创造良好的声学环境,地板应采用浅色亚光地板,忌用黑、白或过分鲜艳的颜色,天花板应采用乳白色矿棉吸音板吊顶,便于布线和安装视频会议专用灯具,采用避光窗帘遮挡,避免自然光摄入,灯具独立设置开关便于调整室内光线,第一排座位至摄像头保持必要的取景距离。

3. 室内布局　液晶电视屏幕尺寸和安装数量应与房间大小所匹配,放置在与会者对面适当位置,屏幕中心距离地面高度与 1.5m 左右,距第一排与会者距离为 4~6 倍屏幕高度,屏幕尺寸应大于 42 英寸;摄像头应安装在两台电视机中间位置。镜头高度最好与与会者眼睛持平;放置在工作台的显示器和其他设备,以不遮挡摄像头取像为宜,包括通用的柜子格局要求:高度(1.1~1.2m),格局对称,打孔需求:电视格局需求(基于电视背景墙)高度（1.3～1.4m）（基于柜子和宝利通摄像头的高度），以电视背景墙圆心为中心点，两台电视各距中心点10cm左右；电源需求：需要2～3个插排保证所有设备的正常供电；会诊室背景墙：建议会诊室背景墙Logo距离地面1m左右居于正中；电脑桌需求：普通电脑桌两个，供多功能一体机和胶片扫描仪的摆放；会诊桌置于电视墙和Logo墙中间部位（图2-5）。

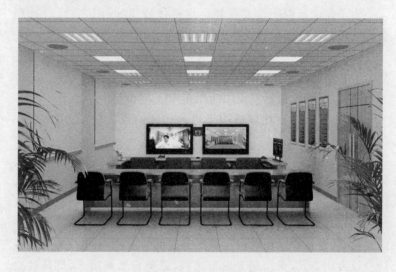

图2-5　远程会诊室

（二）远程教学室

远程教学室主要用于点对多点广播模式或广播回传模式的远程教学、远程学术报告、远程行政会议等众人参与的专业活动。具有一定规模的军队总医院、中心医院、驻军医院都应该设立独立远程教学室；少数小型医院或诊所可与远程会诊室兼用。

远程教学室的选址应靠近或邻近卫星通信机房，规模可视通常与会人数酌定,也可利用各单位已有的电化教室进行改造,但周围环境必须安静,室内隔音和吸声性能要好。教学室的所有窗户都应该用双层深色遮光窗帘,尤其是主席台区域,应隔绝自然光的射入,主席台应安装各种舞台灯具,会场至少应安装两组环境灯光,以适合视频收视和室内照明。对于无条件安装舞台灯具的小型教室,至少应安装三组人工光源:第一组适合主席台照明;第二组作为背景光;第三组作为室内环境光照和照明使用(图2-6)。

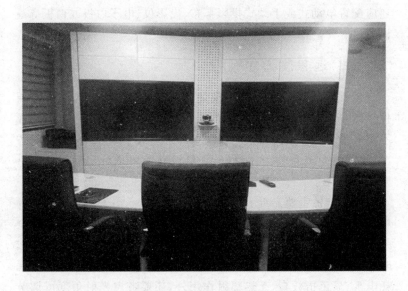

图2-6 远程会议室效果图

在远程教学中,有本地教室和虚拟教室之分。本地教室是一个实际的讲学课堂,讲课者和听课者共同存在于一个时空;还可以通过现场直播方式将授课画面同步传送到远端教室,远端教室通过视频画面接受上课。通过视频画面显示授课者或听课者任何一方的教学方式,称为虚拟教室。在远程教学中,主会场信息输出可采用人物摄像和 Power Point 幻灯两路视频同步输出。虚拟教室在信息的显示上,可选择单屏幕显示方式或双屏幕显方式。采用双屏幕显示时,即将上述两个视频画面同步分别显示在两个电视机屏幕上;采用单屏幕显示时,即以画中画形式同步显示这两个视频画面,通常主画面显示 Power Point 幻灯内容,右下小画面显示演讲者图像。作为虚拟教室的远程教学室,应该配置主摄像机及与其匹配的话筒,两个投影电视机,扬声器,网络 PC。除此之外,还应配置电动式或手动式投影幕布、投影仪、电子白板或白板等演讲器材。

(三)远程演播室

远程演播室是远程教学现场直播的场所,又是远程教育课件录制场所。环境要求和设备配置要求均比较高,一般医院或不具备教学师资的医院可不设立。远程演播室设备配置应齐全,尤其是灯光条件应比较好,需要设立的单位可与远程会诊室兼用。

远程演播室要靠近卫星通信机房,面积不小于 $25m^2$,要求环境安静,室内隔音与吸声性能好,以防止外界干扰;室内光照完全采用人工光源,故可封闭窗户,以阻止自然光线的射入。由于工作时主要靠用光来调节摄像区域的光照,在灯具的选择上除了考虑耗电少,显色指数高,无热辐射作用外,还要考虑光射角度可调节的功能。对于布光,虽不可能按照舞台艺术标准要求,但是,在光型上至少应有主光、辅光和背景光之分;在光位上也应有顺光、逆光和侧光之分。如果演播室的布光不能满足今后用光时的要求,则将严重影响演播效果。由于演播室配置的设备与器材较多,室内布局要合理,以免开播时影响摄影、摄像、录像等工作的同时进行。演播室的背景设计应力求色彩淡雅、线条简洁清晰,能够烘托演讲者的形象(图 2-7)。

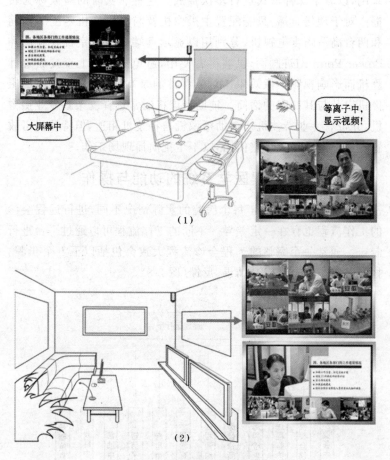

图 2-7　远程演播室图示

　　远程教学有现场直播和转播两种形式。远程直播是教学现场的实时播放，通常选择一个远端站作为虚拟教室，采用点对多点广播回传通信模式，授课者可与虚拟教室听课者进行双向交流。在现场直播的同时，可以通过辅助摄像机对授课者和授课内容进行录制,以教学课件形式进行多次播放。这种非实时的播放称为转播。对于现场直播,只需配置主摄像机及与主摄像机匹配的话筒和两台高清晰度电视机,分别用以显示远端虚拟教室视频画面和 Power Point 幻灯画面,供演讲者使用,避免演播台上直接放置计算机而影响视频摄像效果。对于课件的录制,至少应配置辅助摄像机以及与其匹配的话筒。辅助摄像机通常选择支架式专业摄像机,并带有专业特技机。辅助摄像机与特技机相连,但特技机可放置在演播室后台工作室使用,以不干扰演播现场工作。

四、远程医学系统的功能与操作

1. 远程会诊　由于每个医院的实际情况不同,进行远程会诊的工作流程也存在一定差异。不同的工作流程可以通过平台进行制定。通常一个完整的远程会诊流程大致会包括以下五个步骤:挂号/预约、检查、会诊、结果、反馈(图 2-8)。

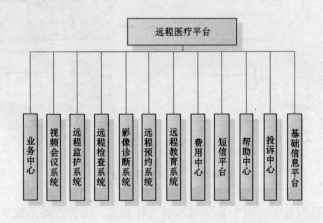

图 2-8　远程会诊流程

2. 远程检查 有时候基层医院可能只要求中心医院做一个单独的远程检查业务。下面是一个典型的远程检查流程(图 2-9)。

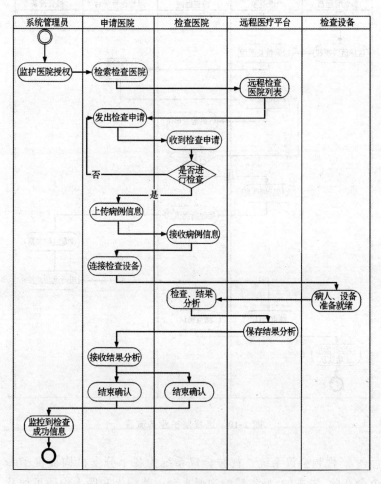

图 2-9　远程检查流程

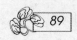

3. 远程监护　以下是一个典型的远程监护业务流程(图 2-10)。

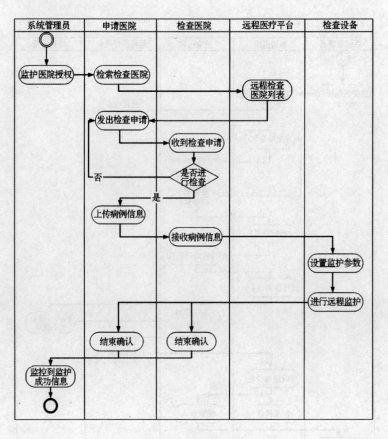

图 2-10　远程监护业务流程

4. 视频会议系统　视频会议系统为各个分支机构提供了一个全新的、先进的、最省钱的沟通平台。使病人和医生沟通更加及时,可以随时召集人员召开会议,而且会议功能更加信息化。在远程会诊过程中可共享、传输数据(心电图、CT)等。会诊医生可以通过扫描仪把病人的 X 光片、CT 片以及其他的化验单据存入会议终端,在会诊过程中可用来参考也可以共享给其他会诊医生作为诊断依据。

在视频方面,基于 MPEG-4 的编解码技术使系统能在各种带宽环境中高速传输视频数据,支持同时显示多路高清视频并能轮巡查看所有与会者视频;音频方面,系统支持 G.711、G.723、G.729 多种语音编解码技术和智能码流平滑技术,保证了语音数据的稳定性和高保真性,而多路全双工混音技术支持多方在会议中同时进行发言和数据操作(图 2-11)。

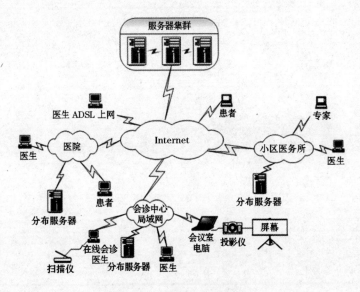

图 2-11　视频会议结构分布

在数据协作方面,拥有技术先进的远程电子白板功能,支持在会议中随时进行矢量文档的共享和操作,支持通过电子白板完成大部分会议中的应用；而远程屏幕共享、协同浏览、文件共享和电子投票等功能为系统锦上添花，确保满足所有会议应用。

5. 远程病理检查　利用远程病理检查工作站，可把患者的病理切片传到专家端，病理专家为患者分析病理组织图，专家在远端控制显微镜(聚焦、移动、放大和捕获图像)，观察显微镜下的组织病理图片，并出具病理诊断报告，为患者端主治医生临床诊断提供重要依据。

第三章　远程医学的应用

第一节　远程医疗

一、远程医学的组织与管理

要很好地应用远程医学平台，仅仅靠设备和技术是不够的，必须制订相关的政策或法规，对灾难应急远程医学的实施、启动及保障等工作做出相应的规范和制度保障。

一般地讲，远程医学管理分三个层面。一是领导机构，由院、部领导及有关科室主任组成，主要负责远程医疗建设的总体规划，规章制度的制定、远程业务运行状况检查等；二是办公机构，由机关及远程医疗中心管理人员组成，负责远程医疗工作的实施，组织会诊专家出诊及会诊前后的文档归整等事务性工作；三是技术保障机构，由计算机室人员组成，负责远程医疗专业技术保障，软件开发研制，硬件设备的维修，保障 7x24 小时网络通信畅通。

加强远程医学的业务规范、服务标准和管理机制建设。结合实际、制定相关制度规范，如《医院远程医学中心工作规范》、《远程会诊工作流程》、《远程会诊保密守则》、《应急远程会诊管理规定》、《网络应急安全措施》等，并注意在实践中不断完善。

只有扎扎实实地做好日常远程医学服务的组织和管理工作，才能发挥出远程医学平台的应有作用。

(一)远程医学业务的开展

1. 远程会诊的管理　远程会诊是在异地的医学专家和病人之间建立起全新的联系,使病人在原地、原医院即可接受远地专家的会诊并在其指导下进行治疗和护理,节约医生和病人大量时间和金钱。通过远程会诊也可以使基层医院医生与医学专家建立密切对话,专家的专业指导有利于提高基层医院医生专业技术水平。因此如何更好地开展远程会诊工作,远程会诊的归属管理固然重要,根据医院对远程医疗理解的角度不同,其管理模式主要有如下两种。

(1)由影像科直接管理:远程放射学是目前最成熟的远程会诊模式,已经被国内外医学界普遍认同,具有广泛的应用前景和实用价值,远程会诊系统在影像采集、传输、呈现方面等特点,很好地满足了开展远程放射学的需要,可以帮助基层医院影像科寻求影像专家的诊断支持。因此,影像诊断需求较多的医院放射科负责管理远程会诊业务,将远程会诊室置于放射科内,指派放射科医生负责日常远程影像会诊,这一方面可以充分发挥远程会诊系统的价值,节省医院人力资源及场地成本,另一方面可以较快地提高影像诊断水平。

(2)由医务科直接管理:远程会诊作为一种新的诊疗形式进入医院,要得到各科室的医生认同与支持需要一些时间,将此项业务置于医务科的管理之下,可以在较短的时间内将远程医疗的观念、规范、政策以行政命令的形式贯彻到各个科室,有力地推动该项业务的开展。

具体采取何种管理模式,医院应根据自己对远程医疗的理解和需要以及远程业务开展的实际情况而定,当然,不论采取何种管理模式,机关领导的大力支持是非常重要的,同时也需要医院信息科在技术保障方面给予支持。

本节重点介绍以医院远程医学中心为服务主体的远程医疗服务模式与服务流程,远程医学中心与其站点医院共同组成服务网络。

2. 远程会诊分类

(1)根据向患者提供的会诊业务内容的不同分类

①影像会诊:医学影像专家主要基于患者 CT、MRI、X 光片等疑难影像资料进行远程诊断并出具会诊咨询报告。

②心电图会诊:专家依据监测患者的动态或静态心电图结果出具诊断报告。

③临床会诊:由临床医学专家基于患者详细病历资料进行远程会诊并出具书面会诊结论,临床会诊需要借助视频会议系统来完成。

(2)根据患者就同一疾病申请会诊的次数分为:

①初诊:患者要求就某一疾病进行的首次远程会诊咨询。

②复诊:相对于初诊而言,指患者要求就初诊疾病再次进行的远程会诊咨询。

(3)根据专家的出诊情况分为:

①常规会诊:在常规工作时间内,按患者申请的科室和患者认可的时间段选择专家进行远程会诊。

②点名会诊:患者直接或者间接指定某位专家参加的会诊。

③加急会诊:收到会诊申请后,于 30 分钟内安排专家在交互方式下完成的会诊,旨在向站点医院提供紧急医疗援助。

3. 远程培训分类

(1)点课培训:根据申请医院提出的具体培训课题,安排一位专家针对此一家军队医院进行的"一对一"的实时远程培训。

(2)选课培训:根据远程医学中心公布的培训课程表,站点医院根据自己的需要选择性参与、接受远程集体在线培训。

(3)培训点播:站点医院根据自己的需要,从已经组织完成的培训课程中选择培训课程收看录像。

(二)临床会诊的开展

1. 常规会诊（远程门诊）　远程门诊主要通过远程医学中心向其站点医院发布专家出诊信息，站点医院医生根据申请远程会诊患者病情选择专业技术相匹配的出诊专家，同时将该患者相关病历信息提交到远程医学中心，在确定的时间段邀请专家出诊，远程医学中心安排各地医院患者根据会诊申请顺序顺次会诊。专家远程门诊借助视频交互方式完成。

（1）远程医学中心准备

①确定诊疗疾病：远程医学中心在对各站点医院所在区域的疾病发病特点进行了大量调查，并向有关专家就该疾病进行远程会诊的可行性征求意见后，确定某些疾病为远程门诊的开诊疾病。为保证此类疾病的会诊质量，远程医学中心提出专家名单，出诊专家明确该疾病进行远程会诊需要的患者基本资料，远程医学中心以规范形式将专家的资料要求通知各站点医院。

②确定出诊专家：远程医学中心确定出诊疾病后，在远程医学中心专家库中寻找合适的专家为预选专家，该专家为副/主任医师以上级别。由远程医学中心专家管理人员负责编制专家网上出诊计划表。

③编制专家出诊表：远程医学中心每个月编制一次专家出诊月表，内容包括专家简介、出诊疾病、出诊具体时间。提前一周及时将专家出诊信息通知各站点医院，同时，每周定时发布专家出诊的请假情况，给站点医院提供充足的宣传准备时间。

（2）站点医院的准备：站点医院在远程医学中心的良好支持下，可以将远程门诊作为一个特色门诊归入自己医院的专家门诊序列，根据远程医学中心通知的远程门诊专家出诊安排表，向广大患者公布，方便广大患者及时获得专家的出诊时间并有充分的时间进行就诊前的准备。

门诊患者数量大、对远程会诊需求较多的站点医院,可以向远程医学中心定制一套适合自己需求的远程门诊专家出诊表。

(3)就诊流程

①挂号——站点医院提交患者申请:在专家出诊前至少一个工作日,站点医院向远程医学中心提交患者的就诊申请,为患者进行网上挂号。此时,如提交的患者病历资料不全,站点医院可在挂完号后继续为患者组织资料,组织资料时应参照出诊专家要求的资料来进行。远程医学中心根据专家出诊当日的接诊能力确定挂号数量,对没能挂到号的患者需要采用妥善的处理方式。

站点医院在提交挂号申请时,应对患者病情进行辨析,保证患者就诊疾病及就诊目的与出诊专家的专长相吻合。

②站点医院准备患者相关资料:站点医院应在远程专家门诊正式开诊前至少一个工作日完成所有患者资料的提交。如果站点医院未能及时提交资料,也可以通过远程会诊系统的共享功能把本院患者资料提供给专家。

③远程医学中心做好会诊安排:远程医学中心在收到会诊医院患者的就诊申请后,根据会诊医院患者提交会诊申请的先后顺序安排患者的就诊次序,每位患者的就诊时间安排为 30 分钟。在做好会诊安排后,远程医学中心将及时通知各会诊医院具体会诊时间。

远程医学中心收到患者会诊资料后,在专家出诊前将资料提供给出诊专家,并将专家有益的反馈意见及时通知会诊申请医院。

④专家出诊:在约定的出诊时间,会诊专家进入到远程会诊中心,由远程医学中心的会诊助理协助专家按照既定就诊次序调看患者资料,会诊医院与申请医院双方会诊室视频连接成功后,双方进行正式会诊。

2. **点名会诊** 点名会诊应理解为申请会诊医院随机发起的

会诊需求,需根据患者及申请会诊医院需求安排相应专家给予会诊。

(1)提交会诊申请:远程会诊咨询申请的发起,可以由患者本人要求也可以是申请会诊医院的医生向患者提出建议。申请远程会诊咨询的患者既可以是住院患者,也可以是门诊患者,他们可以是首次申请远程会诊咨询——初诊,也可以是因同一疾病再次申请远程会诊咨询——复诊。这些患者有如下特点:①在本地医院无法进行确诊或患者的主管医师对其病情没有把握的患者。②希望得到著名专家的诊断,而又无力承担大医院较高诊疗费用患者。③希望得到国内著名专家的诊断,却又无法联系到这些专家的患者。④希望在当地就能够享受到国内最好专家的诊断咨询服务的患者。

(2)提交会诊资料:患者主管医师详细了解患者病史及治疗经过。患者有近期齐全的检查资料(以患者主管医师判断这些资料足以诊断患者的病情为标准)可供提交,包括患者影像、辅助检查结果、病理报告等。提交会诊病历的重点在于:①会诊申请表是否填写齐全,有无遗漏重要的个人信息。②会诊目的是否陈述清楚。③病历摘要是否书写规范,提供的病史不能过于简单,要能反映疾病发生、发展过程。④体格检查既要反映阳性体征,也要反映重要的阴性体征。⑤辅助检查中检验数据或测量数据要注明度量单位,对特殊的检验项目必要时注明当地的正常值范围。⑥传送图像的质量优劣和是否注明检查日期及检查部位。

(3)会诊申请的处理:远程医学中心接收到会诊申请后需要经过预审和安排两个阶段,预审主要是明确会诊目的,审查提交的患者资料与要求的会诊目的是否匹配,并及时与申请医院进行沟通,要求申请会诊医院补充或修改有关资料。会诊安排主要是在预审的基础上根据患者申请的会诊科室、要求的专家、期望会诊的时间,远程医学中心根据具体情况来安排会诊。

(4)交互式会诊流程

临床会诊服务的应用范围较广,如专家远程查房、专家参与疑难病历讨论、专家参与手术方案制定、专家分享典型病历等,其流程均可以遵从基本的临床会诊服务流程如(图3-1)。

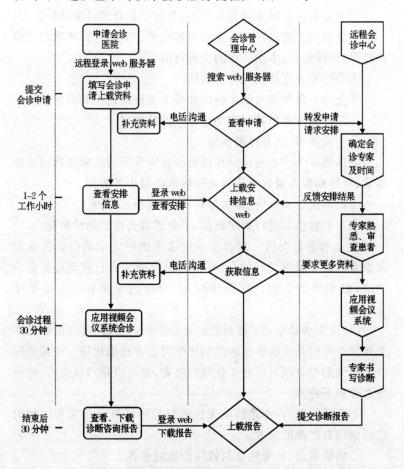

图 3-1 日常会诊流程图

①会诊前 30 分钟双方打开远程会诊系统设备,检查自己的会诊设备运行是否正常,如会诊设备较长时间未用,应在会诊正式开始前进行通信连通试验,提前 15 分钟患者及其主管医师进入会诊室,会诊开始前申请会诊医院拨通会诊中心视频,待命并进入工作状态。

②专家会诊助理主持会诊开始,双方互作介绍说明身份。

③患者的主管医师简要介绍患者病史、当前病情、各项临床检查结果、治疗经过,本次会诊的主要目的。

④会诊专家直接询问患者病情。

⑤会诊专家与病人的主治医师及上级医师讨论并分析病情。

⑥会诊专家提出诊断咨询意见和治疗建议。

⑦会诊结束,双方挂断视频。

⑧远程医学中心会诊助理提请会诊专家手写诊断咨询报告并签字,将诊断报告录入系统成电子版诊断报告并上传。

⑨将本次会诊病历、影像等资料、诊断报告存档。

⑩对会诊患者进行病案跟踪,了解患者会诊后治疗情况。

3. 远程急诊会诊　远程急诊会诊应理解为申请会诊医院根据患者的需要紧急发起的会诊需求,远程医学中心被动接受会诊申请,根据申请会诊医院需求在 30 分钟内安排合适专家给予会诊。

(1)提交会诊申请:远程急诊会诊申请的发起,可以由患者本人要求也可以是申请会诊医院的医生向患者提出建议。申请远程会诊咨询的患者既可以是正住院的患者,也可以是门诊患者,这些患者有如下特点:

①病情紧急:在本地医院无法进行确诊或患者的主管医师对其病情没有把握的患者。

②病情紧急:且无法立刻转院救治的患者。

(2)提交会诊资料:患者主管医师在有限时间内能够掌握的患

者病情资料及治疗经过。患者在有限时间内准备出来的检查资料（以患者主管医师判断这些资料足以诊断患者的病情为标准）可供提交，包括患者影像、辅助检查结果、病理报告等。

（3）急诊会诊申请的处理：远程医学中心接收到急诊会诊申请后，应在30分钟内组织专家应诊，需要明确会诊目的，审查提交的患者资料并及时与申请医院进行沟通，要求申请会诊医院补充或修改有关资料，根据患者申请的会诊科室、要求的专家、期望会诊的时间，远程医学中心紧急安排会诊。

（4）急诊会诊流程：急诊会诊服务主要用于患者急救和应急医疗过程中，其流程在参照基本临床会诊的基础上，突出迅速反应的特点（图3-2）。

①接到急诊会诊后双方打开远程会诊系统设备，检查自己的会诊设备运行是否正常，患者及其主管医师进入会诊室，会诊开始前申请会诊医院拨通会诊中心视频，待命并进入工作状态。

②专家会诊助理主持会诊开始，双方互作介绍说明身份。

③患者的主管医师简要介绍患者病史、当前病情、各项临床检查结果、治疗经过，本次会诊的主要目的。

④会诊专家直接询问患者病情。

⑤会诊专家与病人的主治医师及上级医师讨论并分析病情。

⑥会诊专家提出诊断咨询意见和治疗建议。

⑦会诊结束，双方挂断视频。

⑧远程医学中心会诊助理提请会诊专家手写诊断咨询报告并签字，将诊断报告录入系统成电子版诊断报告并上传。

⑨将本次会诊病历、影像等资料、诊断报告存档。

⑩对会诊患者进行病案跟踪，了解患者会诊后治疗情况。

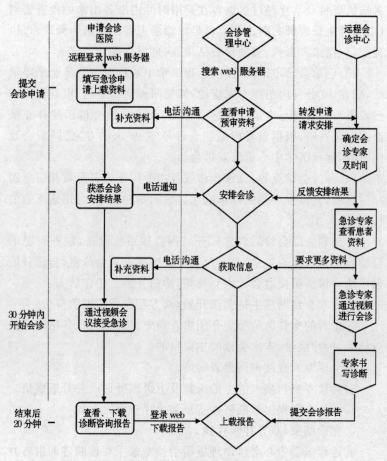

图 3-2　急诊会诊流程图

（三）远程影像会诊

影像会诊咨询服务　医学影像专家是为申请会诊医院放射医生提交的影像会诊申请出具影像诊断咨询意见，实现基层医院疑难影像的快速传送,为患者早期、及时诊断和就地治疗或转院争取时间和可能的一种服务。

远程医疗会诊系统通过 DICOM 影像无损采集、传输和呈现技术,把医院的 CT、核磁、CR 等影像以原始数据形式呈现给影像专家。阅片专家可以对看到的每一幅影像进行放大、缩小、窗宽、窗位调整、CT 值测量、病灶大小测量等各种后处理,保证了影像专家做出恰当的诊断结论。

基于以上技术基础,远程会诊中心可面向全国各地站点医院开展神经影像和普通影像的远程影像诊断咨询业务,帮助各地医院提高人体各部位影像诊断水平,丰富诊断经验,协助基层医院影像医生降低影像诊断的误诊率和漏诊率。

影像会诊咨询服务分为体部影像会诊和神经系统会诊两大部分。头颅、脊髓影像为神经影像专家诊断范畴;胸、腹、骨骼、肌肉、乳腺等部位影像为体部专家诊断范畴。

1. 影像会诊服务的分类

(1)常规影像会诊:会诊申请医院不指定影像会诊专家,由远程医学中心安排影像专家会诊。远程医学中心在收到会诊申请并经过预审后,将会诊申请转发给影像专家进行会诊,并在 2 个工作小时内出具诊断咨询意见。此型影像会诊适合诊断能力相对急缺的申请会诊医院放射科。

(2)点名影像会诊:会诊申请医院指定影像会诊专家要求点名会诊。远程医学中心在收到会诊申请后 12 个工作小时内出具诊断咨询意见。此型影像会诊适合直接寻求某著名专家帮助诊断的患者。

2. 影像会诊的流程

(1)影像会诊的适用人群

①遇到疑难影像不能诊断的影像科医生——影像医师在日常阅片过程中不能对遇到的影像做出正确判断。

②急于找专家对影像给予确诊的患者——当地影像医生不能对所做影像做出明确诊断。

(2)提交影像会诊申请:基层医院医师将需要申请会诊患者的影像资料和必要的病历资料,以会诊申请的形式提交给远程医学中心。提交影像会诊申请需注意两方面情况:

①患者资料:完整的影像资料、必要的患者病史和辅助检查资料。

②会诊要求:有明确的会诊目的。

(3)影像会诊申请的处理:远程医学中心收到影像会诊申请后要经过预审、安排两个过程。预审,主要是明确提交的影像和患者情况是否统一,患者影像是否完整,是否有必要的病史及检查资料,如有问题就及时与申请医院进行沟通。会诊安排主要是在资料预审的基础上根据申请的影像会诊的类型做出不同的会诊响应。

①常规影像会诊:在收到会诊申请后2个工作小时内提请影像专家出具诊断咨询意见。

②点名影像会诊:在收到会诊申请后12个工作小时内提请影像专家出具诊断咨询意见。

(4)影像会诊流程:影像会诊过程主要通过非交互方式完成,影像专家不需要与申请会诊医院方见面,主要根据远程医学中心提供的患者影像资料和病历资料进行分析判断,对此病人出具影像诊断咨询意见,具体流程如(图3-3)。

①远程医学中心分诊:远程医学中心将通过预审的影像会诊申请转发给影像专家,并以电话方式通知专家阅片。

②专家打开电脑上网:以自己的专家登录权限登录远程医疗网专家会诊系统,查看安排给自己的会诊,将影像下载到本机。

③专家打开阅片专用软件:调看下载到本机的影像,结合患者病历资料进行阅片(图3-4)。

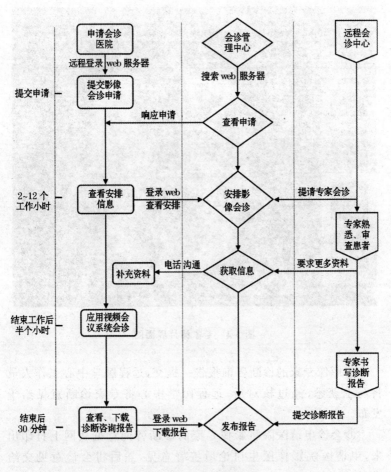

图 3-3 影像会诊流程图

④专家打开书写诊断咨询报告窗口,针对此影像书写诊断咨询意见,书写完毕确认无误后,提交报告。此时,远程医学中心将收到报告。

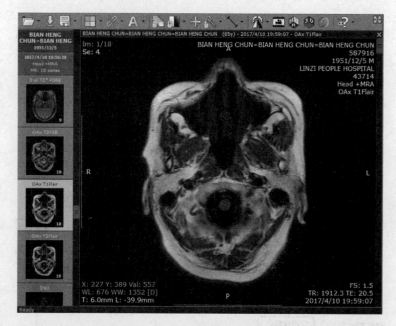

图 3-4　专家阅片界面图

　　⑤影像专家的诊断咨询报告一提交,远程医学中心工作人员将马上获悉,经过核对后,远程医学中心将专家诊断意见给予发布。

　　⑥会诊申请医院将影像专家的诊断咨询意见从网上打印出来,申请医院影像医生讨论后签署意见,然后将会诊意见交给患者。

　　⑦会诊结束后对患者病情及治疗情况进行跟踪,将跟踪结果及时向会诊专家反馈。

(四)远程心电会诊

现代医疗中手术治疗的治愈率越来越高,其中正确而及时的术后处理也是不可忽视的重要环节。特别是对于进行心血管手术的高危患者来说更是如此。心血管手术对全身各系统产生重要影响,使病人术后处于一种特殊的病理生理状态。必须严密监测人体的各项生命体征,如心电图、血压、血糖值等,做到及时发现,及时处理才能降低死亡率,真正提高手术效果。

远程监护与随访子系统实现基层医院的危重症患者在病床上实时接受专家的远程监护服务。针对危重症患者,支持床边呼吸机、监护仪等生命体征数据的实时采集与传输,实现对病情进行24小时不间断的连续、动态观察。

同时,远程监护功能与病人床边的视频终端设备相结合,远程医疗专家可与申请医生、病人实现远程互动式交流,达到良好的实时会诊、持续监护的效果。

为了更好地配合手术治疗,随时掌握患者术后的继续治疗、康复情况,本平台集成了术后动态监护及随访功能。可通过配备不同的监护仪设备,随时监护会诊后、手术后患者的心电、血压、血糖等体征参数,以便其主治医生能够及时了解病人的术后康复情况。对于慢性病或大病痊愈患者,还可定期通过系统下发的随访报告,来了解病人的长时间康复情况。

数字化远程心电图室系统主要由下面四个子系统组成:

➤ 远程工作站系统:是数字化远程系统的核心部分,是整个系统负责管理和调度本远程心电的所有视频资源。可以调阅病人的各种信息资料,可以与手术工作站系统进行音、视频互动。

➤ 远程心电观摩系统:观摩授权远程心电的技术分析,可以调阅病人的各种信息资料,可以与手术工作站系统进行音、视频互动。

➢ 直播/点播系统:对各种信号源通过编/解码,借助于网络,在系统内进行播放;对录制的视频文件进行管理,包括上传、发布、编辑等;对录制好的视频文件采用系统提供的播放器或通用播放器进行回访。

➢ 视频后台管理系统:定义用户,各种权限的设定,远程心电观摩申请、批复,基础数据的维护等。

(五)远程手术示教

随着医疗行业的发展,越来越多的医院对手术教学、学术讨论交流的需求越来越明显,手术示教系统在医院得到广泛的应用,而对于许多医院里传统的手术室,考虑到手术室的净化、防护,不便于对其进行手术示教系统的改造。面对这一现状,对不具备手术室进行示教系统改造的用户提出了挑战。

为了解决医疗行业现今面临的问题及客户的需求,推出了移动示教/转播系统解决方案,移动示教系统以灵活便携、即插即用、操作便捷、无须改变现有手术室布局、节约预算等优势,解决了不具备手术室环境改造而又有示教/转播用户的需求(图3-5,图3-6,图3-7,图3-8)。

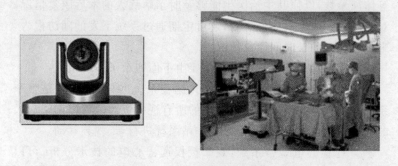

图3-5　手术室全景信号

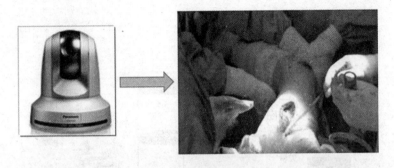

图 3-6 高清术野信号

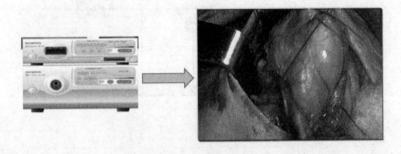

图 3-7 腔镜信号

1. 观看地点不受限制 系统采用基于 IP 网络的传输技术，使用个人电脑通过网络访问转播系统即可收看手术转播、点播手术录像，手术教学可随时随地开展。

手术视频录制完毕后存储于带有网络访问功能的服务器中，医师手术完毕后使用任何一台电脑访问服务器即可下载手术视频，将手术视频文件刻录光盘或拷贝到移动存储设备中。

2. 观看方式多种多样 系统可以通过电脑登录 IE 进行访问，还可以使用硬件解码器，解码输出至大屏幕或高清显示器上，解码输出完全支持 1080p/i、720P、D1 等信号。

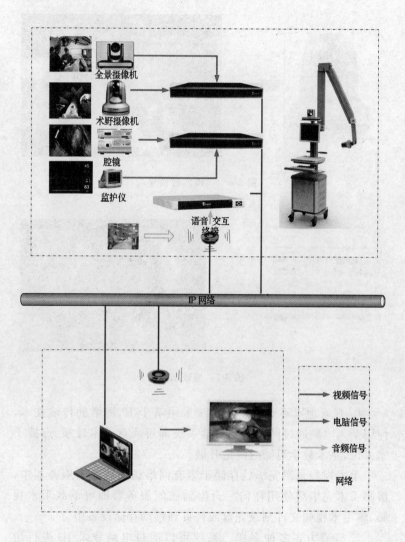

视频信号

电脑信号

音频信号

网络

图 3-8　推车设备和示教室

（六）远程培训

面对新形势、新挑战,现职医生迫不及待地需要不断的充实和学习,更新医疗知识,提高自己的素质。医院领导为提高医院的医疗质量,也把医生业务培训工作列入日常议程。

远程培训业务的开展,主要是请医学专家把最新和先进的医疗信息传递给各基层医院,解答基层医院在诊疗活动中遇到的各种疑难问题,帮助基层医院医师拓宽诊疗思路,规范诊疗程序,获取最新医疗信息和诊疗技巧。

1. 培训对象及形式

（1）培训对象:远程医疗网申请会诊医院的医务人员和申请会诊医院组织起来的医务人员。

（2）培训类型:实时交互和课件点播。

①交互式远程培训:根据远程医学中心公布的培训课程表,申请医院根据自己的需要选择性参与、接受远程实时集体培训。除了远程专题讲座、远程学术研讨等基于课件的交互式远程培训,还支持远程教学查房、远程病案讨论、远程手术示教、远程护理示教等基于临床实际案例的实时交互式远程培训。

②课件点播培训:根据申请医院的自身需求,支持课件点播服务,实现文字、幻灯、视频等课件网上在线点播学习。

（3）培训方式:专家先行讲课,讲课结束后听课方与讲课专家进行课后交流。主要采用专用的远程培训系统进行讲课,授课现场学员除能看到培训现场情况还能看到专家制作的精彩幻灯展示。

（4）培训专家:参加远程培训的专家主要是临床、医技、护理等方面的专家。

2. 培训内容

（1）临床诊疗培训:涉及临床各个科室,有针对性的帮助临床医生提高诊疗能力。

（2）影像诊断培训：帮助影像科室医生切实提高影像诊断能力和影像检查的操作技巧，涉及 CT、核磁、X 线检查、病理等内容。

（3）护理规范培训：帮助基层医院护理人员规范护理操作，提升工作能力。

3. 培训流程

（1）申请远程培训：申请医院欲接受远程培训服务，需向远程医学中心提交培训申请。

（2）安排远程培训申请：如培训需求明确，远程医学中心在接收到培训申请后确定满足要求的培训专家，并确定培训时间，将培训安排结果通知申请医院。远程医学中心确保专家明确申请医院的培训目的及要求，并根据申请医院提出的培训申请要求组织培训材料，进行备课。

（3）培训过程：参加人员：培训专家，远程医学中心工作人员，申请培训医院医生，会诊业务操作人员。

①在约定时间培训双方均登录培训系统，双方互做介绍，明确培训主题。

②专家讲课，时间为 60～90 分钟。

③专家授课完毕，医生与专家进行课后交流，时间为 30 分钟。

④培训结束。

（4）培训结束后的工作

①对专家培训内容进行必要的整理。

②听取申请会诊医院对该次培训的反馈意见。

二、远程医疗会诊病历收集与管理

病历又称病案，是医疗部门记载患者病情、诊断和处理情况的原始记录，应每个患者一份，整理后归档。远程医疗会诊是一种医疗行为,申请方提供的远程医疗病历和会诊方提供的远程医疗会诊书面意见单,均被视为具有法律效力的医疗文书,应建档妥善管理。远程医疗会诊病历管理在概念上属于服务质量管理,病历形式上不同于传统的住院病历,在病历的管理上也不同于常规医院病历。如何将远程会诊病历收集标识建档,如何实现远程会诊病历的科学化管理是远程医学管理者面临的新课题。远程病历要实现科学化管理应注重实现会诊病历管理的信息化,将有利于远程教学再利用,有利于患者复诊和回访,有利于工作经验的积累和总结,从而提高远程会诊服务质量,以充分体现信息化和科学化的管理优势,保证远程医疗应用的可持续发展。

(一)病历收集与病案建立

远程会诊病历收集的目的在于加强对病历信息的管理,既有利于日后患者复诊与随访,也有利于对病历的再提取与利用,体现远程医疗会诊工作延续性和对工作经验的不断的积累。较高专业水平的远程医疗会诊不仅对解决疑难病例的诊断治疗有指导作用,就其会诊的全过程而言,也能反映会诊专家对病情分析、判断、推理等综合思维的方式、方法。对疑难病例会诊结果之个案资料的多方面收集,对低年资医师或医学生专业技能的提高具有重要的作用。会诊病历与资料经制作后也可为远程医学教育所利用。

远程医疗会诊中病历信息的形式是多样的,收集内容应包括文字、图形、图像、影像等原始形式。因此,会诊病历资料的收集应体现多媒体化,通常包括有:①文字信息。即会诊申请中的患者基本情况和病史摘要等。②图形影像信息。患者的化验单以及检查影像资料等。③专家会诊意见。远程会诊专家的诊断意见和治疗方案手稿应数字化为 JPEG 文件,并上传远程会诊服务器。④纸质材料。打印生成的远程医疗会诊申请单、远程医疗会诊意见单及其他书面文件,如会诊专家满意度测评等。⑤会诊视频。对特殊病例、疑难杂症或具有一定学术价值和临床教学价值的远程会诊病例,进行会诊实况录像。总之,从不同角度、不同途径收集远程病历有利于会诊病历不同信息的相互补充。

通过上述途径收集到的远程会诊病历资料,需要分别建立纸质病历档案和电子病历档案。纸质病历档案是将打印生成的远程会诊申请单、患者病历资料以及远程会诊专家意见单的原件,加封装订成册,编码建档。电子病历档案是将存贮在服务器上以文件夹形式管理的全部会诊信息文件建成的档案,并予以规范编码。

(二)会诊病历分类与管理

远程医疗会诊病历分类与管理的目的是为了便于病历的查找与再提取,病历的标识应做到规范和内部统一,并作为病历识别的唯一编码,以便于工作人员检索和再利用,提高医疗质量,更好地为病人服务。

1. 远程病历标识的规范化 病案的标识可以有多种方法,尤其是病案号的产生要遵循操作简便,易于识别区分和准确查找提取的原则。通常有以下几种编写方法:①排序法病案号编写。采用按年排序方法,将当年的远程医疗会诊病历依照会诊时间先后排列,或采用累计排序方法,按照历年来会诊病例先后,依次累计编排。采用排序方法编写的病案号不利于病历的再提取。②按照会诊人次编写病案号。即按会诊人次建立病案号,对于复诊或随访病历同样也建立新病案号。这种方法不利于同一个患者多次会诊或随访病历的归档管理,很少采用。或采用一人一案方法,即按会诊患者建立病案号,同一个患者不管会诊或随访几次都采用同一个病案号管理病历。③以会诊日期为主轴的一人一案病案号编写。对远程会诊病案号的产生,这是一种值得推荐的方法。将同一个患者多次会诊或随访的病历归纳在一个病案号内管理,便于病历的完整提取。这种方法是以患者最近一次会诊或随访日期为基准建立病案号,而将前次的病案号纳入文件夹内管理。电子病案以患者姓名—会诊日期—序号表示病案号（如,李四—20180101—3）,日期表示法(yymmdd),序号表示该病人系第3次会诊或随访,对于第一次会诊病例在病案编号时常可省略序号。电子病历档案的文件夹命名应该与远程会诊病历编码相统一,以避免同一远程病历产生多种病历标识的混乱。每个病历文件以固定格式存储,如病史摘要文件命名以患者姓名—会诊日期表示(李四—20180520);影像图像文件的命名以检查部位—检查性质—检查日期表示(肺CT—20180520);远程会诊专家意见单以会诊专家姓名—患者姓名表示(白莉—李四)。这样标识文件便于教学和复诊时查询。

　　2. 远程病历分类的标准化　病历分类管理是远程会诊病历查找的另一途径,应该采用疾病国际分类法 ICD-10(International Classification of Diseases),它是目前国际上共同使用的统一疾病分类方法,2009 年 10 月我国已将 ICD-10 作为国家标准进行电子病历编码管理,是目前医院临床、科研和教学中索引查询所需病案的重要工具。远程会诊病历采用 ICD-10 进行分类,有利于远程会诊病历的专科专病统计分析,也有利于国内同行和国际交流。由于目前我国远程医学从业人员一般缺乏对疾病临床分类的知识,可以通过培训和继续教育等方式使工作人员更加了解国际疾病分类,并在医院病案室的专业人员帮助指导下完成分类工作。编码员要正确熟练地对远程病历进行编码分类。除了要熟练掌握 ICD-10 的分类总规则、专用术语、特殊符号及各章节疾病的编码原则和特殊疾病的编码操作方法外,还要在工作中不断加强专业知识及临床医学知识的学习。在编码过程中,要详细阅读有关现病史、病程记录甚至整份病历资料,根据病情描述识别判断疾病诊断的准确性、可靠性,必要时与书写诊断意见的专家沟通交流。远程病历的分类管理将使会诊病历具有标准化、规范化、易检索性和数据共享等优势,为医院的医疗、教学和科研提供有价值的信息,也对管理者正确决策有一定的辅助参考意义。

3. 远程病历管理的信息化: 远程病历的信息化管理就是要通过建立远程会诊病历管理系统,收集远程医疗会诊病历,以数据库形式实现对会诊病历的多途径查询统计的全方位信息管理。通过远程会诊病历管理系统,达到对远程病历的快速检索和正确提取,并能够对特定信息进行统计。在远程病历管理系统的设计上,要具有对会诊病历多途径查询、统计、添加、修改等功能。远程会诊病历的信息录入应包括以下几方面:①患者基本信息(姓名、年龄、性别、身份、地址、工作单位等)。②会诊信息(会诊日期、申请医院、会诊专科、会诊目的、会诊类型、通信介质等)。③病历信息(主诉、病史、体格检查、辅助检查、当前治疗、初步诊断等)。④会诊专家信息(会诊专家、会诊医院、会诊意见等)。⑤病案收集信息(影像图像资料、文档病案等)。⑥会诊评价信息(病历质量、影像质量、通信效果、会诊效果评价等)。⑦回访信息(回访时间、申请方对会诊的满意程度与原因等)。总之,对会诊病历的信息采集点越多,数据库数据越完善,从多途径查询检出准确率就越高。

现有的多个远程医疗会诊系统的信息并非采用统一的标准化数据结构,不利于统计分析和数据再利用。远程会诊病历管理系统的实现和应用,将不同远程医疗系统的会诊病历的各个项目按照统一的数据结构分别进行输入和存储,增加了远程会诊病历的粒度,以及会诊信息采集的完整性、远程会诊病历收集的规范性和远程会诊病历管理的科学性。

三、远程医疗会诊质量控制

远程医疗会诊的会诊形式与传统的临床会诊不同之处在于,会诊专家不可能直接接触到患者,从而限制了会诊专家直接获取患者症状、体征等第一手信息。因此,申请会诊方所提供的患者病史的全面性和可靠性,在会诊专家对病情的思考、分析与判断上起着决定性的作用。随着远程医疗工作的扩展。规范远程医疗的管理及进行质量控制已刻不容缓。

(一)远程病历采集

目前国际上对远程会诊病历格式及内容,尚无统一的标准。根据我国远程医疗法规规定"医疗机构只有在能够获得清楚的影像资料条件下方可开展远程医疗会诊工作",远程会诊病历的准备至少应由病史摘要和影像资料两部分组成。

1. 病历摘要 病历摘要是客观反映疾病发生发展过程,以及围绕病情演变所进行的体格检查、实验室检验、影像学检查以及临床治疗等情况的综合。远程会诊病历摘要应包括患者一般情况、主诉、病历、体格检查、辅助检查、目前治疗、初步诊断及会诊目的8项内容。对现病历和有关的过去史、所发现的阳性体征、重要的阴性体征以及各种辅助检查结果应详细叙述。所列出的实验室检查数据应注明计量单位,并应能反映与治疗的关系,必要时注明正常值,否则无法判断它的实际意义。一份好的远程会诊病历摘要要求申请医师预先全面复习病史,经过缜密思考整理归纳而成,并非直接摘录每日查房记录或简单转抄化验结果。

2. 影像资料 大多数情况下,影像资料是远程会诊中专家阅读的重要文件,是疾病诊断的重要依据,如果仅将当地医院的检查报告列入病历摘要而不传送影像资料,远程医疗会诊做出的诊断或咨询意见不完整。影像资料应选择与本次会诊有关的部分,不必将所有的影像资料不加选择地全部传送。其他临床常用的检查资料,如心电图、脑电图、肌电图、病理片、骨髓象、超声图等,应将其结果陈述于病历摘要辅助检查部分。对有意义的图像、图片和需进一步会诊明确检查的资料,同样需要制作成图像文件在会诊前一并传送给专家参考。所有需要传递的图像应注意分类;文件命名要注明检查部位及检查日期,以便会诊者有目的地提取。

(二)医学图文资料重建数字图像制作

远程医疗会诊中传送的常见医学图文资料种类较多,涉及临床各科的常规检查及特殊检查的结果或记录资料,包括放射影像、超声影像、心电图、脑电图、肌电图、病理、内镜检查、眼底或视野图、皮肤照片以及各种特殊检查报告单等。根据医学图文资料的临床应用特点,结合使用平板扫描仪扫描重建数字图像的制作要求,常见医学图文资料可归纳为五类图像制作类型。

1. 放射影像类　放射影像类图像主要指普通 X 线检查、CT,MRI,DSA,SPECT 等放射胶片图像,这类资料属于透明胶片图像,扫描重建数字图像时要求清晰度高,有可供调节灰阶亮度及放大图像的条件。扫描应选取正片透射类型,灰度模式,注意图像非线性亮度修正。对于大规格胶片应采用图层拼合方法制作,以恢复源胶片面貌,方便会诊者阅读与讨论。

2. 灰度图片类　灰度图片类主要指打印输出的 B 超图像、超声血流图像以及其他各种打印输出的灰度图片等。此类资料因输出在打印纸上,故成为灰度反光图片。扫描时应选取反射类型,灰度模式,扫描前同样应注意图像非线性亮度修正。

3. 彩色图形类　彩色图形类主要指心电图、脑电图、脑血流图、肌电图、视野图等使用专用记录纸描绘的曲线图形资料。该类资料属于彩色反光图片,临床阅读时,除了分析波形外,还要测量各波所占据的时间、波幅,由于记录纸上的网格通常都带有淡色彩,选择 RGB 模式扫描比灰度模式更能得到满意效果。

4. 彩色图片类　彩色图片类主要指骨髓片、病理片、外周血涂片、多普勒超声心动图、各种内镜检查图像、以彩色照片或打印输出的彩色图片、皮肤或人体外形彩色照片等。这类资料属于彩色反光图片,临床阅读时主要是辨认细胞形态、组织结构、血流方向、病灶损害、皮疹损害等。扫描重建数字图像要求清晰度高,捕捉细节丰富,色彩逼真。扫描时应选取反光扫描和 RGB 模式,适当提供扫描分辨率,校准显示器色彩也很重要。

5. 文字报告类 文字报告类主要指各种文字资料,如远程医疗会诊意见单、特殊检查报告单以及各种原始医疗记录等。此类资料属印刷品反光图片,扫描重建数字图像只要文字数据能清晰辨认即可。扫描时应选取反光类型,灰度模式。由于各种化验单的色彩并无实际意义,故选择灰度模式比 RGB 模式更能节省磁盘空间。

(三)专家资格

选择较高水平的医学专家从事远程医疗服务是保证远程医疗质量的重要保证,参加远程医疗服务的专家由于条件所限不能直接面对病人,只能通过远程会诊系统间接地了解病人的情况。而且病人多为当地医院所不能明确诊断解决的疑难病例。因为对参加远程医疗服务的专家在知识、能力、经验上都提出了更高的要求,我们通过实践认为,审核上上网服务专家的资格的工作十分重要,在远程医疗服务的初期,应严不宜松。凡批准参加远程医疗服务的专家,都具有高级技术职称,是本单位学科带头人,在本地区本行业有较高知名度,有较高的专业技术水平,有较强的独立工作能力。能保证远程医疗服务的质量,代表本单位本专业学科的水平。

(四)辅助人员

是指能正确操作使用远程医疗系统的技术人员。他们应具有一定的医学知识,熟悉计算机的基本操作,在开展远程医学工作中,对辅助操作人员进行过培训,并经考核合格方可上岗。有条件的远程医疗服务中心应配备 1 名以上专职计算机通讯工程技术人员。

四、远程医疗相关问题

（一）远程医学的成本与收益

从社会经济学角度看，远程医学服务也是一项社会生产活动，必然涉及服务成本和服务效益。尽管远程医学网络建设的初衷，有盈利与非盈利之分，作为远程医学网络的运行成本基本是相同的，包括设备技术的投资、电信使用消费、远程医学团队人员费用、会诊专家的劳务费用等。在我国，一次远程医疗会诊费可达几百元甚至千元以上不等，造成这一差别的主要原因是网络性能不同和会诊医师学术地位的差别。其中，网络性能与网络投资成本呈正比，卫星传输会议视频系统的远程医学网络投资成本高，使用性能好，这是一般远程医学系统所不能相比的。对于这种宽带远程医学网络成本/效益分析，孤立地看待成本或效益，都可能会使人失望。但是，随着远程医疗会诊量的不断增多，远程教育工作的开展，以及新的远程医学服务项目的拓展，网络使用率大大提高，网络的运行成本也开始下降。故对远程医学服务效益的衡量，应立足长远发展，既要从远程医学对当前社会医疗服务产生的社会效益考虑，也要从远程医学持续发展所产生的经济效益考虑。

1. 社会服务与社会效益　远程医学对当前社会医疗服务的影响，实质上是社会效益问题。远程医学的社会效益，在其实践的早期阶段便已见到，主要体现在随着社会经济的发展，当人们对基本生活感到满足后，健康保健问题便越来越受到个人或社会的重视；然而，社会医疗服务制度或社会医疗服务设施尚不能及时改变来满足或适应社会的这种需求时，借助远程医学系统向社会提供远程医学服务，从而使社会医疗服务现状得到改善。当远程医学服务形成一定的应用群体时，远程医学所产生的经济效益才会逐步显现。在远程医学网络运行的早期阶段，从每例远程医疗会诊的消费个体中，我们更容易看到的是远程医学对社会产生的影响。

（1）提高基层医院医疗服务质量：通过远程医疗信息系统的研究和应用，依托大医院或专科医疗中心的优质医疗资源，即可避免误诊，提高基层医院诊断准确率，又能使得患者得到早期诊断，早期治疗。

（2）改善获得更好医疗服务的途径：通过远程医疗信息系统的研究和应用，使原本需要远处就医的患者不离开本地就能享受到大医院资深专家的诊疗和复诊，改变了患者远道求医难，找著名专家更难的局面，避免了异地求医的盲目性。

（3）缓解社会医疗资源分布不平衡：通过远程医疗信息系统的研究和应用，可突破地域、时间的限制，充分有效利用国内重点、权威医院作用，为最大范围内的患者提供权威性的诊疗服务，将优质医疗资源和先进医疗技术向基层医疗机构延伸，实现医疗资源共享和优势互补，使得经验丰富的医疗专家能更多地为社会服务，既充分利用了优质医疗资源，又为患者节省费用开支，这对缓解我国医疗资源分布不均衡的状况具有积极作用。

（4）构筑基于临床案例的新型医学教育渠道：远程医疗信息系统的技术特点，改变了传统的医护人员继续教育方式，使得医护人员不用离开工作岗位就能接收到基于临床案例的高质量的培训，使潜移默化的自主学习成为现实，从根本上提高了基层医护人员获得优质继续教育的机会，这不仅是提高在职医护人员素质和技术水平的有效途径之一，也是建立终身教育体制的重要途径。

（5）对突发公共事件及战争的作用：远程医疗信息系统对突发公共事件、战争环境、非常时期或特殊环境下的伤员救治工作可提供有效的支持。在这种特殊环境中建立起的应急机动远程医疗信息系统，完全可以做到不受地面通信条件的影响，迅速构建起与后方医疗机构及卫生管理部门的联系,将事件发生地区以外的各类医疗卫生资源集中到事发现场,对提高事发地的疾病预防、治疗和应急救治水平,控制传染病源和切断传播途径,以及加强医务人员的安全防护,最大限度的挽救人民群众、参战官兵和医护人员的生命具有积极意义。

2. 经济效益与可持续发展 远程医学的经济收益,必然要经过持续发展阶段。由于卫星通信宽带网络的投资成本高,目前很难真正达到经营理念上的创收。随着远程医学的发展,网络运行成本可能下降,尤其当远程医学实践积累到一定量时,经济收益才会逐步显现。在网络产生收益之前衡量远程医学的经济效益,需要更多地从应用个体或群体获取更好的服务,所需支出费用或付出劳动力的节约等多方面综合分析。

(1)低成本与更好医疗服务:由于我国医疗资源分布不平衡,偏远地区患者遇诊断不清或疑难病症,常常需要去异地诊治,其就医成本明显高于本地治疗。远程医疗会诊的开展,使原打算外出就医的患者留在当地治疗。患者属地治疗的医疗费用一般要比大城市低,又避免了异地重复检查费用,使个人和国家的医疗支出的费用降低;患者属地治疗避免了外出求医的交通费、住宿费以及逗留期间所需的额外开销等非医疗费用的支出;也避免了家属误工的损失。在同等情况下,这些开支的节省,使患者的总体就医成本降低。患者属地治疗也可增加当地医院的医疗收入。

(2)低成本与优质教育资源:我国实行的继续医学教育制度,基层医院在落实上可能有一定难度。一是教育经费有限,以传统方式选派人员外出进修,或参加权威学术单位举办的专科培训班作为完成继续教育的途径,不仅教育成本高,而且教育面很窄;二是对于多数在位的医务人员,医院也难以组织到优质教育资源。然而,远程教育服务的提供,改变了医院继续教育工作的困境,拓展了接受继续教育的人群。另外,远程医疗会诊的应用,为医师提供了在实践中学习的新方式,工作中遇到的疑难病症或危重患者,通过远程医疗会诊,便能得到远端专家教授的及时指导,是一种不离岗的进修。远程医疗会诊的实践和远程继续教育的开展,是继续医学教育的新方式、新手段,在改善广大基层卫生技术人员获取更好继续教育的同时,又降低了获取更好继续教育的成本。

(3)积累可持续发展资金:宽带远程医学网络,尤其是卫星通信的远程医学网,由于使用性能好,作为远程医学的提供者应尽可能扩展终端站点,在普及远程医疗会诊的基础上,积极组织继续教育课程,使远程医学不仅为患者同时也为基层卫生技术人员服务,使他们成为网络固定的使用人群。此外,在不影响远程医疗和远程教育的基础上,积极拓展网络其他增值性服务业务,如远程学术会议,以及非工作时间的信道转让等。总之,充分利用网络资源和网络信道资源,努力创收,为远程医学网络的维护和可持续发展积累资金。

(二)远程医学中的法律与道德

远程医疗带来的益处大家有目共睹,但是由于网络通信技术的介入、涉及主体的增多,导致远程医疗在发展的过程中也会遇到一些特有的法律问题,主要表现在以下几个方面。

1. 远程医疗的法律监管问题

(1)对医疗机构的监管:远程医疗的开展可以给医疗机构带来巨大的利益,所以,出于利益的诱惑,不同级别的医疗机构可能会蜂拥而至地参加到远程医疗活动中来。目前,我国远程医疗的发展尚处于初期试探阶段,卫生行政部门颁布的政策较多是为了鼓励、支持医疗机快速投入到远程医疗的建设中去,但是具体到医疗机构需具备什么条件方能开展远程医疗服务,事后应如何实时监督医疗机构开展远程医疗服务,医疗机构擅自开展远程医疗服务应该承担什么样的行政责任等,目前还未有法律对其进行明文规定。

（2）对远程医疗从业人员的监管：远程医疗不仅涉及医疗技术的操作，还涉及通信技术的操作，从事远程医疗服务的医务人员不仅需要熟练地掌握医疗技术，还应能熟练地应用通讯、计算机、遥感等技术。传统的医疗服务提供者只需通过执业医师资格考试，他们在学校接受教育的阶段，也很少接触到通讯、计算机、遥感等技术。因此，对远程医疗服务工作者的监管，不应该仅仅监管其医疗技术水平，还应对通讯、计算机、遥感等技术进行考核。但是，具体该如何认定远程医疗从业人员的资格？取得从业资格后，是否还需要定期考核？以什么方式考核？在远程操作过程中出现医疗不当行为时，该如何进行处罚？这些都是有待解决的问题。此外，当远程医疗跨越国界时，境外医师未取得我国执业医师许可证的情况下，能否为我国患者提供医疗服务，是否会涉及非法行医的问题？此类问题也是悬而未决。

（3）对远程医疗设备的监管：目前，我国还未形成统一的远程医疗设备标准，每种设备会因生产厂家的不同，数据格式也不尽相同，这就导致患者的信息在传输的过程中会出现数据传输的通信道存在差别，系统兼容性差等原因，最终导致数据内容不匹配，患者的信息不能高效互通互享；另一方面，不同级别的医院由于经济问题用于检测的仪器、试剂、标准也会不同，这将导致双方医生不能够正确地理解对方提供的各项检查信息，容易造成误诊及医疗纠纷[1]。远程医疗设备标准不统一极大地限制了其发展和普及。由此可见，远程医疗设备评估及标准确立的问题也有待解决。

2. 远程医疗中个人合法权益保护

（1）患者隐私权保护：传统的医疗模式下，患者的信息最终会被保存进病案室内，除了患者本人和医疗机构其他人很少有机会接触到患者的信息，如此，患者的信息被泄露的概率相对较小。但在远程医疗活动中，患者的信息更容易泄漏，隐私权也更容易被侵犯。首先,在远程医疗活动中,接触患者信息的主体数增加。在远程医疗活动中,除了患者本人和近端医疗机构可以接触到患者的信息,远端医疗机构、平台和设备的提供者都会接触到患者的信息,这些主体,可能会在利益的驱使下,出售患者信息给相关公司以获取利润。其次,非刻意的操作错误会导致患者信息泄露。远程医疗系统是开放的,需要将大量的患者信息输入计算机传输,医务人员的操作失误也会泄露患者的信息;最后,计算机病毒、仪器故障等客观原因也会导致患者信息被侵犯。远程医疗是在局域网和互联网之间开展的,未知的计算机病毒会能使系统破坏,电力障碍会致使数据库系统瘫痪,这些客观原因会为保护患者信息带来阻碍[2]。在远程医疗活动中,患者的信息被泄露的概率更大,这也为不法分子侵犯患者隐私权提供了可乘之机,保护患者隐私权的难度也会增大。

(2)患者知情同意权保护:远程医疗可以让世界上最好的医院里面最优秀的医生用最顶尖的医疗技术为最贫困地区的患者提供医疗服务,它也实现了患者"足不出户"就能接受到最优质的医疗服务。但是,为患者提供更优越的服务中,患者也有权得知采用此种医疗方式的利弊和风险。在远程医疗活动中,远程方的专家和患者之间不直接面对面沟通,这为医患沟通增加了难度。远程端医生见不到患者本人,患者所知的治疗风险大都由近端医疗机构告知,近端医疗机构是否全面了解远端医疗机构在操作过程中存在的风险,又能否全面告知患者,都难以保证,这也为保障患者的知情同意权增加了一定难度。

3. 远程医疗相关法律关系及法律责任判断 远程医疗涉及的主体复杂,除了传统的医患双方之外,还涉及远程端医疗机构、网络经营者、设备提供者等的参加。传统医疗模式中,只存在医患双方,发生医疗纠纷很容易找到当事人,也很容易追究当事人的责任。而远程医疗活动中增加了其他主体,导致涉及的法律关系更为复杂,当出现医疗损害或纠纷时,很难找到责任的承担主体。其次,若远程医疗的一方或者多方为外国人,在造成患者损害时,是按照我国法律,还是按照他国法律追究责任还不明确。最后,即使已经确定承担赔偿责任的主体,但是赔偿标准应按照哪个地方来确定还未形成统一规定。这是不容忽视的问题。

4. 解决远程医疗法律问题相关举措　若要保障远程医疗良性发展,就不能忽视上述的诸多问题。可以从以下几个方面来规制远程医疗的发展。

(1)建立远程医疗专家委员会制度:当前远程医疗的相关法律、政策还不健全,建立远程医疗专家委员会是一个切实可行的规范远程医疗发展的举措。远程医疗专家委员会是由行业内得到认可、具有一定口碑的专家构成的。远程医疗专家委员会委员可以决定本次远程医疗是否可以开展,可以决定远程端医务人员的人选资格,可以对远程医疗事故的判定发表意见,也可以监督远程医疗质量,可以通过自己手中的权限来规范远程医疗的管理,从而保障远程医疗的发展[3]。

(2)加强远程医疗的法律监管:可以借鉴政府对传统医疗的监管举措,从以下四大方面监督远程医疗的实施。

①对医疗机构的监管:卫生行政部门应该制定相应的标准,规范医疗机构开展远程医疗服务。远程医疗网络平台的提供者必须对远程医疗服务机构真实性及资质进行审查认证,并应该与卫生监管部门网络相连接。在此情形下,黑诊所、非法机构将很难混入远程医疗的行列中。其次,医疗机构及远程医疗网络平台提供者主动上传远程医疗数据,卫生监督管理部门可根据上传的数据对医院的行为进行监管。再者,对于未经申报、审批、私自开展远程医疗服务的,应对医疗机构处以罚金并给予相关负责人相应的行政处分。

②对医务人员的监管:监管部门可以要求远程医疗网络平台

的提供者先行审核相关医务人员的医师资格证、执业证等,并与卫生部的医师数据平台联网或核查。监管远程医疗从业人员可以参照手术分级授权管理制度。根据远程医疗的操作难度划分等级,当医务人员通过通信技术的考核取得做相应资格证书时,可以向院内行政部门提出相应的申请,最终由院内专家评审委员会决定是否授予其开展其此项远程医疗服务的权限。院内行政部门应该对相关从事远程医疗服务的工作人员进行动态监管,若出现远程医疗不当行为,应取消授权,待其经过重新学习后,再恢复授权。

为了体现远程医疗的便捷性,境外医师在未取得我国执业医师许可证的情况下,可以通过远程方式给我国患者实施诊疗行为,但是我国行政监管部门应对该外国医师的资质进行审查,只有其资质高于我国医师时,才能够许可其对我国患者实施诊疗行为。

③对医疗设备的监管:首先,国家应该组织医学专家、网络技术专家对远程医疗的标准进行探讨,尽快统一远程医疗设备的标准,这将有利于提高信息传输的正确率、实现信息互通互享。再者,国家可以强制规定远程医疗活动中应用到的医疗设备必须含有唯一的类似于二维码一样的可追溯性标记。这样在由于医疗设备的原因导致患者损害时,通过扫描二维码,很容易找到相关责任主体。

(3)加强对远程医疗中患者隐私权的保护:远程医疗开展过程中,保护患者的隐私权存在一定的难度,但可以从以下几点来保护患者隐私权。首先,要加强诊疗过程管理,远程医疗资料数据库由专人管理,不对当事人以外的任何个人和医疗机构开放,除了会诊医师以外,要求尽量少的工作人员接触患者的资料,减少患者隐私播散的范围。其次,可以采用身份认证机制、信息备份机制与数据加密机制等安全措施严格做好对患者的会诊意见、电子病历及远程对话的影像信息的保密工作。再者,可以通过加强远程医学从业人员的责任感,提高医师自律意识自觉保护患者的隐私权。

最后,可以通过法律、法规等规范性文件明确侵犯患者隐私权的个人将要承担的具体法律责任,如此,在远程医疗实施的每个环节,相关人员将出于对承担法律责任的忌惮,更加注重患者隐私的保护。

此外,如果不速之客进入网站披露患者的隐私权,构成侵权的,应按照我国现有的保护公民隐私权的法律法规来对其进行处罚。网站经营者在管理中存在过失的,也应当承担法律责任。

(4)加强对远程医疗中患者知情同意权的保护:在远程医疗活动中,远程端的专家与患者往往是不直接面对面沟通,这就为医方履行告知义务增加了一道屏障,所以在远程医疗活动中保障患者的知情同意权就显得更为重要。具体可以从以下几个方面来加强保护患者的知情同意权:①明确告知责任的主体。②明确告知的方式。③明确告知的内容。笔者认为,应明确近端医疗机构为履行告知责任的首要主体,由于告知义务履行不全面导致的医疗纠纷,在追究责任时,就不会出现远近端医疗就互相推诿责任的情况。传统医疗模式下,医疗机构可以采用会议的方式,将医疗风险告知患方,在远程医疗中仍然适用,必要的时候,远端医疗机构可以通过远程会议的方式参加到会议中来。与传统医疗模式相似,近端医疗机构及其医务人员应当将患者的病情、医疗措施、医疗风险等如实告知患者,及时解答其咨询,但不同的是医疗机构应该向患者及其家属解释什么是远程医疗,开展远程医疗的原因和目的,预期可以达到的效果,实施远程医疗的过程中可能会遇到哪些特殊的风险。当医疗机构全面履行了告知义务,在患者充分了解的情况下,最终由患者确定是否采取远程医疗方式来诊治疾病。严禁在不充分告知患者的情形下,擅自采取远程方式为患者诊治疾病以达到实验或者是赚取高额医疗费用的目的。

(5)明晰远程医疗中的法律关系及各方的责任:远程医疗涉及责任主体较多,主要包括近端医疗机构、远端医疗机构、设备与网络供应商以及患者本身。此外远程医疗的服务形式亦具有多样化，包括远程诊断、远程咨询、远程手术等等，医疗事故一旦发生，很难认定各方责任。

首先，应明晰近端医疗机构、远端医疗机构和患者之间的法律关系和法律责任。近端医疗机构与患者之间的法律关系与传统医疗模式中的医患关系相同，属于服务合同关系，当出现医疗纠纷时应使用合同法的相关规定。远端医疗机构与近端医疗机构同样是合同法律关系，只是当远程端医疗机构不需要处置患者时，两者之间是咨询合同法律关系；当远程端医疗机构需要和近端医疗机构一同处置患者时，两者之间应属于协作合同法律关系，当出现医疗纠纷时可以适用合同法的相关规定。远端医疗机构与患者之间的关系因情况不同而有所不同。当远程端医疗机构不需要处置患者，只是为近端医疗机构的诊疗行为提供帮助时，远端医疗机构和患者之间不存在法律关系；当远端医疗机构需要对患者进行处置时，出于保护患者权益的目的，应将之界定为传统医疗模式中的服务合同法律关系，由于远端医疗机构的行为给患者造成损害时，患者可以依其与远端医疗机构存在医患关系为由直接追究法律责。其次，还应明确规定网络平台和设备供应商的法律责任。远程医疗的开展对各网络平台、医疗设备的依赖性较强，平台和设备故障也会给患者带来较大的损害，所以应明确网络平台与医疗设备供应商的法律责任。笔者认为，网络平台和设备供应商由于自己的平台或者设备给患者造成损害时，应适用产品质量法，患者可以追究生产者或者销售的责任。

最后，关于远程医疗跨越国界产生的医疗纠纷，可以借鉴适用国际司法的相关规定。若是涉及侵犯患者人身健康权，远端医疗机构和患者双方可以事先协议选择适用哪个国家的法律，在事先没有协议的情况下，可以适用侵权行为地或者侵权结果发生地的法律，处于保护患者的合法权益，建议适用对患者有益的一国的法律。若是仅仅是涉及合同违约的纠纷,远端医疗机构和患者双方也可以通过事先约定法律的适用,若当事人没有约定的,可以适用远程端医疗机构所在地法律或者其他与远程医疗服务合同有最密切联系的法律。

(三) 影响远程医学发展的因素

远程医学在世界各国的发展差异较大,制约或影响远程医学发展的因素,因国情不同而不同。

1. 网络带宽 网络带宽是远程医学应用方面最大的瓶颈。采用 PSTN 通信方式以 PC 为基础的远程医学系统很难满足远程医疗会诊对视频的要求。要真正达到同步交互式的远程医疗会诊或远程医学教学,必须有一定的通信带宽支持,而目前包括我国在内的绝大多数国家现有的光纤和卫星通信均存在通信成本过高的问题,还难以达到广泛应用,尤其在经济状况较为落后的国家和地区。

2. 资金投入 远程医学发展需要一定的资金投入,以支持网络建设、对信道租用、运行维护、专职人员配备等。政府给医院的补贴对于医院的生存来说是远远不够的,这使得一些医院在发展过程中,更加注重经济收益问题,要建设远程医疗系统,需要大量的资金,这对于医院来说是比较困难的,再加上其不明显的经济效益,这会对我国远程医疗的发展产生一定的阻碍作用;

3. 行政监管 我国现有的行政体制,造成了政府行政部门对远程医学缺乏应有的监管力度,以至于远程医疗中出现的诸多问题,如对会诊专家的认定,会诊质量的控制,会诊费用的收取等,得不到及时解决与有效管理。同样,远程教育中的网上辅导、网上考试、网上学分管理等也都亟待解决。其中,最敏感的是收费问题,如何在远程医学收费标准的制定上区分公益性服务和营利性服务;如何将远程医疗会诊收费纳入社会医疗保险管理,只有着手解决这些实际问题,才能促进信息技术在医学上的应用,使远程医学真正成为一种社会服务并被广大民众所接受。

4. 法律保障 远程医疗会诊属于医疗行为,应遵循我国的医疗法律法规。我国现有的医疗管理是属地管理,而远程医疗一般属于异地运行,涉及远程医学服务提供者、双方远程医学服务执行者、申请者、会诊者,以及电信运营商等。远程医疗因有其一定的特殊性,无论是对患者隐私的保密或对会诊数据的安全性管理,都需要制定一套完整的远程医学法律,以维护患者利益,并能体现医学专家的知识价值及其应该承担的责任和义务。

5. 复合型人才 目前,我国对于远程医学管理人才的培养渠道还比较缺乏 。可以尝试选择程医学发展比较好的医院,建立远程医学业务示范基地和人才培训基地,通过现场受训、在线教学、学术交流等多种形式,加强远程医学人才的培养。同时,注意发挥学会、专业委员会的力量,加强远程医学学术团体建设,活跃学术气氛,加强专业人才培养,并为政府决策提供咨询建议。

6. 零售药店如何承接处方外流 零售药店对处方外流的承接能力,有两点需要明确:一是零售药店自身的承接能力如何建立;二是处方外流的关系链如何形成和管控。

远程医疗是电子处方的源头之一,为何要将电子处方与零售药店放在一起来讲,原因有二:其一,零售药店可以直接作为远程医疗的接入方;其二,零售药店是承接医院远程医疗和处方外流的主要渠道。因此,药店自身药事服务能力和用药专业性,是必然要具备的能力。特别是针对肿瘤类的新特药,专业的药师的用药指导,是解决处方外流到患者"最后一公里"的关键。这里,我们看好DTP药房模式。

传统意义上的处方外流,多是由患者自行将处方带出医院的自然外流,而利用处方自然外流进行药品销售业务的为处方药零售。这种模式下,零售药房只能从营销上被动地引导处方流向,无法与医疗机构形成点对点的关系。

而另外一种叫处方院外化,这种模式建立在医院和零售药店的深度合作上。医院经过临床推广和远程医疗,将医生的处方持续的引到院外专业药店,再由执业药师进行审方验方后将产品售给患者(或者提供送药上门服务),并给予患者后续的持续用药咨询或者疾病病程管理工作。

但在这种模式下,优质医疗资源与零售方往往是少对多的关系,医院占据绝对的话语权,所以药企必然会让利给医院,这意味着处方的流向和药品"红利"仍然和医疗机构捆绑在一起,因此国家希望通过处方外流来实现医药分离进而达成控费的初衷难以实现。电子处方与电子病历最大的差异在于电子处方极强的"药"属性。而药品又是各方利益牵扯的核心,正因如此,处方的价值才被无限放大。那么,如何管控医院电子处方的流向?这牵扯到电子处方是否能从院内的大处方中脱离出来,不仅需要用 DRGS 对诱导性医疗费用支付进行把控,同时需要用大数据医保控费对医院收入进行核查监督,从收支两方面要同时作用。

当然,这涉及利益的转移。处方外流意味着医院和医生附加收益的释放,因此在推行过程中必然会有阻力,让电子处方从医院渠道正常流出,需要有第三方数据管理和共享平台,这一点,作为与患者直接对接的诊疗方远程医疗企业成了最适合的对象。

远程医疗企业通过与药店合作,不仅能够直接从诊疗环节给予大医院药品零差率的收益补充,而且能够通过药店实现医院难以做到的患者随访管理和慢病管理,从而形成一种较为对等的合作关系,同时这也让医院脱离药品利益的黑洞。

而这种关系的形成,必然会导致医院和药店的人员配备的重新组合。未来的医院,最终保留的可能是临床药学人员,而不是药剂人员。临床药学人员指导患者的临床工作、临床应用。而单纯的药剂人员则会回归零售药店,这是未来的趋势。

7. 远程医疗、分级诊疗、医保支付　尚未建立相应的运行规章,无规章制度的支持,医保及分级诊疗下的基层医院无法或不能对远程医疗进行常规运作,"专家会诊费"由患者支付,基层医疗机构也不能从中获取分配。因此双方均对此不感兴趣,不是个别病人强烈要求或急诊及疑难杂症下转康复病人病情突变需要,基层医疗机构一般不主动推介远程医疗。

开展远程医疗,说白了,实际上是对现有医疗资源倒三角配置无法进行有效合理配置而采取被动纠偏措施,让基层开展远程医疗能够打破基层"缺医少药"难题,让缓解基层"看病难看病贵"有实质性的进展。但如前所述,影响障碍基层远程医疗建设运行的难题必须尽快解决,一是需要中央及省市财政对边远地区远程医疗建设有专项预算资金,二是明确大医院对基层医技人员的培训责任并量化指标及标准,三是尽快出台全国或省级远程医疗服务规范制度,明确收费办法及标准;四是对基层农村加大远程医疗宣传力度,提高基层对远程医疗的认知度,让基层尽快接受远程医疗;五是进一步完善分级诊疗和医保支付制度,制定出台定保机构及参保人均能接受的优惠政策,以此促进和保证远程医疗在基层快速、顺利开展运行,这样,远程医疗就能发挥其便捷、先进、高效作用,极大助推分级诊疗的开展运行,尽快缓解基层的"看病难看病贵"和大医院的"战时状态"。

8. 远程医疗如何引入医保控费　远程医疗的模式,注定让它很难直接成为支付方的控费手段,只能作为改善医疗效率和提升基础医疗服务能力的一环。要想统筹性地在医保——大医院——远程医疗——基层医疗机构——药店——药厂这个链条中形成控费机制,需要一种全局性的控费模式,PBM便是一种很好的手段。

PBM,翻译过来叫作药品福利管理,来源于美国,是一种专业化医疗费用管理的第三方组织。提供该服务的机构一般介于市场内的支付方(商业保险机构、雇主)、药品生产企业、医院和药房之间进行监督管理和协调工作。PBM基于患者就诊数据的采集分析、药品处方审核等，对整个医疗服务流程进行管理和引导，从而达到对医疗服务进行有效监督、控制医疗费用支出、促进治疗效果的目的。

除了控费，关键的一点，PBM更像产业链中的最上层的管控机制，将医保（商保）、大医院、基层医疗机构、药店、药厂串联在一起，形成利益相关的共同体，这也从源头上对远程医疗的成效、利益形成了管控。因此，引入PBM，既是自然，也是必然。

第二节　远程医学教育

一、远程教育概述

（一）远程教育的构成

远程教育（distance education）是在现代教育思想、教育理论的指导下随着现代信息技术的发展而产生的一种新型教育形式，是有别于现场教学的一种包括实时和非实时在内的特殊教育方式，是医学教育和信息技术两大领域相互结合和交叉的产物。远程教育也称远距离教育，是同时异地或异时异地进行的远距离教育方式，是指学生和教师、学生和教育机构之间主要采用多媒体手段进行系统教学和通信联系的教育形式。

远程教育的最高理念是为所有愿意学习的人提供机会，以便于随时随地选择适合于自己的内容和方式进行学习。远程教育的形式主要有：基于互联网的网络教学平台、基于卫星、视频会议系统的单双向实时授课、基于光盘刻录的教学资源和基于移动通信工具进行实时或非实时教学，综合面授、函授和自学等教学形式、采用多种媒体手段联系师生并承载课程内容，形成线上与线下、固定与移动、异步与同步、分散与集中相结合的混合型教学模式。远程教育打破了传统学校教育的课堂授课模式,在整个学习期间,师生准永久性地分离,准永久性地不设学习集体,由学生个人作为主体进行学习。

远程医学教育利用现代化信息技术平台作为支持,利用远程教育网络建立医学专业知识培训网站平台,按着社会的需求有目的、有计划、有组织地培养医药卫生人才的教育活动。一般多指大学水平的医学院校教育。是对医学教育的补充,对大众进行医学知识的普及。远程医学教育以其高度的开放性、良好的交互性、彻底的自主性和广阔的网络性等特点,为广大卫生技术人员提供不受时空限制获取知识和技能的一种教育。它已成为新形势下我国医学教育的重要组成部分,有助于解决我国高等教育资源短缺的问题,推动高等教育资源的整体优化组合,为完备的开放式终生教育体系的形成提供了条件。

自20世纪50年代开始,国内外有少数医学院校开始试行综合课程,强调理论联系实际,学以致用,从实际工作需要出发,打破原有学科的框框,打破基础和临床的界限,将有关学科的知识联系起来,或加以合并,或重新综合。这有两种形式:①水平综合型。在医学基础课范围内,按人体的器官系统作横向综合,如人体正常结构与功能的综合;异常结构与功能的综合;在临床课程范围内把各学科的内容以症状为中心加以横向综合。②垂直综合型。不仅打破学科界限,而且打破基础与临床的界限,按器官系统,或以疾病,或以症状,或以临床工作常见的典型问题为中心加以纵向综合。这种教学形式尚在试验之中,许多问题有待解决。

医学教育的改革正方兴未艾。总的趋势是:①医学教育面临着医学模式的转变。现代医学随着疾病谱、死亡谱的改变,随着新健康观念的形成,已从传统的生物医学模式向现代的生物心理社会医学模式转变。这种转变对医学教育提出新的要求,医疗保健人员需要具备适合新医学模式的知识结构和智力结构。为此,则需要加强预防医学和群体医学的教育,需要增加人文和社会科学的课程,如心理学、社会医学、医学伦理学、医学社会学等等;采取适当措施使医学生早日接触临床,早日接触社会,开阔医学生对疾病、对社会的观察能力,提高了解病人和防病治病的能力,增强做社会保健工作的能力。②加强培养医学生的智能,提高他们独立思考,独立工作能力和自学能力。为此,提倡适当减少必修课,增加选修课和讲座;压缩课堂时数,增加自学时间和课外活动;改变灌输式教学方法,调动师生双方积极性,实行启发式教学;改进实验实习课,加强技能训练;指导学生自学和小组讨论;帮助学生充分利用图书资料和音像教材进行学习;有的学校试行以问题为中心,以小组讨论为主的教学形式。③增强终身教育观念,把基本医学教育、毕业后教育和继续医学教育结合起来。在提高本科生学校教育质量的同时,加强住院医师专业培训制度化、规范化的工作,使毕业后教育成为医学生毕业后都必须接受的一种医学正规教育制度;此外,广泛开展继续教育,使医学工作者不断开发智能,更新知识,提高业务技术水平,以推动医学科学的发展。

(二)远程教育的特点

随着社会现代化进程的加快,网络的广泛应用,逐渐出现了远程医学教育,这种新的教育模式,已成为我国医学教育体系中的重要组成部分,具有不受环境、时间、空间限制,传播速度快,培训面广的特点,能够为广大医务人员提供更全面、更新颖、更有特色的课程,充分调动医务人员学习的积极性与主动性,以及时、方便、快捷和相对经济的服务为特点,极大缓解了医学教育资源不足的现状,极大地满足了医务人员的需求。

网络远程教育是随着现代信息技术的发展而产生的一种新型教育方式。网络远程教育是兼容面授、函授和自学等传统教学形式,多种媒体优化组合的教育方式。

1. 开放性　区别于传统教育模式,不再依赖于与老师面对面教学,而在于学生自主知识填充。医务人员可根据自己实际需求利用远程教育平台上的各相关专业资料,进行学习,丰富自己,从而进一步提高医疗、诊疗水平,实现自身职业设想。以互联网络和多媒体技术为主要媒介的现代远程教育,突破了学习空间和时间的局限,赋予了现代远程教育开放性特征。现代远程教育不受地域的限制,提供的是师生异地同步教学,教学内容、教学方式和教学对象都是开放的,学习者不受职业、地区等限制,这将有利于解决偏远地区受教育难的问题,有助于国家整体教育水平的提高,为全体社会成员获得均衡的教育机会,为“教育公平”成为现实提供了物质支持;现代远程教育不受学习时间的限制,任何人任何时候都可能接收需要的教育信息获得自己需要的教育内容,实现实时和非实时的学习。现代远程教育的开放性特征,还带来了远程教育大众普及性的特点,教育机构能够根据受教育者的需要和特点开发灵活多样的课程,提供及时优质的培训服务,为终身学习提供了支持,有利于学习型社会的形成,具有传统教育所不可比拟的优势

2. 自主性　远程医学教育是终身教育,医学教育的质量取决于医务人员的积极、主动性,学习时间、内容等多方面选择的灵活性极大调动了学习自主性,由简单枯燥的被动学习转变为自主学习,在达到医学教育目的同时还提高了教学的质量。现代远程教育的特点之一是以学生自学为主,老师助学为辅。它能够满足受教育者个性化学习的要求,给受教育者以更大的自主权。它改变了传统的教学方式,受教育者可以根据自己选择的方式去学习,使被动地接受变成主动的学习,把传统的以“教”为主的教学方式,改变为以“学”为主,体现了自主学习的特点;一方面,受教育者可以自主地选择学习内容,同时,它也可以针对不同的学习

对象,按最有效的个性化原则来组织学习,根据教育对象的不同需要和特点,及时调整教学内容,做到因材施教。另一方面,受教育者可以灵活自主地安排时间进行学习,不受传统教育方式时间固定的限制。

3. 广泛性　远程医学教育相较于传统教育方式,可在短时间内对大量各层次的医务人员进行培训,人员覆盖面广,且医学资源丰富,可根据实际情况通过远程医学教育平台,掌握到国际最前沿的医学动态,学习最先进的医学知识、技术。

4. 技术先进性　远程教育的资源的发布依靠先进的技术为支持,现代远程教育的技术支撑是以计算机技术、软件技术、现代网络通信技术为基础,数字化与网络化是现代远程教育的主要技术特征。先进和现代教育技术,极大地提高了远程教育的交互功能,能够实现老师与学生、学生与学生之间多向互动和及时反馈,具有更强的灵活性。多媒体课件使教学资源的呈现形式形象生动,提高了远程教育质量,有利于学习者理解和掌握,有利于学习者潜能的发挥,启发创新意识,提高教学效果。

5. 资源共享性　现代远程教育利用各种网络给学习者提供了丰富的信息,实现了各种教育资源的优化和共享,打破了资源的地域和属性特征,可以集中利用人才、技术、课程、设备等优势资源,以满足学习者自主选择信息的需要,使更多的人同时获得更高水平的教育,提高了教育资源使用效率,降低了教学成本;现代远程教育学习方式打破了时空限制,学校不必为学生安排集中授课,更不必为学生解决食宿交通等问题,方便了学生学习,节约了教育成本。

(三)远程教育的类型

远程医学教育是知识更新性教育,在本专业领域内继续不断地随时掌握有关的新知识、新理论和新方法,使临床医生的工作在整个职业生涯中始终跟上技术发展步伐的终身过程。远程医学教育系统利用先进的通信和视频压缩技术，充分发挥多媒体交互性传输的优势，实现了医学教育资源的跨时间和空间传递，实现资源共享、广泛覆盖和突破时空障碍提供了新的思路和发展方向。

发展远程教育首先要建立一个好的网络教学系统，也只有在一个好的网络教学系统下才能收到好的教学效果，现在的远程教育主要有以下几种传输形式。

1. 卫星电视远程教育系统　这种远程教育系统主要是利用卫星广播电视系统来传输各类教育电视节目。在各地设有教学点，学生自己在家也可接收节目。这种教学模式的优点是传播覆盖面广，速度快，视频图像质量好，画面清晰，信息量大，不受空间限制。不足的是，这是一种单向的信息传播，它阻碍了老师和学生之间的实时交流，信息反馈迟缓，对教学效果很难把握。

2. 互联网远程教育系统　这种远程教育系统是近年来随着信息化建设和以 Internet 网为代表的信息化高速公路系统而发展起来的一种新型远程教育系统。它的优点是实时性、开放性和面对面的交互性以及快捷的反馈。它能够实现资源共享，可进行讨论、练习、答疑、提交作业、查阅资料等远程教学过程。不足的是，由于某些技术落后地区受到设备条件和带宽不足的限制，使得一些对网络要求高的教学资源如视频信号、复杂动画等都难以在网上及时表现出来。但随着宽带网技术的快速发展和设备条件的不断更新，这些问题很快可以得到解决。

3. 卫星电视-互联网相结合的远程教育系统　这个系统互补了以上两种系统的优缺点。它可以真正地为远程教学提供一个生动的课堂教学以及交互式问答，而不是像以前那样只有静态的文本和画面。通过实时卫星电视技术可以提供高质量画面的视频传输，弥补了网络带宽不足、传输速度慢的缺点，另外可以通过登录互联网，访问远程教育网站点，实现网络课件的浏览与学习，满足学生在学习空间和时间上较为自由的选择。这种将两种系统相结合的方式,在我国也是一种比较理想的远程教育系统。在这个远程教育系统中不仅需要一个好的技术支持系统,而且需要一个较为完善的各种教学管理系统,包括教务管理、教学管理、课程信息库管理、学习环境的管理等。

4. 远程电视会议系统　远程电视会议系统是目前主要用于远距离的一种通信技术。该系统可以进行广播电视会议,可由一个主播教室和多个远程听课教室组成,采用了一点到多点的教学模式,它具有可视、实时交互、方便、快捷等特点。

5. 人工智能和神经教育系统　进入 21 世纪以来,随着移动互联网的快速发展及各类社会化学习媒体的不断涌现,远程教育已进入泛在学习(Ubiquitous Learning,U-Learning)阶段,使得学习过程转变为以学习者为中心、在开放式学习共同体中基于其自身需求对知识的个性化自主建构过程。发源于 20 世纪 70 年代的神经教育学(Neuroeducation)和由中国学者 2006 年提出的神经管理学(Neuro-Management)两大新兴交叉学科的研究与发展,为在学习环境下学习者的个性化大脑建构及其教学管理提供了基于神经学的科学理论与方法。与此同时,在学习环境下形成的大数据,为基于上述理论与方法深入分析学习者的个性化特征,通过人工智能技术对学习者的行为数据进行挖掘分析,及时发现其兴趣与需求,采用精准、高效的资源组织模式和随需应变的教学策略提供了新的基础。由于互联网应用的日益普及、大数据环境的逐步形成、人工智能技术的快速崛起和神经科技的重大突破,现代远程教育的发展不只停留在通过互联网来改变其教学方式与途径,而且面临着以人工智能与神经科技的新发展为驱动,从 Internet＋向 AI＋和 Neuro＋的新转变。

远程医学教育的实施:全国现代远程教育发展规划中提出转变观念,逐步实现教育对象、教育时间空间、教育内容形式和教育手段的开放。要把先进的教育思想和方法与信息技术相结合;改革教学内容、方法、体系,加强对创新能力的培养,实施素质教育;要积极完善现代远程教育的质量保证体系;建立学生主动地创造性的学习环境。远程医学教育可根据学校的实际情况统筹安排,建成教学点,以两种方式:一种是学校出设备到有关单位建立教学点;另一种方式是在已开通视频会议系统和远程医疗系统的单位利用他们现有设备建立教学点。后一种合建能充分利用现有设备,节省经费。

(四)远程教育的意义

随着计算机技术的发展,特别是多媒体及计算机网络技术的广泛应用,已对传统的课堂教学模式产生巨大的影响。

远程医学教育是继续医学教育发展的必然趋势,在我国医疗体系中开展远程医学教育也具有明显的必要性,主要体现在以下几方面。

我国医疗系统分布广泛,部分地处于偏僻山区、高原、海岛等地,缺乏医疗教育资源,技术力量薄弱,受自然环境等诸多因素限制。故提高医务人员的专业素养成为当务之急,而远程医学教育具有高效、不受时空限制和方便的特性,能够保证在不影响医务人员工作的前提下进行专业知识的学习。

部分医疗机构较为偏僻,医务人员无法及时进行医学知识更新,造成知识陈旧,无法应对一些新的疾病及突发状况。因此,有效、及时地进行医学知识的更新是医疗机构面对的现实问题,也是广大医务工作者的强烈需求。因此远程医学教育较传统医学教育具有明显的跨地域优势。

远程医学教育是构建合理人才梯队的重要手段,为使医务人员能够及时更新知识,紧跟国内甚至国际先进的医疗理念,而由于基层医疗机构条件差所限,医务人员知识成就,不了解医学知识的更新,无法更好地为民众服务。而远程医学教育缓解了由于医疗条件差异而导致人员专业知识的差距及人才的流失。因此远程医学教育能够为基层医疗机构人员进行远程医学继续教育帮带、提高业务水平,构建合理的人才梯队。

(五)远程教育的模式

远程教育组织模式可以分为:个体化学习模式和集体学习模式,也即个别学习和班组学习两种模式。其最重要的差异在于:班组集体教学方式是建立在同步通信基础上的,教师和学生必须进行实时交流。而个别化学习方式是建立在非同步通信基础上的,在学生的家庭里创造出学习环境,学生可以在适合的时间进行学习。两种学习模式在本质上同教育资源的传输和发送模式有关。

远程教育是建立在信息技术基础上的一种新型教育方式,与传统教育相比较,它改变了过去的三中心(教师、课堂、书本)教学方式。还改变了过去陈旧落后的三个一(一本书、一支粉笔、一张挂图)手段。远程教育改变了原有的教学模式,突破了传统教育在教学资源和教学环境的限制,跨越时空的限制,使教育资源的普遍共享成为可能。远程教育由于技术上的特征,使学习过程中学生自主学习成为现实。我国卫生系统由于长期处在计划经济体制管理之下,一方面高层次卫生人员严重不足,另一方面卫生人员又浪费严重。具体表现在高等医学院校培养的毕业生就业困难,有的学生毕业后没有到医院工作,而是到药厂去搞推销当医药代表。在城市大中型医疗机构医护人员相对过剩,同时社区及乡镇初级医疗预防保健机构高层次卫生医务人员又严重缺乏。所以远程医学教育应该给基层医护人员提供一个很好的学习机会,以便提高他们的基本素质和医疗水平。

二、远程教育的实现方法

远程医学教育是在现代多媒体技术基础上发展起来的,充分发挥多媒体交互性传输的优势,实现了医学教育资源的跨时间和空间传递,使其向着创新性、开放性、互动式等方向迅速发展。

(一)多媒体技术与远程教育

远程教育是伴随着信息技术的发展而兴起的一种教育类型,它的发展和现代信息与通信技术及现代教育技术等新兴科技的发展有着密不可分的联系。近半个世纪以来远程教育大体经历了三个发展阶段:以印刷教材为主要传播媒体的函授教育;以电子技术为主要教学手段的多媒体远程教学;以多媒体、网络技术为主要技术手段,以信息数字化为主要特征的网络远程教育。现代远程教育是在现代多媒体技术发展的基础上出现的一种新型教育类型。这是一种在卫星电视网络、电信网络和计算机网络三大网络环境下开展的教育活动,因此也称网络教育。它运用多媒体技术,发挥网络的信息载体功能,并以互联网的交互性特征赋予学生学习的自主性。多媒体技术是人类信息产业发展的重要成果,通过计算机综合处理多种媒体信息,包括文本、图像和声音等,并在这些信息间建立多种逻辑连接,聚集成为一个具有交互能力的系统,为各种教育资源的传输和整合起到了良好的技术支撑作用。在现代远程教育中,多媒体技术不是几种媒体简单的组合,而是以计算机为中心,应用多种信息获取技术,数据压缩编码和解码技术、数据实时处理和传输技术,同时获取、处理、存储和展示多种不同类型的信息媒体,是近年发展起来的新技术。多媒体技术是现代远程教育的重要技术手段。许多发达国家的远程教育总量中约占60%是通过计算机网络实施的。多媒体技术为远程教育提供了交互式平台,运用计算机信息技术,通过非连续通信克服时空间隔,将传统的单向教学关系导向以学生为主体师生互动的教学模式,赋予远程教育开放性、互动性、多元性的新特征。

(二)多媒体技术在远程医学教育中的应用

1. 远程医学教育的智能化　多媒体交互式技术破除了传统远程教育单向信息传输的弊端,有效保证了教与学信息的双向互通。从信息传送的内容上看,多媒体技术的应用使医学教材图文声像并茂,克服了传统教材信息载量小单调枯燥的缺点,极大地增强了教材的可读性。从实际教学效果来看,多媒体技术的应用使得医学信息传递更为精确,形象,学生更容易接受。与其他学科相比,医学教育由于教学及实验信息量大,更需要有一种方便直观的方法应用于教学,多媒体技术则适用于此。在抽象的医学理论和烦琐的验证实验教学中,通过交互式多媒体系统,迅速提供图形、语言、图像和文字等多种形式有机结合的信息,学习者既能看得见、听得到,又能通过仿真模拟亲手操作和感觉,进行理解记忆,使学生在有限的时间里获得远大于常规教育模式下的知识量。

2. 学生主体型教育模式的建立　多媒体技术的应用使得远程教学更加灵活,增加了学习的主动性。通过校园网、局域网,学生可以随时随地收看教学内容,突破了时间和空间地域上的限制。通过多种链接实现了网络教育资源的共享,学生可以自由选择教材以及学习时间。现代远程教育采用远程实时或非实时双向交互的教学手段,实现了跨越时间和空间的教育传递,使远程教育的教与学过程更加开放和灵活,并具有多样化和个性化的教学特征。网络互动式的教育模式使学生可以与教师实时交流,提高教学质量,这也是现代远程教育与传统电视广播教学模式的本质不同。学生可以通过邮件,网络平台与教师实时反馈,通过网络案例与教师进行讨论和交流。这种互动性的学习模式增强了学生的学习兴趣,有效地提高了学习效率。现阶段,我国有很多高校都开设了网络教育学院,目前已超过了 60 所,在读的学生超过了 300 万。而在农村中小学中,自远程教育工程开始建设之后,目前超过 6 万个农村教学点都配备了播放设备,超过 1 万所的农村小学都加装了卫星设备,超过 3 万所农村初中建立了计算机多媒体教室。随着我国学校提供的远程教育不断增加,相信广大的群众也必然会接受远程教育模式。

3. 智能获取前沿医学 多媒体网络技术有着强大的信息检索功能,为扩充医学知识提供了很好渠道,同时也能更方便快捷地接触和展现医学前沿。由于远程医学教材是以网络技术为支撑的电子形式出现的,通过链接等多媒体手段可以更方便快捷地了解到更多的医学信息,并且在信息的更新上具有很大的优势。在当前人们急需知识更新的情况下,远程教育正好契合了这一需要,是医学生毕业后获得职业素养提升的重要手段,为医学教育的与时俱进提供了很好的应用方式。

三、远程教育系统的关键技术

远程教育的关键媒体技术分为三个历史阶段:①基于印刷媒体的函授形式。②基于音频、视频媒体的广播电视形式。③基于多媒体的网络形式。其中网络技术和流媒体技术的发展,对远程教育起到至关重要的推进作用。远程教育应用的主要技术主要涉及以下几个方面:

(一)音频视频压缩编码技术

在现代远程教育中,要提供的资源不仅局限于文本文件、图像文件,还包括视频、音频、动画等多媒体信息。但是这些数字化音频、视频信号的数据量很大,给信息存储和传输造成了较大困难,阻碍了人们有效获取和使用信息。在远程教育系统中,为了提高信息传输效率,必须对多媒体数据进行有效压缩。一种优良的压缩技术需要满足以下三个条件:一是压缩比大;二是算法简单,压缩/解压速度快,能够满足实时性要求;三是压缩损失少,即解压缩效果好。国际标准化组织等国际组织于 20 世纪 90 年代领导制定了三个有关多媒体数据压缩编码的国际标准:JPEG 标准、H261、MPEG 标准。

这一技术在远程教育系统中的应用范围非常广泛。编码技术中压缩的作用是在网络带宽或存储空间一定的条件下提供最优质的图像和声音,同等的图像、声音质量条件下,极大地减少所需的存储空间或所需的网络带宽。

(二)基于 IP 的信息发布技术

基于 IP 发布技术有很多种,与远程教育有关的主要有广播和组播技术,用于在 IP 网上发布以音频、视频流为主要内容的信息。流技术主要用途也是发布以音频、视频为主的流信息。利用流媒体技术可以实现多媒体点播功能。

(三)Internet 技术

我国的远程教育主干网以电信网、无线和有线电视网以及计算机互联网三大网络为基础。Internet 在远程教育中起着举足轻重的作用。在现有的远程教育系统中,Internet 是开展远程教育的最为重要的手段之一,要达到师生分离的教与学,很多教学活动都是在 Internet 上完成的。随着网络带宽的迅速扩大,开展了许多新的业务。同时,随着网络用户数目和多媒体信息在网络中占有的比重的增加,网络本身的一些固有缺点也开始显现出来。随着社会发展对远程教育的需求的扩大,远程教育需要提供更多的服务,需要功能更加的完善。

(四)远程教育中网络技术的应用

网络技术在远程教育中的应用主要体现在以下几个方面：

1. 存储区域网技术 存储区域网(SAN)指的是通过一个单独的网络把存储设备和挂在 TCP/IP 局域网上的服务器群相连。当有大量数据的存取需求时,相关服务器和后台存储设备能实现数据交换。突破现有的距离限制和容量限制;通过释放 LAN 资源,达到服务器与存储网络交换数据。远程教育迅速的发展,视频点播系统受到越来越多的关注,然而受到传统数据与服务器之间的对应关系及存储方式的限制。采用光纤通道技术将存储器从应用服务器中分离出来,共享存储通过多个专用的高速网络存储到服务器。SAN 网络(通常是高速光纤网络)把存储设备和服务器群相连,需要有海量数据的存取时,相关服务器和后台的存储设备通过 SAN 网络实现数据之间高速传输,同时 SAN 上的任何一个存储设备都能被服务器访问,实现了数据的集中管理以及整个网络的扩充和容错性。

2. 虚拟专用网技术 虚拟专用网依靠的是 ISP(因特网服务提供商)和其他 NSP(网络服务提供商),数据通信网络能够建立在公用网络中,能够实现 VPN 服务器能够实现校园网远程访问,校园网的地理位置没有限制,校园网中特定资源能极大地方便校外用户的访问。采用远程方式访问的用户时间不会太集中,因此这种方式的数据流量相对较小,能够通过软件平台实现。因此使用 VPN 的操作是最容易实现的,建议使用 PPTP 协议。通过建立虚拟连接实现服务运营商与校园网连接,校园网中的资源就可以安全访问。

3. 资源预留技术 资源预留协议是一组通信规则,它允许网络的通道或是路径能被保留下来,供视频以及其他高频信息的多播使用。RSVP 是网络整合服务(IIS)模型的一部分,用于确保提供最佳、即时和良好的连接共享。

随着信息技术的不断发展，产生越来越多的新兴技术，远程教育逐渐成为构筑知识经济时代人们终生学习体系的主要手段。它们改变着 Internet 的面貌，也改变着我们的信息环境。但远程教育系统，还有许多急需改善和完善的地方。我们应该加大信息技术在远程教育中应用的研究，通过促进远程教育的发展也将进一步促进我们原有教育体制的发展。

（五）网络远程教育信息处理技术

现代网络教育信息应用的信息处理技术主要包括多媒体数据压缩编码技术、网络信息发布技术以及流媒体技术。同时，伴随着信息处理技术的不断进步，智能代理技术、数据挖掘技术、虚拟显示技术以及信息推送技术逐渐应用到远程教育中，并在远程教育中发挥着越来越重要的作用。与前三种技术相比，后几种信息处理技术的发展还不够成熟。

四、远程医学教育资源建设

为了解决教学过程中多媒体资源分散、缺乏条理、资源与教学需求脱钩等实际问题，依托现有的网络资源，利用多媒体技术、计算机技术、网络技术等手段构建学科多媒体信息资源库。精选资源，整合入库，以网络平台的形式对多媒体资源进行分类规划，按照课程目录和章节顺序提供系统性的教学内容，为信息化教学的顺利开展提供良好的平台支持与资源共享。

教学资源库的概念与优点：

教学资源库是基于计算机网络环境，利用信息手段，依据一定的规范与标准将多媒体素材进行手机与管理，并为教学提供支持行服务的系统。在现代医学教育中恰当运用多媒体资源库具有以下几个有点：

提供丰富多媒体资源。教师在客户端可自由选取与搜集资源库中的图、文、声、像媒体素材，以优化教学设计、提高备课效率、减轻教学工作压力。

实现教学资源共享。教师把自己原来搜集整理的资料和制作好的课件上载资源库备用，为其他教师的教学准备提供方便，实现教学资源共享。

（一）教学资源库建设的分类

教学资源库的建设主要是素材类教学资源的建设，根据我国《教育资源建设技术规范》可以分为以下八类。

1. 媒体素材　是传播教学信息的基本材料单元，包括文本类素材、图形（图像）类素材、音频类素材、视频类素材、动画类素材五大类。

2. 试题库　是按照一定的教育测量理论，在计算机系统中实现的某个学科题目的集合。

3. 课件与网络课件　是对一个或几个知识点实施相对完整教学的用于教育、教学的软件。根据运行的平台划分，可分为网络版和单机运行的课件。网络版的课件需要能在标准浏览器中运行，并且能通过网络教学环境被大家共享，而单机运行的课件可通过网络下载后到本地计算机上来运行。

4. 案例　是指由各种媒体元素组合表现的有现实指导意义和教学意义的代表性事件或现象。

5. 文献资料　有关教育方面的政策、法规、条例和规章制度，对重大事件的记录、重要文章、书籍等。

6. 常见问题解答　针对某一具体领域最常出现的问题给出全面的解答。

7. 资源目录索引　列出某一领域中相关的网络资源地址链接和非网络资源的索引。

8. 网络课程　通过网络表现的某些门科的教学内容及实施的教学活动的总和，包括按一定的教学目标、教学策略组织起来的教学内容和网络教学支撑环境。

(二)教学资源库建设的要求

素材资料库是以知识点为基础的，按一定检索和分类规则组织的素材资料，包括图形、表格、文字、声音、动画、视频等多维信息的集合。我们从远教接收的资源、公开发行的素材库光盘、教师自制和 Internet 教育资源站点中，筛选、整理出教学中需要的素材，直接将他们收集到素材资源库。我们还通过一些软件处理，把现成的教学软件、数字视频等光盘材料中有用的部分，还原成可以再使用的独立积件，收集到素材资源库。

1. 媒体素材的要求　文本素材要求：由于汉字采用的是 GB 码统一编码和存储，英文字母和符号使用 ASCII 编码和存储，存储格式一般为 TXT、DOC、WPS、HTM、PDF 等。把教学中要用到的一些文字背景资料输入电脑，保存成 html 格式，方便在网上传输。

2. 图形/图像的要求　彩色图像的颜色数不少于 256 色，扫描分辨率不低于 72dpi。图片的数字化我们使用扫描仪、数码相机，将图片资料转换成计算机存储的图像文件，并转换成 jpg 或 gif 格式，使文件变小，易于存储和传送。

3. 音频素材的要求　数字化音频的采集频率不低于 11KHZ，量化位数大于 8，声道数为双声道，存储格式为 WAV、MP3、MIDI 或流式音频格式，数字化音频以 WAV 格式为主，用于欣赏的音乐为 MP3，MIDI 设备录制的音乐使用 MIDI 格式，语音采用标准的普通话配音，英语使用标准的美式或英式英语配音，音频播放流畅。

4. 视频素材的要求　主要格式有 AVI 格式、QuickTime 格式、MPEG 格式和流式媒体格式。在网上实时传输供实时教学使用的视频类素材使用流式媒体格式(rm、wm、asf)。

5. 动画素材的要求　存储格式一般为 GIF 格式和 Flash 格式、AVI 动画格式。

6. 试题库要求　试题库可以和远程教学管理系统通讯,可以在不同的远程教学管理系统中运行,应具备对试题的查询、单个录入、批量录入、删除、修改、组卷、统计分析、自动属性值校正等功能。

7. 课件/网络课件的要求　课件库中的课件可以和远程教学管理系统通讯,可以在不同的远程教学管理系统中运行。具备课件产生的评估数据机制,保证不同的工具可以对数据进行分析。单机上运行的课件,必须能够运行于 winxp 以上的版本。对于一些基于静态网页的课件,或是 asp 类型的交互式课件,必须能够通过标准的 web 浏览器访问,与浏览器运行的硬件平台无关。课件运行没有故障。课件中的有关媒体素材,必须符合媒体素材的要求。

8. 案例的要求　案例必须统一制作成 HTML 网页。

9. 文献资料要求　应符合文本素材最低的技术要求,也可是由某个机构正式发布的文件,但必须有实际的参考价值

10. 常见问题解答要求　问题解答中的有关媒体素材,必须符合媒体素材库的要求。问题要具有典型性、普遍性和实际参考价值。应包括问题的正文、问题的解答、参考资料和关键词等内容。资料目录索引的要求:也应符合文本素材最低的技术要求,它提供的网址链接应没有中断,且被索引的资源具有确实的来源。网络课程的要求:与网上的课程链接应正确,且能与网上的课程能进行同步的更新。

(三)教学资源库建设的设计

根据信息资源自身的性质,教学资源库不是资源的简单集合,应以一定的教育教学理论为指导,遵循国家颁布的标准化规范,经过周密的设计而开发出的复杂性系统,校园教学资源库应该具备以下功能:能够进行方便、快捷的信息检索;教师可以自行添加资源;资源种类齐全、科学;要有一定的权限设置;系统维护简单。以本校拟建的资源库为例,它主要包括以下模块:

1. 资源管理模块 资源管理模块的操作对象是资源库中的各类资源,在进行操作时要保证内容的安全性和可靠性。这一模块具备的功能主要包括:资源上载:允许在线的教师和教育工作人员进行单个或多个资源的上载。资源下载:注册用户可以下载免费的资源。资源审核:审核管理员主要负责对教师上载的资源进行评审,以确定是否发布该资源查询:用户根据查询条件,输入关键字查询相应的资源。资源删除:资源审核员或系统管理员可以删除不符合标准和过期的资源。资源使用率的统计分析:对各种资源浏览和下载次数的统计,对此资源可进行评星,提高权限进行奖励。

2. 系统管理模块 系统管理模块主要负责对这个系统的维护工作,以保证系统的稳定性和可扩展性及对并发访问的支持。应具备的功能有:资源库系统的初始化:属性、参数数据入库;访问控制:对访问本资源库系统的用户数量的控制,可采取限定 IP 或限定访问流量的方法。安全控制:使用防火墙等措施以保证系统不受病毒侵蚀和黑客的攻击。功能扩展接口:为实现系统的自身完善和功能升级,提供可扩展的接口。

3. 用户管理模块 教育资源库有其特定的用户群,其中应为不同用户赋予各自的权限,从而确保系统的安全性和资源的质量。一般可以包括:系统管理员、资源审核员、教师、学生和游客(未注册用户),如有特殊的需求,还可视具体情况而变动。他们的权限应设置如下:系统管理员应对数据库系统有完整的控制权,允许他以浏览器方式通过 Internet 实施管理和维护,掌握所有用户的情况,并具有初始化资源库系统和审核注册用户的权限。资源审核员:根据管理员分配的权限,主要负责对相应学科下的资源进行审核和管理。教师:主要负责对某一特定学科的资源进行管理,包括浏览、查询、使用和上传和审核该学科的资源。学生:可以浏览、查询、上载和下载信息库中的资源。游客:可以浏览、查询和上载资源。由于资源库建设是一个数据库结构不断完善和各种资源逐渐增加的过程,必然要经常对资源库进行修改和维护,因此,选择一个合适的服务器平台和数据库系统就显得尤为重要。在校园网中 Windows 2000 Server 完全能胜任校园网应用的基本任务,而 Access 97 数据库具有使用方便,能够直接进行维护和管理的特点。因此,笔者建议大家使用 WIN2000+Access 作为资源库的运行平台。

(四)教学资源库建设的来源

中小学自建资源库中的教育资源主要来源于远程教育接收资源,教师自制、因特网、各类教育光盘、电教资料和教育软件等几个方面。①远程教育资源是自建资源库的主要来源,远程教育的资源全面,与课程基本同步,远教管理员将远教资源接收下来以后,分门别类的将资源整理好加入到资源库中。②网上众多的教育网站是自建资源库重要的来源。特别是有些教学学科类的教师个人网站,对于某一门学科的资料收集比较全面,教学资源、教案和课件都有,这些网站对教学资源都进行了整理和分类,将这些资源导入资源库比较方便。可以将这些网站的有关资源下载,然后加入资源库中。③各类教育光盘是由各出版社出版的正式电子出版物,品种较多,比如教育论文、多媒体课件等多有涉及,而且比较权威。可以选择一些适合学校实际情况的教育光盘,将其中的资源导入资源库。④每所学校都积累了大量的电教资料,如教学示教录像片、教学音带和各种扩展学习的音像资料等。平时,由于受学习场地和时间的限制,这些音像资料的利用率是比较低的,现在可以将这些音像资料转制成数字文件加入到资源库中,教师通过校园网就可以随时地调用这些教学资料供教学中使用,学生也可以在个性化的学习中随时使用这些音像资源。⑤教育软件主要分成辅助教学软件和教学管理软件两大类,对于其中的一些资料性软件可以将他们的教育资料导入资源库。比如,有一个英汉词典类的教育软件,其数据是保存在文本文件中的,那么,将文本文件转换成资源库的数据库格式,这样就可以导入资源库了。⑥教学资源库的建设必须由全体教师共同完成。通常学科教师是这类资源建设的主力军,他们经过教育技术理论与技术培训,掌握计算机操作技能,再结合丰富的学科教学经验,可以制作出教学所需的各类课,这样资源的选择也就多了。

(五)教学资源库建设的保证

资源库的建设和管理必须有专门的管理班子。管理人员对资源库按一定规则进行分类管理,进行资料的电子化转换工作,定期地维护和更新,接收远教资源从网上搜索和下载更新的信息资源。

按专题建立网站,以 Web 教材形式,对专题研究方法进行指导,这种网站既可作为课堂教学的辅助,又可延伸到课外,让学生自主学习。建立起一个以校园网网站搜索为主的参考资料收集、查询系统,提高信息的收集加工能力,有效地整合因特网资源,形成快速高效的专题资料库。建立一个开发小组,其中应收集一线的各学科教学骨干、程序开发人员、美术设计人员等多方面的人才,共同研究、共同探讨。完善教师的培养体系,要帮助和要求教师认识到网络信息资源的特点和组织方式、以网络实现教学资源共享的途径和方法等,让他们踊跃地参与到这一进程中来。当然在很多中小学由于条件限制还不能做到如上所说,但可以因地制宜逐步完善资源库的建设。随着时代的发展,信息技术与教育教学的结合程度会越来越深,范围也会越来越广。资源库的建设对于现代教育技术的重要性也会越来越强,要求也会更高。

(六)质量控制

资源库的空间存储量有限,为了合理利用资源,应设立质量控制模块。首先,在资源库设计阶段,应给出具体的素材质量标准(如图片分辨率、音、视频格式等),用以指导后续的资料采集和处理过程;其次,在资源上传过程中,通过填写属性信息,让系统自动识别重复资源,并给予提示,停止上传。最后,设立高级管理员,对其他用户上传的资源进行审核,把好资源质量关。

第三节　军事远程医学

军事远程医学(military telemedicine)的概念,产生于 20 世纪90 年代,美国远程医学学会和美国国防部事务处给军事远程医学的定义为:"远程医学是以计算机技术,卫星通信技术,遥感、遥测和遥控技术,全息摄影技术及其他电子高新技术为依托,充分发挥大医院或专科医疗中心的医学技术和设备优势,对战场或医疗条件较差的边远地区、海岛或舰艇的伤病员进行远距离诊断治疗或提供医疗咨询"。在这个概念的基础上,美国国防部又进一步解释为:"采用生理学和医学知识,通过模拟-传感效应系统,综合应用信息技术和远程通信技术,便于医学诊断和治疗,加强医学教育;从医学角度,研究和开发信息及远程通信技术,使生物医学技术为军事斗争服务",从而完善了军事远程医学的概念。

综合运用现代通信技术、计算机技术、医疗技术对位于远距离的伤病员实施诊治的活动。主要包括：①远程监视。按监视系统显示的信号，了解远距离人员的生命指征，提出卫勤保障措施。②远程指导。当指挥系统接收到伤病人员发出的信号时，由卫勤指挥系统和医学专家系统指示有关救治机构和救治人员采取救治措施。③远程会诊。利用音频、视频技术讨论病例资料，做出诊断和提出治疗意见。④远程手术。医学专家在了解手术伤病员伤病情况的基础上，运用激光技术指点手术部位和手术程序，并直接操纵遥控手术器械实施手术。

军事远程医学发展的战略目标是，将先进的诊断学、治疗仪器设备、计算机病历记录系统、交互式医学知识库以及高宽带远程通信技术结合起来，提高临床医疗救护系统的保障能力，确保本土各级医疗中心对作战前沿的伤病员从救护到后送治疗的连续性；缩短伤病员的归队周期，保证作战人员的在位率；减少作战前沿医疗设备配置和一线部队保障人员数量以及专业人员配备。

在军事远程医学的研究和开发方面，美军始终走在世界其他国家的前列，故本章主要介绍美军研制并应用于现场的系统、装备。

一、各种远程医学系统

针对远程医疗的发展，国家发改委、国家卫生计生委等部门实施了一些有关远程医疗的管理规范。在国家政策指导下，各医疗机构明确远程服务的基础功能点和建设标准，以顶层设计、资源共享为建设原则，规范服务，强化监管。对远程医疗系统进行细化分类，完善功能模块，明确医疗责任，保护患者隐私。要求采用规范通用的医疗通信标准，实现医院与医院之间，医院与社区之间信息交互。最终达到整合共享优势资源，实现信息共享、互联互通，缓解边远地区百姓"看病难"等问题。远程医疗信息系统建设架构远程医疗信息系统的建设需要考虑技术的成熟性、实用性、可扩展性,同时兼顾其先进性和前瞻性,使系统满足与其他医疗应用系统之间的数据共享和功能扩展。远程医疗信息系统可结合国内外相关标准规范,构建特点鲜明、功能强大的系统。为社会公众建立信息交流的渠道,提供优质的多元化服务。远程医疗信息系统通过技术结构分层满足远程医疗服务门户、个人健康门户及远程医疗监管等功能模块需求。远程医疗信息系统的技术架构主要包含五个层次,即应用层、服务层、资源层、交换层、接入层(图3-9)。

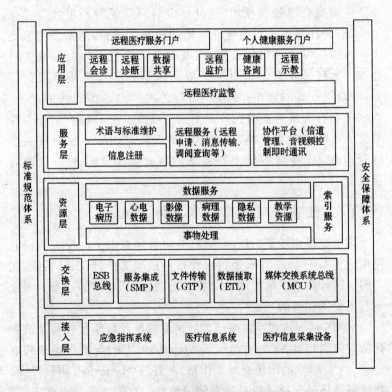

图 3-9　远程医疗信息系统技术构架

（一）远程临床通信系统

远程临床通信系统是网络科技与医疗技术结合的产物，是计算机、网络和多媒体通信技术在医学上的具体应用。在全军远程医学中得到了广泛的重视和应用。

远程临床通信系统中传送的医学信息主要有数据（data）、文字（text）、视频（video）、音频（audio）和图像（image）等形式；它主要是应用视音频解码技术，通过一定的通信手段和现代化通信工具，借助计算机模拟系统开展辅助诊断，使用传感器系统来完成一些疾病发展趋势的检测，以及部分伤残患者生命体征实时监控。远程诊疗会诊可以为医院临床治疗工作提供有效的指导，并取得良好的效果，使基层医院的医疗水平得到质的提升，为一些患有疑难杂症的病人带来新的曙光。并且随着远程会诊系统的不断发展与成熟，越来越多的医院开始导入这两种系统进行应用，这将从本质上提高医院医疗服务工作的质量及有效性。

（二）医学诊断成像技术支持系统

用于提供高质量的医学图像，并可供异地多个医疗机构同时使用。美军于1991年秋通过医疗诊断成像支持（MDIS）系统，在美国和国外建立了远程放射学系统，用来提高医疗质量，最大限度地利用资源和节约开支。

MDIS远程放射系统采用高分辨率的胶片数字化仪器及数字化的放射照相设备（computed radiography，CR）等高级图像获取设备、2k分辨率的图像显示工作站、友好的Macintosh用户界面、高带宽经济的交换式拨号远程传输线路。它的主要特点在于：①使用了能快速传输图像的高带宽的交换式拨号通信线路（1.54Mbit/s），这种线路只有在使用时付费，避免了使用专用线路耗费大的缺点。②使用了 2k 分辨率的监视器,能够做最终诊断。③双向图像传输可在任何时间、任何地点将图像传输给有权接受的人。④集成的远程会议系统使用部分线路(112kbit/s)传输压缩的动态交互视频信号以提高通讯质量。⑤集成了放射信息系统(radiology information system,RIS),使医师更全面的掌握患者信息。⑥语音识别系统及下拉式一稿多用的报告系统,加快了医师出报告的速度,并减少了患者等候时间。

(三)无线电视会诊系统

目前,美国国防部正在加速推行"黄金时间"计划、阿麦卡计划和单兵监视器计划。"黄金时间"计划是将美军在匈牙利、波黑、德国和欧美的医疗机构联结起来,建立远程医学网络;阿麦卡计划则是在亚太地区建立远程医学网络。在取得这些技术进步的基础上,美军在远程医学咨询、远程会诊、远程医学指导、远程手术指导等方面都做了大量卓有成效的工作。

系统设计了一种对于战场上的伤员、医院、出诊医生有效便捷的医疗监测解决方案。主要面向用户终端设计。用户利用无线传感器网络节点采集自己身体各类信息(如心电 ECG、脑电 EEG、肌电 EMG、呼吸体温等生理信号),并将信息进行初步处理后送给 Sink 节点,Sink 节点对数据进行计算、处理、存储显示。另一方面,系统还通过通信网络与医疗服务端(如医院、医师、监护中心等)建立连接,实时地将用户身体状况通过网络传递给远程数据库或医生,实现医疗信息的数据库管理,真正实现远程监护诊断。医疗中心通过 GIS 信息查询系统方便了解被监护人的地理位置,提出治疗方案后再传输给前方医师,就能得到最及时有效的诊断治疗(图 3-10)。

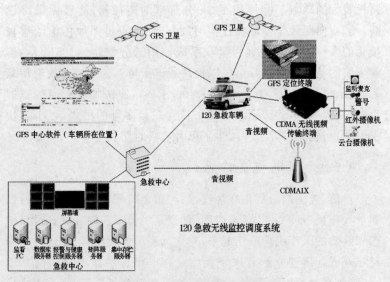

图 3-10　无线电视会诊系统

(四)特殊作战部队医疗诊断系统

特殊作战部队医疗诊断系统的主要任务和功能是作为一种工具,为特殊作战部队医务人员管理电子信息。该系统综合大型医学图书馆参考阅览功能、诊断和治疗决策辅助功能、长期继续医学培训功能、医疗工作计划功能于一体,为单一的便携式计算机设备,并与互联网相连,具有数据更新能力。对特殊作战部队看护兵的训练,在外科、麻醉科、医学科、检验科、病理科、药理学、放射科、心理学、妇产科、儿科、热带病学、预防医学、内科等学科,超越对战场看护兵的训练。该系统记录医学决策保障规则中的主要内容,以便及时提供决策反馈,并设有交互式模拟模块以备用。目前继续对该系统进行开发,包括与远程会诊系统、医学侦察、个人信息载体等界面的兼容;与医学语言识别、语言翻译以及化生武器威胁模块相组合。

二、野战远程医学设备

（一）便携式远程医学系统

便携式远程医学系统是全科诊断系统，由坚固型膝上型个人电脑、电视会议系统软件和一套远程医学检测设备组成。其通信设备为双向国际海事通信卫星全球网（GAN）及卫星终端设备，该系统可在现场包括地处边远地区的野战医院或分散单位的诊所对伤病员进行检查，后方医学中心的专家可查看检查实况，并可对视频信息和文字资料、数据，如眼检查、心音听诊等进行记录，并通过ISDN或卫星传递至世界各地医学中心。

配备的诊断设备有：AMD 300 S 照明和成像系统，可用于检眼镜、耳鼻喉镜和皮肤镜的照明成像、AMD 2500 一般检查用摄像机、AMD 2500 电子听诊器、AMD 8200 生命指征监视仪、AMD 3875 12 导联心电图仪、视频多媒体数字信号编解码器，可提供512Kbps H320 和 867kbps H323 国际协议会议（图 3-11）。

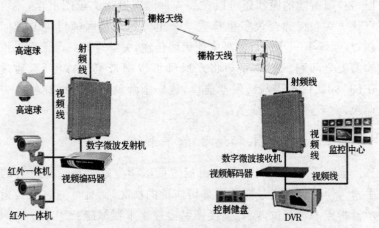

图 3-11　消防、野战等军事野战条件下远程会诊

（二）可部署旅远程登录新型远程医疗系统

据美国国防部远程医疗和高级技术研究中心（telemedicine and advanced technology research cemer，TATRC）的透露，美军在伊拉克战争中可能使用一种名为旅远程登录系统的新型远程医疗系统。这是美陆军自行开发研制的转发器，有两个公文包大小。美军已在阿富汗战争中使用该系统，现部署于阿富汗南部巴格兰战区支援医院。该系统一端通过卫星与德国兰施图尔地区医疗中心连接，另一端与巴格拉姆医院医疗帐篷中的笔记本电脑相连，包括药房、急救室、后勤处和化验室等辅助科室，服务器和路山器则安装在德国兰施图尔，数据传输速率为 768 kbps/s。该系统可以实现双向通话，传输高分辨率图像视频和数据、大型电子邮件以及交互式检查等。目前巴格拉姆医院已经建立了放射医学、皮肤病学、眼科学和精神病学的远程医疗系统，可传输 X 线片、超声诊断图像和计算机断层扫描（CT）结果。另外，将数码相机安装在医疗设备内，野战医护人员可以直接获得符合医学标准的数字化图像。巴格拉姆医院的医师还可以在线查询陆军医学文献图书馆，还可以让士兵在视频会议室里与数千公里外的专科医师讨论心理问题，该系统下一步的目标是实现无线传输，关键是如何保证无线传输的安全问题。美军希望将来医师可以携带笔记本电脑，通过 IEEE 802.11 b 卡与转发器连接，这样医师就可以在医疗帐篷中巡视，而不必移动伤病员。

（三）远程手术和远程指导系统

远程手术（图 3-12）是指由远方的医学专家直接参与患者的手术。他不仅可通过视觉了解伤病员的情况，而且可通过激光指示器指点手术部位，或者直接操纵遥控手术器械施行手术。美国防部 DARPA 研制的远程遥控现场手术系统，通过动物实验和模拟现场演练证明已获成功。远程遥控手术由遥控手术室和外科中央工作站两部分组成。遥控手术室配置一架三维摄像机及遥控操纵设备,中央工作站配置一台三维视频监视器、立体声设备和手术器械。这些器械设备能进行精细控制、操作,并具有触觉和力反馈。远程遥控手术工作站进行的是比例为1∶1的手术。今后,若采用更先进的技术,如放大显示和显微手术器械还需进行显微手术甚至细胞手术。外科医师也可方便地对机体微小结构,甚至对细胞内的多种细胞器,如线粒体、高尔基体等进行手术。

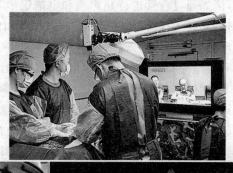

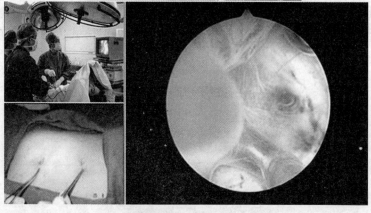

图 3-12 远程手术指导

（四）手提式超声波诊疗系统

超声远程医学和遥控引导疗法是提高战场一线医务人员对伤员的现场救护能力的一个重要方面。美军试图采用便携超声仪对战场伤员进行远程超声检查并实施远程超声引导下治疗。其主要研究内容为：确定小型便携式超声仪（图 3-13），对各种急诊和外科急诊的诊断价值，包括急性心脏压塞、气胸和腹腔内出血；扩大数字式超声心动描记术和区域远程医学的范围，保证远程医学中心专家实施，诸如通过食管进行超声波和电描记术等专门诊断方法的实施；研制无线远程医学系统，把超声波图像和信息快速从小型便携式超声仪输送至远方观察站；研制一种超声引导下经皮穿刺进行诊断和治疗的精确定位和引导法，该技术和设备可用于急诊心包穿刺术、胸腔穿刺术、关节穿刺术及血管穿刺术；把无线远程测量与超声引导经皮穿刺结合，研制成遥控引导装置，即形成一种实时三维超声波扫描术，在作战前线对伤病员进行三维超声检查，使对声谱仪操作经验较缺乏的人员采用该技术即可获得有诊断意义的成像。三维数据通过超声信号的获得，对捕获图像的处理速度快，采集到的三维数据通过"储存—传递"方式传输至后方

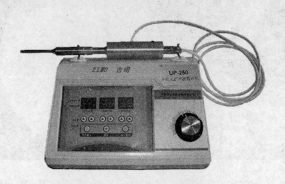

图 3-13　手提式超声波细胞粉碎机

医疗中心,供有经验的放射科医师分析诊断,以决定是否后送。

三、各种医疗后送装备

医疗后送是伤病员经火线抢救或现场抢救,通过各级救治机构的分级救治与转送逐步得到完善治疗的卫勤保障活动。现代战争条件下,伤病员数量多,伤情复杂严重,因此对医疗后送工具提出了更高的要求,尤其是目前远程医学已渗透到各医疗阶梯,甚至前沿急救站,因此它也自然整合到各种医疗后送工具中去,以发挥其优越性。

后送标准主要以各级医疗机构的住院时间和收容量为标准。基础级提供最初的急救和预防医学措施;一级医院住院时间 2d 或收容 5 名伤病员,提供紧急复苏和稳定病情的医疗技术;二级医院住院时间 7d 或收容 20 名伤病员,提供高级生命支持与早期外壳治疗;三级医院住院时间 30d 或收容 50 名伤病员,提供全面诊疗服务和部分专科治疗;对于 30d 内无法治愈归队的伤病员应由三级医院出具伤病员医疗报告,及时申请医疗遣返,安排在所在国家相当于 4 级医院的医疗机构,提供专科与康复治疗,具有恢复、疗养的功能。

目前美军主要改进下列医疗后送工具。

(一)UH-60Q 空运医疗后送直升机

UH-60Q 直升机(图 3-14)为新一代空运医疗后送平台,是在现有的陆军 UH-60 直升机基础上装备现代化的医疗设备,是一种集后送、治疗、通讯于一体的新型医疗平台。装备了数字化通信设备,改善了综合性多普勒和全球定位系统的功能,加强了人员定位功能,配备了夜视镜和前视红外设备。在伤员救治的黄金时间内,它是一种可实施救护同时后送的理想空运后送平台。该直升机可同时接纳 4 副担架伤员,装备早产儿保育箱、制氧系统、呼吸道吸引系统、环境控制系统、心血管监视系统、机械升降系统,可在机上开展气管畅通、静脉输液等,适合于各种地形的医疗后送、战场或海上伤员的换乘等,预计在 2015 年以前装备部队使用。

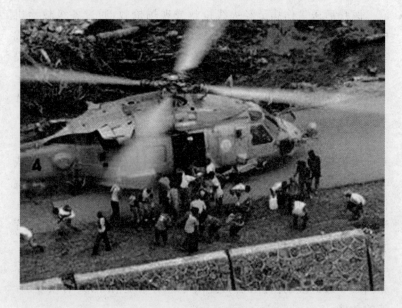

图 3-14   UH-6Q 直升机

(二)医疗后送车

美军针对海湾战争中存在医疗救护车辆行进速度落后于一线部队的前进速度的不足,决定对原有的 M113 地面救护车进行改进。新型 AMEV 车型底座为 Bradley 战斗车辆,设计时速为70km。与现有的 M113 地面救护车相比,AMEV 三防功能明显改善。机动性好,伤员急救设施全面,车内安装一套制氧系统、呼吸道吸引系统、远程医学咨询系统、现代通信系统、超高压核生化战剂空气过滤系统、生命保障系统和发动机降噪系统,其内部可接纳4名担架伤员或8名一般伤员,具有更强的伤病员救治能力。

(三)装甲医疗车

装甲医疗车(图3-15)可使战地看护兵在该医疗车内为伤员开展救护,车上容积大,并配备了一套医疗急救器材。装甲医疗车(AMTV)与现行的战地医疗救护车最大的不同是战地看护人员无须首先在车外搭建帐篷,然后才接收伤员,只能在帐篷内开展医疗救治。装甲医疗车在车内即可开展急救复苏、稳定伤情,且车体由装甲材料建造,采用 MLRSES/ C2 防弹功能。AMTV 主要功能有:能够跟随作战部队行动,机动灵活性好;装备有远程医学系统,与医学中心保持联系;通信设施优良,越野性能强。该医疗救护车将替代目前的战场救护车。

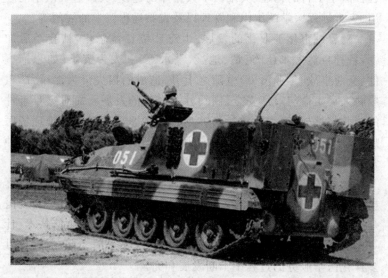

图3-15　装甲医疗车

第四章　灾难远程医学

第一节　远程医学在灾难应急
救治中的应用

　　本章旨在介绍远程医学在灾难应急救治中应用,主要内容包括灾难远程医学的必要性和应用需求、远程医学概念和作用、灾难远程医学平台的构建、灾难医学数据库的建设、灾难远程医学的应用、灾难远程医学的组织和管理以及灾难远程医学的展望等。

　　随着城市化工业化的发展,生态环境日益恶化,社会矛盾加剧,各种自然灾难(如疫情、地震、洪水等)和人为灾难(如恐怖事件、交通事故、工业污染)也随之上升,造成的损失极为惨重,严重威胁人类生命与财产安全,制约社会经济的发展。面对灾难事件的威胁与挑战,远程医学参与灾难救援能够显著提升灾难现场医疗服务水平和服务能力,并已成为许多国家开展灾难救援的一种常态化形式。

　　远程医学是信息技术与临床医学相结合的产物,即运用计算机网络、远程通信和多媒体等技术,跨越空间限制,远距离实现医疗、保健、教学等服务的一种新型医疗模式。以现代通信技术、计算机和多媒体等先进技术为基础,远程医学突破时空限制,在提供多样化医学服务的过程中不断发展和完善。

　　随着无线宽带多媒体技术的迅猛发展,远程医学在远程监护、专家智能决策、灾情预警预测等方面的应用功能得以不断加强,从而大大提升了灾难现场医疗救治、灾难预警预测、灾难应急卫生管理决策的整体水平。总之,远程医学在突发灾难救治方面的综合应用具有重要的战略意义和社会经济效益。

一、灾难远程医学的必要性和应用需求

(一)灾难医学救援的特征

灾难医学救援是在院前急救医学的基础上不断完善和发展起来的,并逐渐发展为一门相对完备的学科。以 20 世纪 70 年代在美国成立的世界急救、灾难医学协会(World Association for E-mergency and Disaster Medicine, WAEDM)为标志,真正成为一门独立的学科——灾难医学。

在长期的院前急救实践中,为提高群体灾难事件和公共卫生事件的救援救治能力,有学者推荐灾难救援管理的核心理论应该是危机管理的 4R 模式,即缩减(reduction),预备(readiness),反应(response),恢复(recovery),包含了事前、事中、事后管理。从某种意义上讲,灾难医学有别于传统的院前急救,最大的区别就在于组织与管理。由于灾难事故具有突发性、群体性、复杂性、破坏性,因此灾难医学救援的组织和管理也具有不确定性、应急性和预防性三大特征。

现代医学救援模式已经从单纯的、粗放的院前急救转运医学模式发展成为代表政府职能的集医学急救、灾难救援、医疗保障、危重病监护及转运等功能于一体的医学模式;灾难应急救援体系也已经从单一医疗机构或医疗机构之间的医疗救治体系转变为成政府部门、军队、医疗机构和社会化组织共同参与下的多元化、立体化协同服务体系。现代灾难医学救援具有如下特征:

1. 灾难应急救治组织管理的不确定性 由于灾难发生的突然性,不可能有成建制的救灾医疗机构坐等任务。通常是灾难发生时才集中各方力量,根据灾难发生的特点,随机组织高效率的临

时机构,而且要在最短时间内完成集结,奔赴灾区,迅速开展工作。因此有必要利用远程医疗为灾难医学救治管理提供有力的信息化支持。

2. 灾难救援现场的危险性　灾区生态环境往往遭到严重破坏,网络通信、交通运输等公共设施无法运行,缺少水、电、食物、药品等,生活条件十分艰苦。大型医疗设备和优越的救护设施很难在灾难现场获取。救灾医疗工作须在灾难现场就地进行,加之各种继发性灾难随时可能发生,抢险救灾和紧急医疗同时展开,从而加剧了救治环境的危险性。需要快速恢复应急通信,以便利用外界远程医疗资源和诊疗条件为现场伤员进行诊断和紧急医疗救治。

3. 灾难伤情救治情况的复杂性　不同灾难事件造成的伤情有所不同,伤类、伤型和伤势差异显著,因此灾难伤情救治工作复杂多变。同时,灾难伤情救治具有高度的时效性,灾后伤员得到救护的时间越短,存活率越高,拯救生命必须分秒必争。传统的内、外、妇、儿的分科不得不打破,全科和专科医疗救治工作须同时并举。另外,灾难应急救援还包含了许多公共卫生学和预防医学的内容,无论是原发性疫病的灾难还是灾后的传染病预防与控制都离不开公共卫生学和预防医学。而灾难伤病员及现场救援人员由于受到强烈刺激往往导致严重的心理疾病和心理障碍,还需要心理咨询和干预工作的及时参与。

4. 灾难应急救援工作的社会性　灾难应急救援关注对象往往是大规模的人群,灾难救治工作侧重于院外救护与管理,所要解决的问题除医学问题外,还包含大量社会学、心理学、管理学等方面的内容。灾难应急救援需要参与单位之间密切配合、协同服务,需要动员必要的卫生力量并将其组成严密的救援网络,充分发挥医学科学技术能力,控制灾后疾病的发生和流行,保障灾区居民身心健康。因此利用远程医疗信息服务平台,进行灾难医学救援信息共享和业务协同也是十分必要的。

（二）我国灾难医学救援存在的问题和不足

我国灾难医学救援体系建立在国家应对各种突发公共事件的框架之下。国务院是突发公共事件应急管理工作的最高行政领导机构，在国务院总理领导下，由国务院常务会议和国家相关突发公共事件应急指挥机构负责突发公共事件的应急管理工作，必要时，派出国务院工作组指导有关工作。灾难医学救援涉及社会多个部门，沿用传统行政指导模式，一旦灾难发生，我国卫生行政部门可以最短时间调集各路医务人员赶赴灾区实施救援。具体而言，我国灾难医学救援在灾情评估、指挥管理、现场救治、分级转运、民众自救等环节存在以下问题和不足：

1. 灾难医学救援基础信息缺失　快速、准确的医疗卫生需求评估，为开展灾难现场医学救援提供决策依据。而卫生灾情评估的缺失，必然导致救援指挥系统无法统筹安排医疗救援力量，使应急预案的制定、救援力量的分配、药品器械的准备、转运工具的衔接等方面均出现偏差。

2. 灾难医学救援的统筹指挥不力　当灾情发生以后，尽管全国各地医疗队迅速奔赴灾区，但不同部门、行政区域、上下级和友邻区域间的应急预案无法对接，大量临时性指挥机构各自为政，缺乏明确的统一组织管理体系，地方和军队的隶属关系不明，通信联络体系不完善，数据信息不统一，后勤保障体系不配套等问题仍大量存在，造成灾难医学救援的效率大打折扣。

3. 灾难医学专业人员的短缺　目前，我国共有 4 类 11 支国家级卫生应急队伍，但专业灾难医学救援人员依旧严重短缺。大多数紧急赶赴灾难现场的医疗救护人员没有经过灾难医学的专业培训，不了解灾难医学救援的特点，缺乏灾难医学救援的特殊技能。

（1）后方救治体系弊端凸显：灾难现场伤员的转运在灾难医学体系中不容忽视。转运环节不顺畅导致转运滞后、二次损伤、途中死亡等现象时有发生。而缺乏伤情救治原始记录的现场转运，又增加了后方医疗单位紧急救治的难度。同时，病人往往在首诊医院里无法得到正确的评估和确切的治疗，部分伤员被转运到无救治条件的区、县医院而不得不再次转院，丧失了实施救治的黄金时间窗。

（2）灾难医学普及范围不足：在我国，灾难以往多被归为社会救援的范畴，并未引起医务人员的高度重视。灾难来了由政府出面，调集各方力量，全力以赴应对困难，灾难过去了，人们被动等候下次灾难不期而至。实际上，灾难发生时，广大群众是第一目击者、受害者，也是应该成为最快施救（包括自救）的人员。目前国内公众的自救与互救意识还非常淡漠、社会广泛参与应对工作的机制还不够健全，这些因素都成为灾难再次转化为灾难的诱因。

（三）灾难远程医学的必要性

1. 加强组织管理与远程医学需求　灾难医学救援是一项系统工程。灾难救援医学是一门需要由政府主导发展、全社会参与的实践性强的新兴交叉综合性学科以灾难学、临床医学、预防医学、护理学、心理学为基础涉及社会学、管理学、工程学、通讯、运输、建筑和消防等多门学科。需要应用远程医学，加强数据整合与共享，以促进多学科领域交叉与合作。灾难医学救援需要依靠强有力的组织体系和多部门协作。灾难医学救援关注对象往往是大规模的人群，灾难救治工作侧重于院外救护与管理，所要解决的问题除医学问题外，还包含大量社会学、心理学、管理学等方面的内容。

灾难应急救援需要参与单位之间密切配合、协同服务，动员全国卫生行业力量并将其组成严密的救援网络，充分发挥医学科学技术能力,控制灾后疾病的发生和流行,保障灾区居民身心健康。重大灾难具有突发性、群体性、复杂性等特点,应在当地政府统一领导下开展灾难医学救援工作,依托强有力的灾难应对指挥体系和应急救援网络,动员一切可以借助的应对资源共同实施救援任务。

因此,利用远程医疗信息服务平台,进行灾难医学救援信息共享和业务协同是十分必要的。另一方面,由于灾难发生的突然性,不可能有成建制的救灾医疗机构坐等任务。通常是灾难发生时才集中各方力量,根据灾难发生的特点,随机组织高效率的临时机构,而且要在最短时间内完成集结,奔赴灾区,迅速开展工作。因此有必要利用远程医疗为灾难医学救治管理提供有力的信息化支持。

2. 广泛内涵与远程医学需求 灾难医学救援内涵较急救医学更为广泛。灾难救援医学不同于传统的急救医学,涵盖了包括灾难伤员搜救、检伤分类及评估、紧急救治、伤员转运、移动医院的建立和运作、灾区医疗机构的重建和灾区防疫等内容。但是灾难现场医疗人员有限、专科有限,因此现场医疗资源的短缺是必然的,借助远程医疗技术加强医疗资源整合能力,开展多学科联合诊疗和实施远程专家指导以加强现场医疗救治能力十分必要。

3. 人员匮乏与远程医学需求 灾后出现的大量伤员导致医疗需求急剧增加,同时灾区卫生机构和卫生设施遭到损失和破坏,丧失不同程度的救援能力,需要大量的医护人员和医疗资源进入灾区参与灾难应急救援。有必要应用远程医学平台为灾难医学现场救援提供支持,一方面可整合灾难地区以外的专家资源,为现场应急救治提供远程专家咨询和技术指导;另一方面利用远程医学平台开展灾难医学相关知识的远程培训,具有培训效率高、培训数量不受限制的好处。

（四）灾难远程医学的应用需求

随着通信技术的发展和远程医学服务内容的日益丰富和完善，远程医学已经渗透到灾难医学救援的各个阶段，无论是灾前备战、灾后院前急救、灾后恢复重建等阶段，远程医学的确起到了非常重要的作用（图 4-1）。

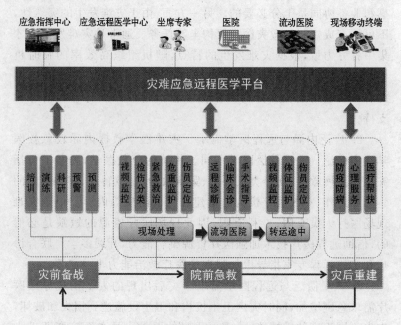

图 4-1 远程医学在灾难应急救治的不同阶段发挥作用

1. 灾前预测与备战阶段　此阶段是一个常备不懈的过程。在灾难预测与准备阶段，需要利用远程医学平台进行信息资源整合与共享，开展远程医学教育，建立各种专家智能系统。有一项重要任务就是制定灾难救援应急预案，需要针对特定的灾难类型，收集和整合相关法规与应急预案、临床救治信息、疫情信息、相关医学文献和报告、疾病知识、个案信息，以及社区知识等信息。另外，需要加强灾难医学救援组织体系建立、进行灾难医学专家、医疗机构、专业化医疗救援队伍以及其他医疗健康组织等医疗资源的整合，利用远程医学平台对医护人员、相关高危行业人员（如公安、交通行业）进行灾难医学专题培训，对普通公众进行灾难医学健康教育。

进行灾难医学救援智能系统的研究和开发，提高灾难医学救援组织管理的科学决策水平；进行专家辅助决策系统的研究和开发，提供灾难应急救治规范化诊疗水平和服务质量，减少误诊误治。

2. 灾后院前急救阶段　此阶段一般将持续几个小时甚至几个星期。此阶段首要任务是进行灾情评估、灾后恢复需求、收集灾难相关信息，在相应的灾难医学救援智能系统帮助进行灾情评估和灾难医学救援需求，然后制定灾难应急救援计划并组织实施，包括组建灾难医学救援队，进行相应的救援装备和物质的紧急调配，针对远程专家、医疗救护人员、高危行业人员以及普通公众进行远程灾难医学专题培训和教育。另一项主要任务是启动灾难远程会诊，根据具体的灾难医学救援需求，紧急组建专家队伍，为现场提供 7X24 小时远程会诊服务，开展远程诊断、远程临床会诊以及远程手术指导，利用无线传感器为危重症患者提供远程监护。现场医师利用手持移动终端进行伤病员后送转运安排，获取应急救治临床诊疗决策支持。

3. 灾后重建阶段　根据灾情严重程度的不同，灾后重建阶段将持续几个月甚至几年。此阶段的面临的任务是进行灾后医疗卫生基础设施、医疗卫生服务体系的恢复重建。

灾难医学救援的重点任务是防疫、防病和心理救助。卫生防疫是灾难医学的重要部分，为防止灾后疫病流行，防疫工作已成为灾难救援的重要组成部分，贯穿于灾难医学救援的全过程。心理救援是灾难医学不可缺少的重要部分灾难救护中不仅要救治伤员的身体创伤，还需关注伤员的心理健康，不仅要关注伤员的心理问题也要关注救护人员的心理健康。灾区医疗体系的恢复重建需要一定时间，因此需要借助远程医学为灾区提供医疗帮带服务。灾后防疫和心理救助也需要远程医学的介入。

（五）灾难远程医学的重要意义

1. 提升灾难应急指挥和科学决策能力　远程医学搭建了现场医生与远程专家、远程指挥中心之间的信息共享和互动交流的技术平台，促使灾难应急指挥和卫生管理工作更具有预防性、针对性和高效率。

2. 提升灾难现场应急救治能力　借助远程医疗技术将灾区以外的优质专家资源和技术向灾难现场延伸，开展远程诊断、远程临床会诊和远程监护，提升灾难现场的应急救治能力，提高现场救治资源的使用效率。使伤病员第一时间内就能得到高水平、及时的现场紧急医疗服务，减少因救治水平不足或治疗不及时而造成的伤残和死亡，同时降低因转运带来的医疗成本。

3. 提升灾难现场综合救援效率　在远程专家咨询和技术指导下，显著地提高了灾难现场医生诊断的准确率，减少了伤病员的转运后送，使灾难伤病员在现场就能得到高水平医疗救治的同时，也节省了灾难现场十分宝贵的运输资源和人力资源，从而提高灾难现场的综合救援效率和能力。

4. 促进相关产业的技术创新和发展　由于灾难应急救治关乎人民群众的生命，属于社会公益性服务，因此救治效果第一，成本花费第二，可以推进很多先进技术的研发与应用，有力促进相关产业链的创新和发展。

二、灾难远程医学平台的构建

　　为了提升灾难应急救治服务能力和服务水平,挽救生命、降低伤残率,减少不必要的转运,构建远程灾难应急救治平台是非常必要的。该平台应以被救助个体为中心,借助于先进的网络通信技术、计算机多媒体技术、无线传感网技术,以灾难应急电子病历为核心,以高水平、经验丰富的远程医疗专家和临床科室为依托,构建远程医疗系统,以在现场医疗救治地点(灾难医学现场医护人员)和远程医疗中心(远程医疗专家、临床专科)之间建立起信息共享和沟通交流通道,实现文字、图片、影像和音频、视频等信息采集、存储、传输、展示,为现场应急救治提供远程影像诊断、交互式远程会诊、危重症监护(包括检测和预警)、交互式视频会议和远程教育等服务。以下是远程灾难应急救治平台的典型场景描述(图4-2)。

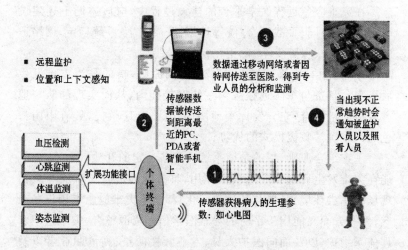

图 4-2　远程医疗介入灾难现场医学救援模式图

灾难现场医护人员利用手持终端(手机或平板电脑)进行伤员伤情信息记录(包括动态采集、快速评估和自动分类);通过高性能数码相机、移动 PACS 工作站进行医学影像采集和传输。现场监护中心上的移动灾难应急电子病历进行伤病员伤情信息采集、提出远程会诊申请和接收来自无线生物传感器采集到的多参数生命体征信号,针对生命体征或突发急症的生理信息采集并通过无线传输技术发送到远程救护中心,实现多路生物医学信号同时采集,综合运用数据融合、数据挖掘等技术对数据进行实时分析,并在异常情况下向远程救护中心(如医疗中心、野战医院等)发出报警。远程救护中心对报警信息进行进一步分析确认,反馈诊断结果和处方建议,在必要的情况下,对病人进行远程紧急救护技术指导和专家咨询。

(一)平台建设原则

在灾难应急远程医学平台的建设过程中,应该遵循下述建设原则:军地协同、平战结合;统筹规划,开放共享;系统稳定,网络适应;标准统一、保障安全;急用先行、实效易用。

1. 军地协同、平战结合　军队协同原则,指的是当灾难发生后该平台具备与军队远程医学系统对接能力,从而实现部队与地方救援力量结合;充分发挥军地协同作战、有序救援,具有中国特色的灾难医学救援模式的优势。

平灾结合原则,指的是该系统应具备一定的开放性,一方面既能在灾难发生后起到应急救治作用,具有能够适合灾难应急救治现场的恶劣环境,又能与各种数字化、移动化灾难应急专用设备兼容;另一方面又能用于平时的灾难医学信息资源整合,灾难组织管理体系维护,以及面向医护人员、专业救援队伍、高危职业者以及公众提供远程教育、信息咨询和在线学习。以保证建成的远程医学平台能够物尽其用、一举多用。

2. 统筹规划、开放共享 统筹规划原则是指建立灾难应急远程医学平台不仅要考虑医学本身问题,还有相关技术和资源,包括通信、多媒体、数据协同,以及医疗信息等统筹规划和综合应用。

开放共享原则是指一方面上述资源可用于灾难应急救治,也可以用于平常灾难应急准备,如提供远程灾难医学培训、远程查询、在线学习和科研协作;另一方面在构建系统时要充分考虑到系统的兼容性以及可扩展性,如系统架构的开放性、数据存储和应用服务的可扩展性等,以有效延长设备的使用寿命,使投资利用最大化。

3. 系统稳定、网络适应 系统稳定原则是指对于平台用户而言,系统的稳定性是保障服务质量的前提。

网络适应原则是指平台不仅能够实现对视频会议带宽的管理和视频格式的自动匹配,而且能够适应有线网、卫星网、3G 网络、无线自组网等多模式、便捷的组网方式。随着网络通信和多媒体计算机技术的发展,基于音视频技术的交互性、可视化功能在远程医学平台的应用越来越广泛,从而导致对带宽和流量的要求越来越高,因此在远程医学平台的建设中需要从流量控制和网络兼容性两方面来提高系统的网络适应性。

4. 统一标准、保障安全 统一标准原则,指的是远程医学平台的标准化不仅是与其他医疗信息系统,如院前急救信息系统、血站和血液管理信息系统、医院信息系统、区域医疗信息平台、社区健康档案以及其他远程医学平台,实现数据共享和互操作的前提,也是保障服务质量、促进远程医疗服务发展的关键所在。一个较为完善的远程医疗标准体系包括数据资源类规范、技术支撑类规范、信息安全类规范、管理与服务类规范等内容。

保障安全原则指的是灾难应急远程医学平台的构建必须充分考虑信息安全问题,强化信息安全意识,需要结合多种加密手段联合应用以提升灾难远程医学平台的信息安全性,有效阻止恶意数据的攻击,具有一键恢复功能。远程医学平台建设除在网络、硬件和数据中心设备安全性、操作系统安全性上遵循相关国际、国内标准以外,还要求在数据层面可以支持更细粒度的数据安全性,对用户权限的控制可以细化到数据模型的一个属性(按钮级别),以确保医疗卫生信息在非常复杂的应用环境依然保持高安全性和隐私性。突发灾难事件的敏感信息在不恰当的时机泄露可能会引起群众恐慌,甚至导致社会动荡,因此灾难信息发布必须从统一信息出口发布。

5. 急用先行、实效易用 急用先行原则指的平台可以首先提供一些比较重要的灾难应急远程医学服务功能,即数据优先,其次保障音频,最后保障视频。数据协同功能隐藏在用户日常体验中,不如"高清"之类的表象特征来得醒目,往往成为用户忽略的对象。事实上远程医疗应用中,远程会诊、远程监护、远程培训等应用都十分看重交互的实时性、超媒体信息的即时传输和交互等辅助功能,这都需要强大的数据功能。构建一个完备的灾难应急远程医学平台和服务体系也不是一朝一夕能够完成的事情,专家智能和预警预测需要建立在大量基础性数据收集和深入挖掘的基础上。

实效易用原则指的是平台建设必须立足于灾难现场应急救治实际业务需求之上,面向不同层次的应用。平台不仅考虑现在和短期效益,而且兼顾未来应用需求的增长和发展需要,包括总成本、长期运营成本及升级换代成本等;同时还需要充分考虑技术向上领先性、向下兼容性等因素。应该避免功能越多越好的误区,一套系统的功能越多,操作就越复杂,系统维护成本越高,越不利于非 IT 专业人员的使用,尤其是对于远程医学平台这种综合功能较强的系统。平台功能应简单易用,普通的用户不需要经过任何专业的培训就能够熟练操作,而后一点在灾难应急救治中则体现得尤为重要。

（二）平台功能结构

根据灾难应急救治实际情况分析，灾难远程医学系统的用户可分为灾难现场应急救护人员、灾难应急指挥人员、远程医学中心专家、远程医学服务人员及其他社会参与机构及人员。根据不同用户需求，系统功能设计应实现业务类、质控类、统计与分析以及数据中心等方面功能，具体包括：

1. **业务类功能** 包括灾难现场伤病情信息采集、自动评估与检伤分类工具、远程会诊、远程专科影像诊断、远程监护、RFID识别与读写、转诊转运、远程培训和信息发布等功能。

2. **管理类功能** 包括三个方面功能。一是用户分类与分级管理，即用户注册管理、用户操作权限管理和用户数据权限管理；二是数据资源分类分级管理功能：数据资源分类、数据资源开放类型等；三是质控类功能：数据标准符合性检验、数据合理性检验以及数据逻辑性校验以及信息冗余、传输时效性、错码率等审核功能。

3. **统计与分析功能** 包括数据统计、数据分析和辅助决策等功能。

4. **统一接口规范功能** 能够与卫生部门的应急指挥信息系统、血站信息系统对接，并能与其他远程医学系统如区域急救机构、床位、GPRS／GIS定位导航信息、医院信息系统、社区信息系统等实现信息共享。

5. **数据中心功能** 能够实现数据资源的整合、存储和调用，包括灾难伤员数据库、远程医学专家资源库、灾难医学知识库、灾难应急预案数据库等灾难医学数据资源的整合、存储和调用。

（三）平台总体架构

1. **总体架构** 平台技术架构图4-3所示，分为四层架构：

远程医学在灾难应急救治中的应用

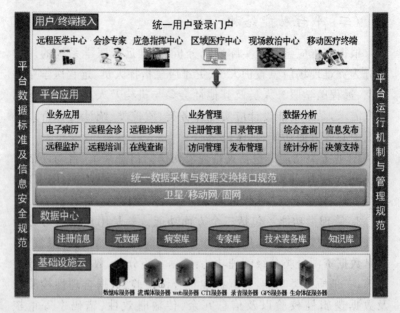

图 4-3　灾难应急远程医学平台架构

第一层是基础设施,集成了应用服务器、数据库服务器、视频服务器、音频服务器、GIS 服务器、GPRS 服务器等,为平台提供数据存储和调用的硬件和网络环境。

第二层是数据中心,实现注册信息、元数据、病案信息、专家库、知识库、技术设备库等数据的集中存储。

第三层是平台应用层,集成了业务应用、业务管理和数据分析等功能模块,实现数据的调用和应用管理。

第四层是用户/终端接入层,适合各种终端接入,包括远程医学中心、专家桌面、基层医院和现场移动医院,以及医生移动终端。

同时建立统一的数据服务标准和信息安全规范,以及平台运行服务机制和服务管理规范。

182

平台采取基于 B/S 技术架构模式,能够提供基于 Web service 的服务,即使没有培训过的医生或其他工作人员也能很快掌握。

平台具有兼容卫星、移动通信和固网的多模式组网能力。

2. 平台基本技术要求

(1)迅速处理灾难报警:当突发事件发生时,系统能够快速分析、准确处理灾难报警事发地点,及时处理报警事务,缩短报警时间,根据不同区域的医疗救护、固定医疗资源的分布,做到资源合理配置,提高整体急救指挥工作效率。

(2)便捷采集伤情信息:在灾难现场医疗救护所,现场救护人员通过移动医疗救治终端(图 4-4),进行灾难现场伤情信息采集、存储,并传输到远程数据中心。伤病员的生命体征信息通过传感器进行自动采集,现场救援医生使用移动终端 PDA 或平板电脑将采集到的信息存储到本地远程伤员伤情数据库中。移动终端具

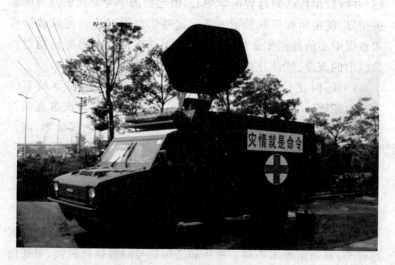

图 4-4　灾难现场移动远程会诊车

备小巧便携、灵活配备、使用简单、易于维护、安全可靠、抗毁性强、标准化程度高等特质,可与各级救治机构信息系统联合作业,亦适合医生携带作业。

(3)快速进行检伤分类:通过佩戴的 RFID 腕带,信息管理系统具有身份自动识别功能。同时系统具有快速读取、录入、增加、修改、传输信息功能,能够根据伤员的伤部、伤因、伤型、伤势进行自动伤情标识分类(绿、黄、红、黑)和伤员危险程度分类分级(危重、重、中、轻),并具有伤员伤情蜂鸣报警、定位等功能。

(4)适时连接远程会诊:系统拥有远程医疗传输通道,由现场医护人员提出会诊申请,由专家通过远程平台,根据伤病员伤情信息对现场诊断、救治提供实时的交互式视频会诊和技术指导。

(5)实时远程生命监护:在伤员送转运途中,现场医护人员通过生命体征监护系统可对急危重伤病员进行连续性的伤病情监控,并将数据传送到远程医学中心,由远程医学专家提供及时的救护指导,制定出相应的救治方案。这些信息同时读入灾难救治机构数据中心的数据库系统中,供日后上级灾难救治指挥机构对伤员救治的查询、统计分析、对比分析,并生成各种统计图表。

(6)随时定位追踪:基于地理信息系统/全球定位导航系统(GIS/GPRS),具有实时伤病员定位追踪功能,能够对灾难现场及转运途中伤病员进行实时追踪和实时监护,以提高救援效率,减少危重症患者的死亡率。

(四)关键技术

1. 通信技术　在远程实时会诊中,传送的医学信息主要有数据、文本、视频、音频和图像等形式。其中数据和文本信息的数据量较小,对通信要求不高。视频和音频信号的数据量较大,对通信和带宽要求较高。X 光片、CT 、MRI、骨扫描和 B 超图像等静止医学图像和运动医学图像,需要较高的带宽、较快的传输速度和较稳定的通信网络的支持。

总之,远程医疗是建立在现代通信技术基础之上的,离开现代通信技术,远程医疗将无从谈起。目前我国远程医疗采用的通信手段主要分为有线通信技术和无线通信技术两类。有线通信技术主要包括公共交换电话网,光纤网和有线电视网等。公共交换电话网成本低,但带宽较低,不利于实时图像和高清视频的传输,目前通过采用频分复用技术可以提供最高 3.5Mbps 的上行速度和最高 24Mbps 的下行速度。光纤网传输速度快,但铺设成本较高,一般主要用于骨干网的铺设。有线电视网属于单向通信网络,适合广播式的医学培训,但不具备交互性,广播电视网目前正在进行双向通信线路改造。从目前国内有线网络的发展情况来看,大部分地区还没有达到光纤到楼内或到用户的水平。现在用户使用最多、覆盖面最广、最廉价的线路就是电话线,通过 ADSL 便可实现高达 2~4M 的数字传输,基本能够满足一般视频会议的需要。为了保证通信质量,基于成本收益考虑,目前在建的远程医疗系统大中型医院之间通信线路往往选用 VPN 专网或光纤网,基层医疗机构及家庭用户更多地选用电话线接入方式。

有线通信网络连接成本低,传输速度快,工作稳定,有诸多优点。由于有线通信网络必须通过固定的电缆或光缆连接,无法支持自由移动和扩充,一旦有线网络基础设施遭到破坏则网络修复较为困难,不能满足重大灾难条件下开展应急救治远程医学服务的通信要求。

无线通信技术又分为广域无线通信技术和短距离无线通信技术。在许多场合,尤其是在野外探险、公路急救、交通工具,以及远离城镇的偏远地区,无法使用有线的方式实现通信,那么就必须使用无线通信来实现远程医疗。无线通信技术又分为广域无线通信技术和短距离无线通信技术。广域无线电通信又包括短波通信、微波中继通信、移动通信和卫星通信等。

综上所述,无线通信领域各种技术的互补性日趋鲜明。这主要表现在不同的接入技术具有不同的覆盖范围,不同的适用区域,不同的技术特点,不同的接入速率。比如 3G 和无线局域网WLAN、UWB 等,都可实现互补效应。3G 可解决广域无缝覆盖和强漫游的移动性需求,WLAN 可解决中距离的较高速数据接入,而 UWB 可实现近距离的超高速无线接入。

在灾难现场应急救治场景下,应发挥不同网络通信技术特点,进行灵活的、多模式组网,既能快速接入有线通信网络、蜂窝移动通信网络和卫星通信网络,也能在上述网络设施被全部摧毁或无法正常工作时进行自组织网络通信。以满足灾难应急救治的通信需求。

目前制约远程医疗业务开展的依然是通信技术水平。带宽是远程医疗应用的最大瓶颈,即使采用专线接入方式,其最高的传输速率还不到要求质量的 50%。当患者一方的图像和声音以不连续、非同步、不清晰的方式传给会诊专家一方时,专家的诊断无疑会受到较大不利的影响,影响了远程会诊工作的质量和医患双方的积极性。

因此,政府有关部门应积极制定法规和扩大应用范围,在政策上扶持远程医疗产品的生产企业,扩大市场规模,持续降低生产成本。医疗机构应不断发展远程医疗用户群体,既注重经济效益,又产生社会效益。

2. 无线医疗物联网技术 物联网技术是近年来快速发展的高新技术,已成为新一代信息技术的重要组成部分。物物相连的互联网是物联网最本质的定义,因此其具有三个主要特点:需要海量的不同类型的传感器及相关感知技术的大量应用和广泛支持;其核心基础仍是互联网,各种感知信息能通过网络进行实时传输;强大的能够对海量信息进行智能处理功能。因此,在世界防灾减灾斗争中无线物联网具体提供海量数据支持,以及对数据信息进行快速处理、分析和综合的能力。具体显著的应用价值。

国际电信联盟(ITU)于2005年就给出了物联网的定义:物联网,Internet of Things,即物物相连的互联网。其定义是通过射频识别(RFID)、红外感应器、全球定位系统、激光扫描器等信息传感设备,按约定的协议,把任何物品与互联网连接起来,进行信息交换和通讯,以实现智能化识别、定位、跟踪、监控和管理的一种网络(图4-5)。

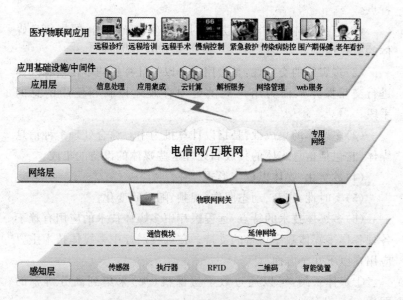

图4-5 医疗物联网网络应有架构图

其中物联网在移动医疗领域的应用备受瞩目。物联网医疗模式可以通过应用软件拥有更透彻的感知,更全面的互通互联以及更深入的智能化,利用物联网技术构建的电子医疗体系,可为医疗服务领域带来四大便利:

(1)通过电子医疗可以用很便宜的价格把现有的医疗监控设

备无无线化,降低医疗成本。

(2)有利于提升我国医疗服务现代化水平。

(3)信息在医疗卫生各领域与主体间共享互通。

(4)通过远程医疗和自助医疗,有利于缓解医疗资源紧缺的压力。

3. 多媒体技术　应用于远程医疗的多媒体,融合音频、视频和数据三种媒体的人—机交互式信息交流和传播媒体,具有以下特点:

(1)信息载体的多样性:是相对于计算机而言的,即指信息媒体的多样性。

(2)多媒体的交互性:是指用户可以与计算机的多种信息媒体进行交互操作从而为用户提供更加有效地控制和使用信息的手段。

(3)多媒体的集成性:是指以计算机为中心综合处理多种信息媒体,它包括信息媒体的集成和处理这些媒体的设备的集成。

(4)数字化:媒体以数字形式存在。

(5)实时性:声音、动态图像(视频)随时间变化。

(6)多媒体技术的特点:远程医疗中多媒体技术的应用有赖于各种各样多媒体数字设备的支持。在远程医疗中多媒体技术主要应用在以下几个方面。

①媒体采集:可以通过数字摄像机(头)采集到高分辨率的图像。

②媒体存储:音频、视频以及医学图像均需在计算机内暂时或永久存储,这可用磁性或光磁器件(如硬盘、软盘、光盘等)实现。

③压缩/解压缩:现在流行的 JPEG 图像压缩标准可以做到10∶1 到 20∶1,并经诊断结果表明它对图像没有损害性。

④图像处理:它的基本功能应包括角度旋转、水平垂直伸缩、校正采集误差,并在诊所条件下能用肉眼观察到清晰的图像。

⑤用户界面:在医学上图形界面最为普遍,因为它能反映更多的医用信息(可视化信息),因此显示器、键盘、鼠标以及窗口管理软件是最基本的远程医疗用户界面。另外,多媒体设备也是需要的。基于 Web service 的用户终端是用户界面的发展趋势。

⑥视频传输:根据不同的远程医疗需求,视频传输速率也是不同的,大致可以分为低速率和高速率传输两类,前者用于视频会议,后者则用于诊断视频的传输。

⑦音频传输:在远程医疗系统内除了视频外,还有音频传输,它也可分为低速率和高速率传输两类,前者用于咨询会诊,后者则用于诊断病情。

⑧静态图像(片)传输:通常静态图像(片)的传输是单向通信,传输速率以单幅来计算,并且流量具有突发性。

⑨病历档案:它也是单向传输,并且主要是文本信息,因此传输带宽要求不高。

⑩数据协同:数据协同是远程会诊系统最核心的功能,能够实现集数据、音频和视频的同步传输效果数据协同。

⑪网络联结:即支持各种媒体信息通过网络传输。

4. 多媒体远程医疗系统　根据多媒体远程医疗的设计目标不同,大致可以分为四类:一是以检查诊断为目的的多媒体远程医疗诊断系统;二是以咨询会诊为目的的多媒体远程医疗会诊系统;三是以教学培训为目的的多媒体远程医疗教育系统;四是以实时监护为目的的多媒体远程医疗监护系统。根据多媒体远程医疗系统的设计目标和需求不同其应用功能和操作方式也不相同,具体描述如下:

(1)远程临床会诊:远程临床会诊是在不同医院的医生之间交互式共享图像和医疗信息,这些信息来自病员所在的诊所和专家所在的医院或中央数据库。这些初诊信息传送给各地的专家进行会诊以确认当地的检查结果帮助当地医院进行诊断。该系统采用视频会议形式其中包括双向的音频与视频同步传送以支持口头和非口头指点,就像面对面谈话那样。虽然它对视频图像的质量要求并不高,但声音要清晰不能有中断或间歇。

(2)远程影像诊断:远程影像诊断是本地医生对异地病员所做出的初诊图像与医疗信息进行诊断,这是与远程临床会诊的重要区别,它要求图像在采集、压缩、处理、传输和显示过程中没有重要的信息丢失。该系统可以是同步的但也可以不同步,前者类似于视频会议方式。为了保证高质量地传输实时的诊断视频,要求通信网络的带宽要足够宽。非同步远程诊断是基于存储转发方式。此时将图片、视频、音频及文本都装在多媒体邮件内,并在适当时候发往诊断专家处,在专家做出诊断后,再将结果发回指定的病员。此时对通信带宽的需求允许比较低,不像远程会诊或同步远程诊断那样。通常远程诊断用于急救外伤病员,例如在战场或灾难事故现场急需对病员做出决定是否转送到具有较好医疗条件的医院抢救,或者外科专家可以通过远程诊断对农村医院的病员做出是否需要转院的决定。

(3)远程医学教育:远程医学教育是在通信网络上提供医学教育资料,要求具备文件和图像共享的能力,因此与视频会议的需求相同。该系统的功能应该多样化,包括课件点播、直播,例如在线的个别指导或课堂式教学或者离线的医学继续教育。另外,还要求具备点对点的不同通信方式。远程培训系统提供核心功能包括:视频点播,课件点播、视频广播和视频直播等。

(4)远程医疗监护系统:远程医疗监护系统是一种综合运用现代医学技术、计算机网络多媒体技术、现代远程通信技术,将院外采集到的患者的生理参数与视频、音频等资料通过网络实时传送到社区远程监护中心,动态跟踪患者病情发展的新型医学模式。它实现了医院功能的院外延伸,在灾难应急救治中用于院外急救,例如在灾难事故现场对危重症伤病员进行连续性监护,以免出现病情恶化得不到及时救治。

三、灾难医学数据库的建设

医学信息资源共享既是远程医学的重要内容,也是远程医学发展必不可少的资源保障。远程医学信息共享即指通过某种方式实现一定的医学信息资源共享。远程医学信息资源共享的关键在于其载体和应用方式。随着计算机和互联网技术的发展,用户通过网络即能够随时随地接触到大量医学信息资源。以前由于各种技术条件限制,使医学信息资源的共享主要停留在对医学文献资源的共享层面上,主要表现为医学图书馆间的联合书目检索和馆际互借。由于交易成本的限制,这种共享在深度和广度上都非常有限。863计划、科技支撑、973计划、科技创新基金、基础性工作、国家重点实验室等项目。国家人口与健康科学数据库建设极大地激发了科研工作者的研究热情,促进了医学数据资源共享和科研创新。

(一)灾难医学数据库建设目的

临床医学数据资源的整合与利用是医疗信息化需要解决的重要问题。灾难医学数据资源是临床数据资源的重要组成部分,为灾难应急救治临床和科研工作提供了不可或缺的数据支持。随着现代信息发展,远程医疗技术已经越来越多地应用于国内外各种灾难应急救治任务中。加强远程医学灾难应急救治数据资源的规范保存和整合利用,有助于提升我国灾难应急救治的快速响应能力、应急指挥的科学化和智能化,有助于提高我国灾难应急救治服务效率和服务质量,减少残疾发生。

我国灾难医学数据来源众多,一是来源于灾难现场应急救治信息;二是来源于已建成的各种相关医疗业务信息系统;三是灾难医学知识数据;四是灾难应急救治相关技术和装备信息;五是灾难应急救治相关科研成果信息。

灾难医学数据库是以灾难医学为主题,面向灾难组织管理、应急救治、科技创新和智能决策的应用需求,进行灾难医学数据资源整合与利用,为灾难医学救援提供信息查询、在线学习、统计分析等信息服务;在数据资源集成的基础上开展数据挖掘和智能决策等知识服务,提高我国灾难卫生管理的预警预测能力,提升我国灾难医学救援智能化和科学化水平,推动我国灾难医学科研的创新和发展。基于文献的医学研究不能满足临床医学发展和创新的需求,需要加快对临床数据资源的整合与利用速度,提高数据资源的统计分析与数据挖掘程度,从而促进灾难医学的发展和创新,提升灾难医学救援卫生管理决策的科学化、智能化水平。

目前我国已经开始了灾难医学相关数据库建设,目前对行业领域比较有影响的灾难医学数据库包括:1999 年四川大学华西医院牵头创建的中国人创伤数控库,2000 年解放军第三军医大学沙坪医院牵头创建了创伤数据库、2010 年解放军总医院牵头的战创伤临床标本资源库等。创伤数据库采取基于 B/S 模式的网络化的建库模式,具有数据采集、数据集中存储、数据统一管理和数据应用功能,还可以进行信息查询、在线统计与分析,开展伤情评价以及临床救治效果等。北京武警总医院研发出来一套地震灾难救援智能决策系统,能够根据灾难等级、灾区房屋结构、人口密度等资料,迅速生成智能化应急预案,自动生成人员、医疗器材及药品配备;提出早期预警、分级响应、科学处置、事态恢复等 4 个阶段医学救援工程模型,提高了医学救援工程效率,为灾难医学救援行动的准备、响应、启动、实施和后期恢复等工作的标准化运行提供了科学依据。不同的灾难类型造成的伤类各不相同。除了交通、地震引起的挤压伤、外伤外,还包括核辐射伤、烧伤、生化武器伤、爆炸伤等,同时还将引发一系列应激性内科疾病及应激性心理障碍等。在 863 计划的支持下,解放军总医院研究团队借助实地调查和文献研究方法,对我国灾难应急救治数据资源进行了现状调查和需求分析,开发出了结构化、标准化的灾难应急救治伤病员数据库,搭建了统一、开放的灾难应急救治远程医学协同工作平台,进行了灾难应急救治数据资源整合、网络协同环境建设和运行服务机制等初步探索。

(二)现状调查与需求分析

1. 建立灾难应急救治电子病历的需求 灾难应急救治数据资源挖掘和利用对于提升灾难应急救治科学决策能力、提高灾难应急救治水平、预后预测和疗效评价具有重要意义。通过对四川汶川、甘肃玉树等大地震灾难应急救治数据资源现状调查发现,由于缺乏适合灾难环境下便携式、数字化信息采集装备和无线传输网络支持,目前我国灾难应急救治数据资源大部分仍然为现场手工填写的纸质记录以及灾难后期一些回顾性记录,数据资源存储散落在不同的部门和机构,形成信息孤岛,不利于数据资源整合与利用,具体表现在以下方面:

(1)数据标准缺失、数据资源不能共享:尽管远程医学介入灾难医学救援的应用越来越普遍,但是基于远程医学支持的灾难应急救治连续性、全流程(包括灾难预警、现场搜救、检伤分类、紧急救治、危重监护、后送转运以及后续治疗和随访等)业务流程和操作规范还未有效建立起来,缺乏统一的灾难伤病员信息标准,灾难应急救治数据质量参差不齐、连续性差、完整性差、数据资源不能共享。同类数据反复多次采集,人力财力浪费严重。

(2)数据资源分散存储,数据资源缺乏整合:目前,灾难应急救治数据资源一般规模较小,往往分散保存在相关研究机构或项目专家手中,所采用信息系统相互独立,没有实现互联互通,缺乏统一的灾难应急救治数据资源整合平台,不利于灾难应急救治数据资源的保护和整合利用。

(3)灾难应急救治数据共享机制缺失:需要加强灾难应急救治

数据资源整合力度,建立有效的灾难应急救治数据资源整合运行服务和共享机制。因此,需要研究制定出适合灾难应急救治现场环境的研究型、结构化灾难应急救治电子病历。

2. 建立灾难医学主题数据库的需求　我国灾难医学数据来源众多。一是来源于灾难现场应急救治信息,如现场搜救、检伤分类与评估信息、紧急救治信息、危重监护信息、后送转运信息以及后续治疗和随访等;二是来源于已建成的各种相关业务系统,如应急指挥业务系统、急救系统、医院信息系统、医院电子病历系统等;三是来自于与灾难应急救治相关的应急预案、诊疗规范和临床指南、疾病防治知识、常用药品信息以及专题文献和科研成果等;四是灾难应急救治相关技术和装备信息,如适宜技术和专用应急医学救援设备;五是灾难应急救治相关科研成果,包括相关科研项目、基金、在研项目及结题项目的信息,包括项目名称、项目简介、牵头单位、项目负责人,以及已取得的科研成果等信息。因此有必要以灾难医学为主题,进行灾难医学主题数据库构建,建立灾难应急救治病案数据集、灾难医学知识库、灾难医学技术装备数据集,以及灾难医学科研成果数据库等 4 个数据集,以加强对上述灾难医学数据资源的整合、挖掘与利用。

3. 灾难医学数据资源挖掘与智能决策的需求　灾难医学数据资源建设的一个重要目的是为了实现灾难医学救援决策科学化和智能化。因此需要加强对灾难医学数据资源的数据挖掘,建立相应的决策支持模型,以满足灾难医学救援管理者对智能化灾难医学救援应急预案需求,和现场医护人员对临床专家辅助决策系统的迫切需求。

(三)灾难医学数据库的构建

灾难医学数据库为灾难应急救治提供灾难医学资源保障。灾难医学数据库是以灾难医学主题,对相关数据资源进行整合而成,为灾难应急救治活动提供相关信息查询、在线学习和统计分析等信息服务，以满足灾难应急救治工作对相关数据和信息的要求。

灾难医学数据库至少包含灾难伤病员数据资源、灾难专家数据资源和灾难医学知识数据资源等三类数据资源。灾难医学数据库数据资源体系和内容组织框架（图4-6）。灾难医学数据资源体系以目录树形式（也称数据库）体现，内容组织框架以相关数据集（也称元数据）体现。

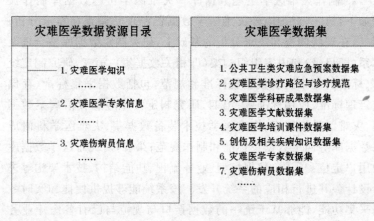

灾难医学数据资源目录	灾难医学数据集
1. 灾难医学知识 …… 2. 灾难医学专家信息 …… 3. 灾难伤病员信息 ……	1. 公共卫生类灾难应急预案数据集 2. 灾难医学诊疗路径与诊疗规范 3. 灾难医学学科研成果数据集 3. 灾难医学文献数据集 4. 灾难医学培训课件数据集 5. 创伤及相关疾病知识数据集 6. 灾难医学专家数据集 7. 灾难伤病员数据集 ……

图4-6　灾难医学数据库架构图

1. 创建研究型、结构化的灾难应急救治电子病历　针对适合灾难条件下使用的研究型、结构化的灾难应急救治电子病历缺失问题，构建以伤病员为中心的研究型结构化电子病历，通过灾难医学救援数据资源调查、国内外研究现状分析、灾难应急救治业务流程和信息流分析，提出灾难电子病历的需求分析和功能架构，组织相关专家和IT技术人员进行系统开发，实现包括患者基本信息、检伤分类、伤情评估、应急救治、后送转运、远程会诊、防疫防病、心理评估与治疗干预、院内治疗、随访等数据的结构化。实现以伤病员为中心的相关数据资源整合。制定出统一的灾难创伤评估、诊治、心理评估与干预诊疗路径、诊疗规范和疗效评价指标,建立能够满足不同创伤类别和并发疾病的电子病历模板,使现场医师能规范地录入收集灾难病案的发生、救治、结局与质量评估等救治信息。系统具有查询、统计分析和数据挖掘功能,并能很方便地进行资料的查询和分析,进行相关临床研究,以满足灾难医学相关及相关临床科研不断创新的需求。

2. 制作灾难医学主题数据库 灾难医学主题数据库制作流程如下:第一,对国内外灾难医学数据资源现状调查和需求分析;第二,在现状调查和需求分析的基础上,研究制定数据库整合框架体系(即目录)和内容组织构架(即相关数据集);第三,研究制定统一、标准的灾难医学数据集标准和规范,包括数据采集标准、存储与管理标准、应用标准等;第四,研究制定灾难应急救治病案数据集、灾难医学知识库、灾难医学技术装备数据集、灾难医学科研成果数据库等四个数据集标准和制作规范;第五,对灾难医学数据库的用户定位和需求、数据模型、业务流程、功能结构、技术架构等进行设计。并进行相应的系统开发。该系统能够提供便捷和实时数据采集功能,能够基于统一的数据接口与规范与已有各医疗业务信息系统进行数据交换和共享;强大的数据存储和管理功能,能够满足不同的数据格式,包括音视频、文本、图形等数据存储;灵活的按钮级别的用户分级分类权限设置;最可靠的信息安全以及相应的数据共享服务与协同研究机制。

(1)制作灾难医学专家数据集

①研究制定灾难医学专家数据集数据标准和制作规范。

②收集并整合灾难医学专家资源、灾难医学救援专业机构及专业救援团队信息,包括专科优势和技术特长等信息。

③开发出相关数据集功能模块,能够提供相应的信息检索、在线分析等功能,为灾难医学资源调度和组织管理提供支持。

（2）建立灾难医学知识库：灾难医学知识库是用来存储灾难公共卫生类应急预案（包括总体应急预案、专项应急预案和部门应急预案等）、应急救治诊疗规范、传染病防治规范、各类创伤及相关疾病词条、药品、相关文献和科技成果等医学知识。为灾难现场医护人员提供在线学习和知识查询，为灾难应急卫生管理者提供医疗决策支持。

灾难医学知识库涉及专业词汇（术语）多，词汇（术语）之间往往关系密切。基于 wiki 技术构建知识本体是一种新的知识组织方式，可以解决知识的共享和重用问题，便于展现出词汇（术语）之间相互关系和相关知识的快速查询（图 4-7）。

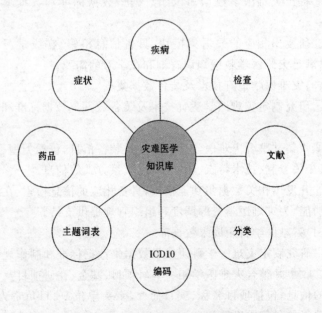

图 4-7 基于 wiki 技术的临床医学相关知识库构建图

①进行灾难医学知识的相关数据资源调查和需求分析。目

前关于灾难医学相关知识,一是包括灾难医学救援常见疾病,如外科疾病、紧急手术、手术麻醉等;常见内科疾病,如吸入性肺损伤、心肌缺血性疾病等;常见专科疾病,包括妇产科、儿科、眼科、耳鼻喉科、口腔科、皮肤科等专科疾病、特殊疾病救治,如烧伤、冻伤、中暑、溺水、破伤风、挤压综合征等疾病、对生化武器、核污染等所致损伤和疾病防治、常见灾难心理障碍和治疗、灾难卫生防疫等相关知识、技术以及相关诊疗规范、临床指南。二是突破学科限制,以灾难医学为主题,包括诊疗规范和临床指南、专题文献库、应急预案、疾病知识、常用药物、灾难医学救援培训课件等信息资源。

②提出灾难医学数据知识库数据集数据标准和数据集制作规范。

③研发出相应的数据集模块,具备信息检索、在线学习等功能,以满足灾难医学救援知识查询和在学习的需要。

(3)灾难医学适宜技术及装备数据集

①研究制定灾难医学适宜技术及装备数据集数据标准和制作规范。

②收集并整合灾难医学适宜技术及装备信息,包括类型、适用范围、相关专利、技术特点、相关企业、联系方式等信息。

③开发出相关数据集功能模块,具备相应的信息检索、在线分析等功能,为灾难医学资源调度和组织管理提供支持。

(4)灾难医学科研成果数据库

①研究制定灾难医学科研成果数据集数据标准和制作规范。

②收集并整合灾难医学相关科研项目、基金、在研项目及结题项目的信息,包括项目名称、项目简介、牵头单位、项目负责人,以及已取得的科研成果等信息。

③开发出相关数据集功能模块,具备相应的信息检索、在线分析等功能,为灾难医学科研创新提供数据支持。

(5)形成灾难医学数据库数据标准体系：主题数据库建设需要根据数据资源管理实际需求，并遵循相关国际标准、国家标准、部门标准或行业标准制定相关数据标准，对数据和数据元的组织、管理形式进行规范，才能保证数据能够被科学、正确地理解和使用，确保元数据的信息足够丰富，使用户能够方便快捷地找到所需的信息资源，并能与其他数据库进行数据交换和数据共享。

灾难医学数据库数据标准体系包括信息资源元数据标准、信息资源分类标准、信息资源标识符、灾难医学信息模型、数据集标准、数据元标准、指标标准和代码标准等一系列标准(图4-8)。

因此总体上讲，工作和生活中的数据需求产生了数据库与元数据库的建设需求；对其内容、形式进行规范的需求产生了数据标准。

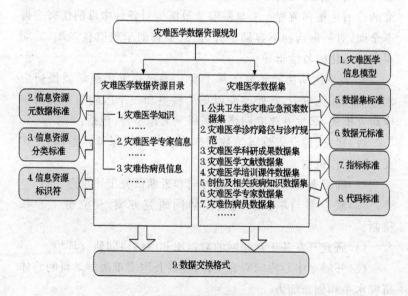

图 4-8 灾难医学数据资源标准体系图

3. 研发灾难医学救援智能决策系统　在地震灾难救援智能决策系统的基础上,面向其他重大灾难医学救援需求,如海啸、核辐射、生化武器、化学毒气以及森林火灾等,对相关数据进行分析和综合,制定相关基础信息采集标准与规范、建立特定灾难类型下的医学救援工程模型,研发出相应的灾难医学智能决策系统。该系统能够根据输入的灾难的类型、等级和可利用的救援资源等数据,自动给出灾难医学救援应急预案,从总体上提高我国灾难应急救治预案的针对性和科学化。

4. 研发灾难医学专家决策系统　在灾难医学知识库的基础上,研发灾难医学专家辅助决策系统,提升灾难应急救治的规范化水平、救治效率和救治质量。灾难医学知识库专家系统将事先装载在移动医生终端及车载信息终端,包括各种灾难伤员的规范、标准的救治常规和流程。一旦院前急救医生对各种中毒的伤害掌握不全面,对解毒药物不容易掌握,但只要查询车载信息终端,就能得到标准化的救治指导。

5. 研发网络协同研究工作平台　为提高灾难医学救援研究水平和国际竞争力,需要改变以单个科室和一个医院为基础的临床研究模式,研发并建立网络协同研究工作平台,包括:

(1)建立、健全灾难医学数据库建设的组织保障体系,制定相关协同工作机制。

(2)确定灾难医学学科发展方向和近期研究工作重点。

(3)联合参与单位共同制定协同研究方案,建立分工合作机制。

(4)研究开发基于互联网的数据库和网络协同研究环境。

(5)开展多中心协同研究工作,提高我国灾难医学学科的整体研究水平和创新能力。

（四）建设策略与建议

综上所述,灾难医学数据数据库建设将是一个长期的过程,需要总体规划,分步实施。这里仅从数据资源整合、规范存储和有效利用等方面对灾难医学数据库建设提出对策和建议。

1. 加强灾难医学数据资源整合 加强灾难医学数据资源的整合,将分散在不同地方的灾难医学数据资源进行数字化处理、集中存储、有序保存。对灾难医学数据资源进行注册登记和定期盘点。提高灾难医学数据资源保护意识,将数据资源整合作为灾难医学研究的一项长期的基础性工作。

2. 规范灾难医学数据资源存储 在建立灾难医学数据库前需要进行数据资源调查,获得各类数据资源的存量、增量和存储形式及数据格式。搞好顶层设计,编写需求分析与数据资源规划报告;制定相关数据标准和数据集制作规范。建立研究型结构化电子病历;开发从业务系统中自动抽提灾难医学数据的接口;通过数据加工,获得满足灾难医学研究所需的合格数据;制作相关疾病、临床标本、实验室检验、医学影像、病理等研究型数据集;对研究型数据集进行分类和 DOI(Digital Object Unique Identifier)标识;按照学科和疾病分类将各类研究型数据集进行集中存储和保护。

3. 促进灾难医学数据资源有效利用 根据灾难医学数据库的建设目标,为灾难医学数据资源整合与利用构建基于 B/S 模式的网络协同研究工作平台,具备灾难医学数据采集、数据存储和管理、数据应用等三大功能,灾难医学针对不同用户,提供灾难医学数据库的分级、分类管理权限。建立基于数据的多中心灾难医学协同研究模式,营造数据资源共享氛围,促进灾难医学数据资源的有效利用和共享。加强灾难医学数据资源的数据挖掘和智能决策研究,为提高灾难应急指挥能力、提升应急救治水平、培养优秀灾难医学专业人才、开展灾难医学创新型研究提供数据服务。

四、灾难远程医学的应用

(一)应急组织管理与决策支持

1. 应急组织管理　实现灾难应急救援组织管理的高效性。例如,地震发生时震区所有的通信都瘫痪了,失去了通信,就不能及时收到最新的命令和指示,也无法向外界取得联系求助。此时,可以利用医疗远程会诊车建立卫星通信通道,与后方指挥中心建立联系,及时将灾区的影像、图片资料和医疗救治数据等,通过远程医学网络传输给后方,使后方首长及指挥部能实时掌握灾区的第一时间资料并迅速作出部署决策。利用卫星通信手段可实现首长机关与前线救援人员的实时互动,在灾情汇报和鼓舞士气方面发挥了很好的作用。通过远程医学网络,还能与其他战区的兄弟部队建立联系,交流地震救灾中的经验,共享医疗卫生数据等。我前线医疗队的所有资料都是通过远程医学网传输到后方指挥部的,80%的后方命令是通过网络接收的。在抗震救灾期间,前方医疗队平均每天至少与后方指挥中心沟通1次,且不定期在网上召开视频会议,让首长机关实时了解前方一线动态。

重大灾难瞬间可导致大批伤病员出现,医疗需求急剧增加,组织管理的高效性无疑是能否实现有效救治的关键环节。当灾难发生时,军队和地方都将派出大批医疗救援队支援灾区,并成立临时救灾指挥部,指挥部一般以国家或行政区域为主,由政府、军队和社会团体的代表组成。对上述参与机构和人员实现高效的组织管理,首先需要整合资源、建立统一的灾难医学救援指挥体系,负责全权指挥、协调,真正把灾难医学救援的监测和应急处置纳入工作轨道。力求达到平战结合的目标,即平时负责救援预案制订、物资储备、救援演练及知识普及等;灾难发生时,动员各方力量,组织医学救援,进行应急指挥。

由于远程医学具备临时性和应急性特点,能够通过现场医护人员所持的灾难应急伤病员伤情信息系统移动终端、佩戴在头顶上视频监护系统进行现场伤情采集、共享和视频监控;利用远程医学信息系统中的视频会议模块可用来召开灾难应急会议、开展远程教育;利用灾难医学资源库实现在线灾难医学信息查询服务,从而实现灾难医学数据资源(如专家资源、医疗物资和装备等)整合与统一调度,伤员分级救治和后送等统一指挥,实现灾难医学救援组织管理的高效性。

2. 建立和完善远程介入下的灾难医学救援模式和救援体系

远程医疗能对灾难医学救援业务流程涵盖现场搜救、评估和检伤分类、现场救治、转运及灾后恢复重建过程中的防疫、治病等。在远程医疗的支持下,能够实现以伤病员为中心,提供快速检伤分类、伤情评估、阶梯后送、转运支持、灾后防疫防病以及灾后随访等信息共享和业务协同。伤员最初由靠近前方的救治机构进行救命性手术(损伤控制外科)或其他必要的救治,然后在后送途中和各阶梯中进行相应的治疗,从而完成治疗的全过程。实现上游和下游配置的许多医疗救援机构共同参与和开展多学科分工与合作。加强多学科分工与合作,即灾难医学侧重于现场救援;急诊医学侧重于伤后早期的急救;创伤外科侧重于在灾区附近的医疗点进行急救和损伤控制手术,后送至大医院再作专科治疗;而野战外科的组织原则和工作方法则贯穿于医疗救援全过程。灾难应急心理服务和干预治疗,以及灾后防疫和防病等服务。包括灾难医学、急救医学、外伤、野战外科、内科、传染病疾病防控、心理干预等,促进现场医疗救治与远程诊断、远程医疗会诊和远程生命体征监护、专家智能临床决策等远程医疗服务结合,实现上下游业务衔接,从而推动集医学急救、灾难救援、医疗保障、危重病监护及转运等功能与一体的灾难医学救援模式建立,完善部门、军队、医疗机构和社会化组织共同参与下的多元化、立体化协同服务灾难医学救援体系的完善。

3. 实现灾难医学救援决策的科学化和智能化　通过灾难远程电子病历系统和视频会议系统,现场救援人员可以及时将灾难现场的伤病员伤害的原因、病种、数量、伤势及时上报给远程指挥中心,远程指挥人员可以根据现场伤情变化,及时调整医疗资源配置,使之更适合灾难现场应急救治需要。同时,远程指挥中心又可以通过远程视频会议系统将最新的疫情、相关知识等及时通告给现场医护人员。从而提升灾难应急卫生管理能力,促进灾难应急卫生管理决策的科学化和智能化。通过灾难医学数据资源整合与利用,进行数据分析和数据挖掘,面向重大灾难构建出相应的灾难医学救援智能决策系统和专家临床辅助决策系统等。从而提升灾难医学救援体系的预测预警能力,以及灾难医学救援决策的科学化和智能化。由于信息技术的大量使用,通过信息的高速传递、实时视频监控和信息修正,可最大限度地避免灾难医学救援指挥的盲目性,这样,在实施灾难医学救援应急指挥和组织管理时,从伤情信息采集、传输和智能化指挥,将促进灾难医学救援从"被动型"向"主动型"发展,使灾难医学救援组织管理和应急指挥为主动,响应行动更加快捷,反应更加灵敏,灾难医学救援的功能将极大地提高。

(二)伤病员伤情信息采集与检伤分类

实时快速检伤分类和阶梯后送是灾难医学救援的首要原则。评估和检伤分类在国际上较多见的是红、黄、绿、黑四个级别。这是灾难医学区别于一般紧急救治所独有的流程和关键环节,因为所有灾难事故现场救援资源永远是短缺的,因此,检伤分类是要将有限的资源用到最需要、最有价值救治的伤病员身上,做到合理分配。成批伤员现场救治战时出现大量伤员需在现场立即实施初步急救,并把重伤员送往医院救治,在运送途中救护同样需要引起重视借助移动伤情信息终端采集系统,现场救护人员可以及时、连续性采集伤病员伤情信息、检伤分类和评估,根据评估结果给伤病员佩戴基于 RFID 射频技术不同颜色的腕带标识。以电子伤情信息系统、伤病员救治信息系统、后方医疗信息系统,建立救治现场—现场医疗服务站—区域治疗中心(野战流动医院)和远程医学中心的一体化伤情采集业务流程,为伤病员救治阶梯的合理化安排提供决策支持。

(三)远程会诊服务

不可预知的自然灾害面前,针对灾难现场的受伤人员进行有效的紧急救助将体现一个国家医药卫生、信息通信等行业发展的最高水平。远程会诊是远程会诊系统最重要和最主要的功能,在抗震救灾中,集成了远程会诊功能的医疗远程会诊车可充分发挥其优势,迅速展开、联通卫星建立卫星无线网络通信通道,为地震中的伤员及时进行远程会诊,为抗震救灾第一线提供优质的远程医疗会诊服务。在其充分利用远程医学网络资源,请后方的名医专家对地震中出现的棘手病症实施会诊,并对抗震一线医疗救治中出现的问题提出好的方法和建议,为参与救灾的医疗卫生人员提供强大的医疗技术支持。随着无线宽带,5G 网络以及多媒体技术的迅猛发展,远程医学在远程监护、专家智能决策、灾情预警预测等方面的应用功能得以不断加强,从而大大提升了灾难现场医疗救治、灾难预警预测、灾难应急卫生管理决策的整体水平。总之,远程医学在灾难救治方面的综合应用具有重要的战略意义和社会经济效益。

北京时间 2017 年 8 月 8 日 21 时 19 分,四川省阿坝州九寨沟县发生了 7.0 级地震,震源深度 20.0 公里,震中 20 公里范围内约有 2.1 万人。面对地震灾害,互联网医疗技术手段的应用为缓解医院门诊压力、有效利用医疗资源助力不少。在本次九寨沟县地震灾害发生后,相关医院除了派出医疗救援队赶往地震灾区进行现场医疗救助外,也利用互联网技术,开通网络医疗救助通道,为灾区病患提供在线医疗救助。地震救援中,融合"医疗＋科技"两大力量的远程医疗救援队,打破了空间地域的限制,将后方专家的救援能力通过远程医疗平台及时"传输"到灾区一线,协助灾区医疗救治能力的提升,让更多的急危重症患者得到快速妥善救治。

　　7.0级地震在九寨沟发生时,9岁的小颖在一家宾馆里,宾馆的门受震倒下压在了小颖的腿上。宾馆旅客慌忙往外跑,众人的踩踏造成了小颖腿部的二次伤害。小颖一直哭喊,然而现场十分混乱,没人帮助小颖搬离腿上的门板。被转运到九寨沟县人民医院的小颖,被诊断为全身多处软组织损伤、头皮裂伤、右脚踝可疑骨折。由于右脚踝的病情无法确诊是否骨折,小颖的家人通过远程医疗系统联系上骨科专家,进行会诊后,专家表示再晚几分钟处理就十分危险了,建议应用紧急破伤风免疫球蛋白处理,避免伤口感染,同时继续右下肢固定,寻找机会尽快转院进一步检查及治疗。在此次震后救灾中,互联网远程医疗(远距离提供医学信息和服务)在关键时刻挺身而出,提升救援的效率,及时、高效、成功地进行了多例远程医疗会诊。

　　近年来,医药卫生体制改革推进医院分级诊疗、医联体建设发展,不仅促进医疗资源沟通和下沉,也推动了远程在线问诊等互联网医疗技术的迅速发展。地震灾害发生后,互联网医疗新技术成为一线医疗救助工作的重要补充,并且与以往相比,其救助机制更加丰富。在早先的地震等灾害救助中,也有互联网医疗等方式运用的个例。如,2008年汶川地震中,绵竹矿工通过卫星视频远程会诊以及直升机转运等方式得到救助。但是,相比以往主要通过远程会诊方式进行救助的在线救灾工作,受益于互联网医疗本身的发展,九寨沟县地震中的互联网医疗在反应速度和机制建设上则更为完善,许多新技术更是首次得到应用。

突发性灾难造成大规模人员伤亡,现场医务人员及救护车辆相对匮乏、救援条件恶劣、医疗水平有限。为了提升灾难现场救治水平和救治能力,减少伤亡,挽救生命,需要利用远程医疗信息系统将灾区以外的灾难医学专家资源和技术引入灾难医学救援体系,作为弥补灾难现场应急救治能力不足的一种手段。面对灾难医学救援的需求,根据远程会诊项目不同,目前远程会诊医疗系统一般可以提供远程影像诊断和远程临床会诊。同时远程临床会诊又可以根据参与会诊专家人数和专科数据分为单科会诊和多科会诊等。

一般远程会诊流程包括会诊申请、病历信息上传、会诊审核、会诊实施和报告获取等流程依次进行。为了保障灾难远程医学救援的时效性,必须建立灾难应急远程医学救治预案,制定和完善组织制度和管理流程,一旦灾难应急远程医学中心收到会诊申请,病历信息上传、联系协调专家和调试系统应同时进行,目的是尽可能缩短会诊准备时间。

(四)危重症患者现场远程监护

远程监护系统是一种对患者的生理或生化参数进行连续、长时间、自动、实时监测,对数据分析处理后实现多类别自动报警、自动记录的某些医学仪器的组合,是电子技术、计算机技术、通信技术、生物传感技术和现代医学相关技术相结合的产物。由于它可以用来对所关注的参数进行实时分析、显示、长时间的记录,而且对结果具备一定的综合判断能力,及时地提醒和帮助医务人员对患者的病情变化做出适当的判断和处理,可大大减轻了医务人员的工作量(图4-9)。

在突发灾难导致伤病员的批量化、有线网络遭到大规模破坏、灾难现场医护人员数量有限条件下,无线生物医学传感器网络所具有的基站部署灵活、能够迅速组网的特点,使得基于无线通信技

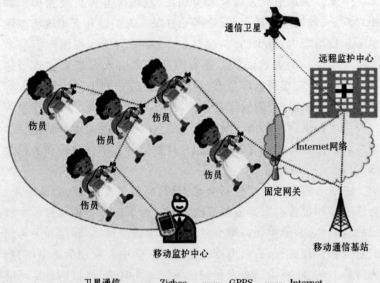

图 4-9 远程生命体征监护模式图

术的远程医疗监护成为灾难现场拯救和救治的关键技术之一。在国家 863 计划的科技项目的支持下,解放军总医院远程医学中心参与研发了基于无线传感器网和自组网络的远程监护系统。系统可利用无线生物传感器对血压、血氧、脉搏、心电、心率等多参数生命体征信息进行自动采集并传输到现场服务器,实现同时对多位伤病员进行密集监护。上述远程医疗监护系统同时具有相应的自动预警预报功能。救灾现场的医务人员也可通过手持平板电脑构成移动监护中心,在现场救援或巡查过程中实时收集周围伤员的生理参数信息,保证对众多伤员的同时监护。采集到的生理信号也可进一步接入到 GPRS、UMTS、卫星通信等无线广域通信网络,将伤员的信息及时传输到远程医疗监护中心。由远程医疗监护中心的坐诊专家提供相应的远程监护和及时预警。

通过救灾现场医务人员或远程监护中心的实时监护,经分析(可为医务人员分析或专家系统自动分析)发现某些伤员出现紧急情况,将利用先进的无线定位技术找到伤病员所处的确切位置,为危重症伤病员提供及时的现场紧急救治,一方面可以释放现场医护资源,另一方面也可以显著降低重症伤病员的死亡率。

(五)转运途中的远程医疗服务

针对一些伤病情复杂、现场缺乏救援条件,同时生命体征基本稳定的患者需要及时进行后送转运。灾难应急救援中的交通工具一般为急救车或直升机。在道路设施遭到严重破坏、交通中断的条件下,陆地交通工具无法接近现场时,应用直升机开展伤病转运则显得尤为重要。基于卫星通信、蜂窝通信或数字集群等多模式移动通信组网技术,转运陪护医生可以利用便携式远程监护仪对伤病员进行实时监护,并将监测数据实时传输到接诊医院;利用移动视频会诊系统与接诊医院的急诊专家进行患者病情的实时交流;通过交通工具配置的地理信息系统和全球导航系统,可以进行车辆或直升机的定位追踪,从而实现对伤病员转运途中的定位追踪。转运途中的远程医疗服务可以帮助接诊医院提前做好入院前准备,尽量节省接诊准备时间,以免耽误病情诊治,提升接诊医院对伤病员患者提供针对性强和实效性强的医疗服务。

(六)灾后防疫

通过远程会诊、切断传染源,降低交叉传染,为灾区人民健康安全提供保障。灾后应该引起重视的就是灾后的重建和防疫。重点防治的疾病有:破伤风、钩端螺旋体病、流行性乙型脑炎、疟疾、登革热、鼠疫、流行性出血热、炭疽、痢疾、霍乱等。大多数灾难如地震、水灾破坏了清洁水源、生活用品和生活环境与污染物之间的物理隔绝。大灾之后防大疫,重点预防水源性、食源性、呼吸道和虫媒传染病的爆发。针对传染病流行的三个主要环节:传染源、传播途径和易感人群进行科学防疫。

四川阿坝州九寨沟、新疆精河县的地震,整个区域的供水系统、居住环境、卫生设施被破坏,人的免疫力也在一定时间内下降,这给了各类传染病可乘之机。在这种情况下,预防传染病要注意几方面:首先要注意饮食、饮水不干净引起的肠道传染病。如果灾区饮水和饮食卫生得不到保证,肠道传染病就会是大灾过后的最常见传染病,比如感染性腹泻、伤寒、霍乱、食物中毒、甲型肝炎等;其次是呼吸道传染病也会乘虚而入。灾区气候变化快,早晚温差大,灾区群众和救援人员身心疲惫,抵抗力下降,很容易发生感冒、麻疹、风疹、流脑等呼吸道传染病,而且呼吸道传染病在灾区人群聚集地、救援人员驻地一旦流行,后果严重;蚊虫传播的传染病也不容忽视。目前灾区多雨,天气潮湿,污水较多,正是蚊虫滋生的理想场所,蚊虫能传播许多严重的传染病,比如疟疾、乙脑、登革热等;动物传播的传染病同样危害极大。灾区的老鼠等动物也处在极度恐慌之中,已经死亡和从洞中跑出来并混进人群的老鼠会明显增多。老鼠能传播不少疾病,比如鼠疫、肾综合征出血热、钩体病等;外伤后引起的传染病经常不被人注意,但其造成的后果同样严重。灾民和抗震救灾人员难免皮肤被划破、受伤,厌氧菌等可能会从伤口侵入身体,导致严重的破伤风、气性坏疽等传染病。

为了有效预防传染,首先,要控制传染源。发现病人要及时治疗;饮食最好烧熟煮透,食物入口前需检查有无霉变或变质、有无煮熟,尽量食用新鲜饭菜;保护好饮用水源,防止生活垃圾、生活污水等引起的水质污染,提倡饮用开水,不饮用生水;注意杀灭蚊、蝇、鼠等携带病原的动物,必要时,使用灭蚊剂处理过的蚊帐可减少疟疾的发生。

其次,是切断传播途径。传染病传播途径包括消化道、呼吸道、媒介昆虫叮咬等多种方式,应注意避免病从口入,饮用水、食物应符合卫生标准,避免直接接触媒介生物,做好防护。居住地要注意通风,必要时戴口罩等。

再次,是保护易感人群。对人群尽早进行心理干预,注意加强营养,防寒保暖,增加抵抗力。预防接种:必要时可集中接种疫苗,如甲肝疫苗、麻疹疫苗、流感疫苗、流脑疫苗等,这是预防传染病最有效的方法。

第一,明确优先监测的传染病种类:没有必要对灾后面临的所有传染病都进行监视,医生首先得根据当地灾区的地理、气候、灾情、灾害发生的季节等情况,判断灾后可能发生流行的疾病种类,以此作为防控的重点,同时也是流行病学监测的重点。

第二,灾后症状的监测:第一类是发热,很多传染病的前驱症状都是发热,如果发热患者增多,就应该警惕。第二类是腹泻,一些肠道传染病常表现为腹泻,腹泻增多,提示肠道传染病的流行。

第三,提高警惕,及时传报:当监测到具有某一症状的病例增加时,应及时传报,进行调查,配合必要的实验室检查,尽快明确诊断。在诊断确定前就要对风险做出初步评估,并采取必要的临时防控措施,比如对可疑患者进行相应的隔离。

(七)灾后远程心理咨询与危机干预

灾难应急远程心理服务是指利用统计学与信息技术,交互式视频会议系统对出现创伤后应急心理障碍的受灾群众和现场救援人员进行远程心理咨询和危机干预。国外远程心理学实践表明,心理服务非常适合通过实时互动式远程视频会议系统进行。灾后心理救援是实现全面的灾难医学救援必不可少的部分内容。通过选派对口支援心理援助专家、培训当地精神专科和心理卫生人员以及组织心理服务志愿者培训等多种形式,加强对口和非对口支援灾区的心理卫生服务队伍建设。卫生部和受灾省市在组织专家编印培训教材和举办培训班的基础上,组织灾区各级卫生行政部门制定各级各类人员培训计划,采取短期培训、远程网络培训等多种方式,提升当地心理卫生服务专业能力。由具备培训能力的地市级精神专科医疗机构,划片开展社区/乡镇医疗卫生机构人员培训,提高常见精神疾病和心理问题的识别、初步治疗或转诊自杀风险者的水平和能力。为了避免引发严重的、难以愈合的心理创伤,必须对受灾人群实施分类干预,包括对普通人群开展心理危机干预、对重点人员开展心理危机援助并进行必要的药物治疗。对于一般人群,解决问题的关键是提供稳定的工作和学习环境以及常规的心理健康教育;对于高危人群,关键是心理咨询和心理治疗服务以及密切追踪观察;对于患者,要及时进行医学治疗。鉴于现场心理咨询专业人员短缺,众多心理咨询志愿者通过远程医疗技术为患者提供心理服务,取得了较好的社会效益。

(八)灾后远程医疗帮带

为全面贯彻落实中央打赢脱贫攻坚战,解放军总医院在对口医疗帮扶过程中,在"精准"上、在解决实际问题上、在老百姓切实感受上狠下功夫,打破传统医疗帮扶模式,以远程医疗为抓手,依托大数据发展战略,充分激发"医疗网+医疗"技术信息化高效便捷、资源共享、机制优化的新动能,强力推进医疗扶贫跨市区、跨县乡远程医疗服务体系覆盖面。

唐山、汶川等特大地震灾难均造成了大量医护人员死伤,重创了当地医疗卫生服务体系,很多地方当地医疗服务设施和服务体系基本被摧毁。因此在完成灾难应急救治任务后,野战流动医院开始退出的时刻,此时将凸显远程医疗信息系统在灾后远程医疗帮带中的重要作用。如解放军总医院认真贯彻落实党中央、中央军委及院首长关于支持四川地震灾区的指示精神,充分发挥解放军总医院在人才、科技、设备等卫生资源方面的优势,帮助灾区尽快重建医疗服务体系,完善医疗服务功能。2009年4月,解放军总医院与四川都江堰市人民医院等5家医疗卫生机构建立了远程会诊系统,开展远程医疗帮带,实现现场与远程相结合、开展远程医学专业培训和技术培训。实现双方的远程会诊、教学、危重病人抢救指导,为灾区留下了一支永远不走的医疗队。

五、远程医学介入灾难医学救援的展望

中外灾难医学救援的实践证明,面对重大灾难造成的大批量伤病员,远程医学救援力量将发挥越来越重要的作用。探索远程医学救援的形式及与之相匹配的救援内容,将成为今后灾难医学救援的重要课题之一。随着通信网速率的提升,新一代无线宽带多媒体技术、无线医疗物联网技术和虚拟化手术技术等的迅速发展,将推动远程医学介入下的灾难医学救援模式的建立和完善、灾难医学救援的信息化水平提升及灾难医学装备的技术创新,使现代灾难医学救援服务内涵不断向广度和深度延伸。具体表现在四个方面,一是促进灾难医学救援装备的标准化和移动化;二是促进推动灾难医学救治的专科化和业务的全覆盖;三是建立国家级灾难医学数据库及数据中心;四是提升灾难医学救援的智能化水平。

(一)促进灾难医学救援装备的标准化和移动化

大量高性能的灾难医学救援装备得以应用是开展灾难医学救援的前提和保障。灾难医学救援装备是在灾难条件下进行医学救援的卫生器材、设备和运输工具等的总称,是实施灾难医学救援和平时进行训练的物质基础。随着科技的进步,灾难医学救援装备从最初以院外常用急救设备充当,逐步向专业化灾难医学救援装备发展,向小型装备标准化、大型设备移动化的趋势转变。标准化是指遵循相关国内外通行的标准对相关装备进行数据标准化和通信标准化改造。实现与任何远程医疗信息系统进行"即插即用"式对接,提升装备的使用效率。如临床检验设备、超声设备、单兵或担架式生命保障系统以及移动终端(智能手机或平板电脑)等一系列便携式灾难医学救援专用设备。移动化是指能够适应灾难条件下救治场所的不固定性和临时性的需求,使原本在医院固定场所使用的装备进行轻量化和移动化改造。如车载式野战医院,分保障车、应急救援车、综合救援车、外科手术车、医疗检查车、远程会诊车等。提升灾难现场医疗救援水平和服务能力。

(二)推动灾难医学救治的专科化和业务的全覆盖

为了满足重大灾难医学救援中存在的医疗健康的迫切需求,在远程医学专家的支持及现有医疗救治技术的基础上,进行学科整合、技术创新和业务拓展,实现灾难医学救治的专科化和业务全覆盖,涉及灾难医学救治技术、灾难心理治疗技术和灾难卫生防疫技术。灾难医学救治领域的技术需求包括针对灾难医学救援过程中的常见病、多发病的诊疗工作,如灾难医学救援的常见外科疾病、紧急手术、手术麻醉技术;灾难医学救援的常见内科疾病研究,如吸入性肺损伤、心肌缺血性疾病;灾难医学救援的常见专科疾病研究,包括妇产科、儿科、眼科、耳鼻喉科、口腔科、皮肤科等专科疾病;灾难医学救援的特殊疾病救治研究,如烧伤、冻伤、中暑、溺水、破伤风、挤压综合征等疾病的研究;灾难医学救援中对生化武器、核污染等所致损伤和疾病的研究;灾难心理治疗技术和灾难卫生防疫技术的研究,主要是指对灾难医学救援中常见传染病的救治、防疫和灾难心理障碍治疗的研究,内容包括灾难医学救援的常见传染病的救治和防疫研究,灾难医学救援的常见心理障碍和治疗工作研究。

（三）推动国家级灾难医学数据库及数据中心建立

人类社会已经进入信息化时代，不仅重塑着世界政治、经济、社会、科技、文化和军事发展的新格局，同时促使现代科学技术进入科研信息化（e-Science）阶段，以数据驱动且以数据为中心的数据密集型科研信息化将人类科技创新能力提高到了前所未有的水平。科研信息化已经被欧美等发达国家立为国策，正在积极部署并实施自己的 e-Science 行动计划，其核心都是如何加强领域数据资源的整合与挖掘、推动人工智能和专家辅助决策的应用。灾难医学作为一门新兴学科，涉及内科、外科心理等医疗救治、组织管理和卫生勤务、社会化协作、生物医学工程和信息技术等众多学科领域的知识。应急预案的制定、组织、实施与灾难的类型、等级、人口社会信息密切相关。

在灾害预防和管理工作中，系统收集、管理灾害发生和影像的数据，可为政府及相关机构管理灾害救助资金和开展救援工作提供重要依据。随着对灾害相关信息需求的增加，在世界范围内应运而生了许多不同级别的灾害数据库。其中，紧急灾难数据库（Emergency Events Database，EM-DAT）是国际上最为重要的免费灾害数据资源之一，在国际灾害管理和研究领域得到广泛应用。EM-DAT 于 1988 年由灾后流行病研究中心创建，并得到世界卫生组织和比利时政府的支持。其主旨是为人道主义行动提供服务，为抗灾做出合理化决策，为灾害评估和救灾资源优先配置提供客观依据。

（四）提升灾难医学救援的智能化水平

现代灾难医学救援离不开远程医疗和信息技术的支持。信息化水平高低关乎灾难医学救援的快速响应能力、预警预测能力、专家智能与科学决策能力，以及医疗组织间的协同效应和连续性服务能力。随着遥感、地理信息系统、全球定位系统和远程会诊技术的投入使用,灾难医学救援在一定范围内实现了信息化。

但从整体而言,综合性强、数据量大、反应灵敏的灾难医学救援信息化体系还有待建立。具体表现为智能化水平低,如缺乏灾难预警信息技术,目前还无法做到对地震、海啸等重大突发性自然灾难的精确预报。基于国家级灾难医学数据资源库,开展针对灾难条件下医学救援的规律、方式、方法的数据资源整合和数据应用研究。分为灾难现场伤员的救治研究,包括灾难现场搜索、营救检伤分类和紧急救治等工作的研究;对灾区群众提供紧急医疗救助的研究;各种自然灾难、事故灾难和公共卫生事件条件下实施医学救援特点、预案、规律、经验的研究;远程医学介入下灾难医学救援的阶梯转运研究;灾难医学救援的分级救治研究;灾难医学救援的人力资源建设研究;灾难医学救援的培训工作研究与组织实施;完善高原、山区、寒带、热带等特殊条件下施展医疗救援工作的预案;开展灾难医学信息共享和知识发现服务,研发面向重大灾难救援的专家智能系统等。

总之,灾难是人类共同面临的挑战,减少灾难所致的伤残和死亡是全球的共识。远程医学介入的灾难医学救援模式和服务体系的建立,不仅能在提高国家抗灾减灾能力的同时,更好地保障人民群众的生命财产安全;而且可以充分展示我国在世界救援舞台上的大国形象,为我国的经济社会发展赢得良好的外部环境。

第二节　中医远程医疗

中医在中国有着几千年的历史,是中华文化的一大瑰宝,许多中国人相比西医头痛医头、脚痛医脚,更愿意接受中医辨证论治的综合调理。然而,在现代医学的冲击下,中医的理论科学性不断受到质疑。这最终导致了中医在诊疗需求持续火爆的同时,诊疗资源逐渐萎缩、愈发紧张。名医越来越老、越来越贵、越来越少,使得中医的传承和发扬受到了严重的影响。

究其原因,其一,人们缺乏将中医的诊疗指标标准化的方法,这是现代医学的支持者质疑中医的核心论点,单纯的言传身教心领神会而没有标准化的文档也是中医难以传承的原因。其二,在诊疗资源紧缺的情况下,小病和预防性需求转移到网上远程诊疗本是一个绝佳选择,但是由于中医诊疗的部分诊断环节不能在网络上复现,在西医领域成功的网络医疗难以在中医领域推广。其三,利用碎片时间、缩短诊疗时间成本也是在医疗资源紧缺情况下的一个解决方案,然而中医的线下诊疗一般需要数天为一个周期,费时费力。

针对以上问题,中医远程医疗系统应运而生。通过仪器采集患者脉象、舌象实时或者非实时地展示给医生,配合远程的望诊、问诊,达成中医诊疗的辨证论治的闭环。脉象、舌象可以复现,配合远程音频、视频、文字达成望闻问切四个步骤,就解决了中医难以上网的问题;患者不用每次都亲自去医院找医生,使得医生的碎片化时间得以利用,诊疗的时间成本大大降低,也是从另外的角度响应了分诊分流的号召。

医疗市场是广阔庞大的市场,中医更是其中的重要支撑,立足科技,发扬传统,使用当下成熟而高效的物联网传感器技术、互联网云平台,实现了中医诊疗的远程服务,发扬传承了中国的国粹,提高了诊疗效率,为中医在 21 世纪的发展提供了新的方向和思路,必定能大有作为。

一、政策背景

2016 年 2 月 14 日,国务院总理李克强主持召开国务院常务会议,会议确定了传承中医药优势、发挥其独特作用的具体措施。

2016 年 2 月 26 日,国务院发布了《关于印发中医药发展战略规划纲要(2016—2030年)的通知》，纲要提出了5个重点发展任务，其中提到要"推动互联网＋中医医疗"。纲要明确指出要"大力发展中医远程医疗、移动医疗、智慧医疗等新型医疗服务模式。构建集医学影像、检验报告等健康档案于一体的医疗信息共享服务体系，逐步建立跨医院的中医医疗数据共享交换标准体系。探索互联网延伸医嘱、电子处方等网络中医医疗服务应用。利用移动互联网等信息技术提供在线预约诊疗、候诊提醒、划价缴费、诊疗报告查询、药品配送等便捷服务"。

在互联网医疗受到政府推崇、越来越多人认可的当下，西医互联网化热度与日递增。与此同时，不断被政府所重视、推崇的中医，触网成了必要的一步。

"十二五"期间，中医医院增加500所、增幅达15.5%，中医门诊部、诊所也分别增加531个、5890个，中医医院总诊疗人次5.3亿人次，比"十一五"末增加1.7亿人次，增幅达47.2%，占医院总诊疗人次的17.9%。

《中医药事业发展"十二五"规划》明确指示，"力争100%的地市建有地市级中医医院，70%的县中医医院达到二级甲等中医医院水平，95%以上的社区卫生服务中心和90%乡镇卫生院设立中医科、中药房，70%以上的社区卫生服务站和65%以上的村卫生室能够提供中医药服务。"到2015年，中医医院(所)预期达到3397所，2010年为3232所。

当今在全球，大约有8万个中医服务机构，中医药服务已经传播到全球160多个国家和地区，在国家政府之间签署的卫生协议当中，含有中医药内容的有96个。中国发起的《传统医学决议》在第62届世界卫生大会上获得通过，国际标准化组织通过中国提案成立了中医药标准技术委员会，并将该委员会秘书处设在中国，中医药纳入中美战略与经济对话框架。

中国拥有13多亿人口，是世界上人口最多的国家，而这13多亿中,9亿多在乡村。而国家的医疗资源80%集中在占国土面积10%的城镇中,为25%的少数中国人服务,而90%的乡村地区缺医少药,卫生服务很落后,农民因病致贫、因病返贫的问题越来越突出。另根据2013年相关数据显示,63.45%的农村贫困家庭认为农村医疗卫生保健服务是需求程度最高的服务项目,79.62%的农村贫困家庭认为"就医费用高、看病贵"是就医的首要困难。

中医药具有"简、便、廉、验"优势,在基层有着深厚的群众基础,发挥好中医药在治未病中的主导作用、在重大疾病治疗中的协同作用、在疾病康复中的核心作用,能有效减轻群众,特别是贫困户看病就医负担。

对于中医药来说,基层是第一线,也是中医药发展的根基。国医大师王琦曾表示,"国欲兴其势,必先固其本。中医药事业的发展重心、基础、活力应该在基层。"

传统的中医辨证对医生的经验依赖很大,并且有很大的主观性。传统中医关于经验的传承一般通过口述、图像或文字,基本为定性判断。受限于技术手段,很少有中医人士进行定量描述,这样不仅导致同一症状在不同的医生看来却有不同的结果。这些限制了中医进一步的推广应用和发展。

中医属于"晚熟人才",其培养周期要比西医长得多,中医人才在基层卫生人才中的占比需超过20%。城乡社区基层中医药从业人员严重不足、水平不高,已成为制约具有中国特色医疗卫生体系建立的瓶颈之一。

二、互联网中医的发展现状

(一)中医轻问诊

2016年初至今,中医在线咨询平台开始出现,用户通过向在线医生咨询日常中医保健养生问题,另外通过"预约+导诊"模式,可以对接线上线下预约中医、看中医等服务。

这类中医轻问诊平台于患者而言,优化了中医就医流程,有些小病小灾足不出户就能找线上医生咨询;于医生而言,医生整合自己碎片化的时间提高了收入的同时,可树立个人和医院的口碑。另外,中医在线咨询、中医轻问诊平台的出现,对于合理分配医生资源意义重大。然而,中医轻问诊模式医生无法获得病人较为全面的资料,也就难以做出有价值的判断。平台上多是一些普通医院的中医师,这可能影响中医轻问诊平台对用户的吸引力。

(二)中医在线特需服务

在线特需服务平台运用大数据、云计算、人工智能等科技手段,实现线上智能导医,线下与基层中医诊所、医疗机构为服务中心,用户在就近的诊所通过门诊医生做详细"望闻问切"等中医相关检查,将信息上传至平台,线上的名中医根据医案回传处方建议,用户就可以取药治疗。这类平台相较于线上轻问诊平台,更靠近真正意义上的中医诊疗,患者通过平台在家门口即可享受到全国名老中医资源。

1. **优点** 实现线上名中医与线下医疗诊所的联动,完成了中医诊疗服务线上线下结合的服务闭环,相对稳健。

2. **缺点** 这类平台目前仅能治疗妇科、不孕不育、脾胃、亚健康等西医治不好、中医有疗效的慢性病及疑难杂症。

(三)中医互联网医院

目前,一些知名中医院获得设立互联网医院的资格,可以开展远程医疗服务,使用互联网技术,实现远程咨询、远程门诊、远程会诊。2017年,江苏省中医院互联网医院"云诊室"正式启动,确立了"线上咨询预诊 & 线下确诊 & 线下治疗 & 线上复诊"的服务模式,是对实体医院医疗服务的线上延伸和补充。特别提醒的是,目前坐镇"云门诊"的,都是那些平时在线下加号都挂不上号的专家及名老中医,他们临床经验丰富,能根据病患病症的描述和各类检查数据做出精准的诊断并给予治疗方案。此外,对于一些复诊患者,尤其是需要长期吃药的慢病患者来说,"云诊室"是一大福音,患者不用特意远道而来,只需要在"云诊室"与医生通过视频聊天的方式,告知医生吃药情况和检查的最新数据,医生调整药方,患者通过云支付平台付费后,就可以在家等快递送药上门。"云诊室"带来的是整个就医模式的变革。

1. 优点　解决患者看病难、找专家难的问题,降低医疗诊断费用,节约大量医疗开支,解决看病贵的问题。

2. 缺点　服务模式相对单一,主要是以单纯远程专家门诊为主,解决的是个别案例,导致线上活跃用户量不足,还有待形成长效运行机制。

(四)中医特色医联体

在国家政策指引下,优势的医疗资源不断下沉,与较落后的医疗资源组成医联体。2017 年,微医、与广东省中医院、深圳市宝安中医院三方共同成立全国首家中医医联体,围绕远程会诊中心、培训中心、影像诊断中心、检验诊断中心、转运中心等项目的共建,实现医联体内医疗资源共享、远程会诊、学科建设等全方位的医疗健康服务。

1. 优点　解决基层患者看病难、找专家难的问题,提升基层医疗机构的服务能力和中医药服务水平。

2. 缺点　无法真正实现医疗业务、数据和资源的有效融合,导致医联体运行效率低,貌合神离。

三、中医关键理论概述

(一)脉诊

1. **脉象分类** 中医脉象诊断(脉诊)是我国传统医学最具特色的一项诊断方法,历史悠久,是中医"整体观念""辨证论治"基本精神的体现与应用,是我国古代医学家长期医疗实践的经验总结,对疾病的诊断、症候的界定及药物的治疗具有指导意义。

东汉张仲景的《伤寒论》、《会匮要略》,均以脉诊作为辨证的重要依据,确立了脉证合参、辨证施治、脉证并重的原则,对临床医学发展影响很大。如《伤寒杂病论》全书各篇标题都是"辨某病脉证并治",且再三告诫医者:"观其脉证,知犯何逆,随证治之"。

明代李时珍于1564年写成《濒湖脉学》,记述了浮、沉、迟、数、滑、涩等二十七种脉象的特点。

脉学是基于中医临床的经验科学、感知科学,其客观化、数字化、标准化和传承性一直是一个难题。数千年来,关于脉象的辨识主要依靠手指的感觉。中医师通过手指触压患者寸口桡动脉的寸关尺三个部位,并施加浮、中、沉三种不同的压力,来感受患者脉搏的变化、脉搏的沉浮、强弱、形状、宽度、节律等信息。

脉象的种类很多,中医文献从位、数、形、势四个方面加以分析归纳,它与脉搏的频率、节律,呈现的部位、长度、宽度,脉管的 充盈度、紧张度,血流的通畅流利度,心脏搏动的强弱等因素有关。掌握脉象要素,对于理解各种脉象的特征及形成机理,可起到执简驭繁的作用。脉象分类如表4-1所示。

表 4-1 中医脉象分类表

序 号	脉 型	脉象特征	临床意义	脉理分析	备 注
1	浮脉	轻取即得,重按稍减而不空,举之泛泛而有余,其脉位表浅	浮脉反映病邪在经络肌表的部位,主表证,亦主虚证	邪袭肌腠,卫阳抵抗外邪,则脉气鼓动于外,应指而浮。但久病体虚,也有见浮脉的,多浮大无力,不可误作外感论治。生理性浮脉可见于形体消瘦,脉位表浅者。夏秋之时阳气升浮,也可见浮脉	
2	散脉	浮散无根,稍按则无,至数不齐。其脉位浮,脉形散乱,脉势软弱	散脉主元气离散,脏腑之气将绝	气虚血耗,阴阳不敛,元气耗散,脉气不紧,故举之浮散而不聚,重按则无,漫无根蒂,表示正气耗散,脏腑之气将绝的危候	
3	芤脉	浮大中空,如按葱管。其脉位浮,脉形大,脉势无力,按之中空,即上下两旁皆见脉形,而中间独空	芤脉主失血,伤阴	因突然失血过多,血量骤减,营血不足,无以充脉,或津液大伤,血不得充,血失阴伤则阳无所附而散于外,故见芤脉	
4	沉脉	轻取不应,重按始得。其脉位深沉,位于皮下筋骨	沉脉主里证,有力为里实,无力为里虚	邪郁于里,气血内困,则脉沉而有力;若脏腑虚弱,正气不足,阳虚气陷,不能升举,脉气鼓动无力,故脉沉而无力。生理性沉脉可见于肥胖之体,脉管深沉者	

223

序　号	脉　型	脉象特征	临床意义	脉理分析	备　注
5	牢脉	脉位沉,轻取中取均不应,其形大体长,势微弦,力强坚牢不移	牢脉主阴寒内实,疝气症瘕	因阴寒内积,阳气沉潜于下所致。牢脉主实,有气血之分:症积、肿块,是实在血分;瘕聚、疝气,是实在气分。若牢脉见于失血、阴虚等证,便属危重征象	
6	伏脉	重手推筋按骨始得,甚则伏而不见。其脉位较沉脉更深,脉隐于筋下,附于骨上,轻取、中取、重取均不见,诊查时需用指力直接按至骨上,然后推动筋肉,才能触到脉象搏动,甚则伏而不见	伏脉主邪闭,厥证,也主痛极	邪气内伏,脉气不得宣通所致。伏而无力为气血虚损,阳气欲绝,不能鼓脉于体表所致。若两手脉潜伏,同时太溪与趺阳脉都不见的,属险证	
7	数脉	脉率增快,一息脉来五至以上(相当于每分钟脉搏在90次以上)	数脉主热证,有力为实热,无力为虚热	邪热亢盛,气血运行加速,故见数脉,必数而有力;久病阴虚,虚热内生,脉也见数,但数而无力;若阳虚外浮而见数脉,则数大而无力,按之豁然而空。生理性数脉可见于儿童(每分钟110次左右)和婴儿(每分钟120次以上)。正常人在运动和情绪激动时,脉率也加快	

续表

序　号	脉　型	脉象特征	临床意义	脉理分析	备　注
8	疾脉	脉来急疾，一息七八至（每分钟140次以上）。其脉率比数脉更快	疾脉主阳极阴竭、元气将脱；亦主热盛阳极	伤寒、温病在热极时往往有疾脉，疾而按之益坚是阳亢无制、真阴垂危之候；若疾而虚弱无力是元阳将脱之征。临床上高热，脉疾有力，为热盛阳极之证。劳瘵病亦可见疾脉，多属危候。生理性疾脉可见于剧烈运动后，婴儿脉来一息七至也是平脉，不作疾脉论	
9	迟脉	脉来迟慢，一息不足四至（相当于每分钟脉搏60次以下）	主寒证，有力为寒积，无力为虚寒	寒凝气滞，阳失健运，故脉象见迟，迟而有力为冷积实证；迟而无力，多属虚寒。脉迟不可概认为寒证，如邪热结聚，阻滞血脉流行，也可见迟脉，但迟而有力，按之必实，如伤寒阳明病脉迟可下之类。所以临证当脉症合参。生理性迟脉可见于久经锻炼的运动员，脉迟而有力	
10	缓脉	一息四至、来去缓怠。其脉率稍慢于正常脉而快于迟脉	主湿病，脾胃虚弱	湿性黏滞，气机为湿所困，或脾胃虚弱，气血不足以充盈鼓动，故脉见缓怠无力，弛纵不鼓。有病之人脉转和缓，是正气恢复之征。必须指出，脉缓亦主热，如《素问·平人气象论》云："缓而滑，曰热中"。生理性缓脉见脉来从容不迫，应指均匀，和缓有神，是神气充沛的正常脉象	

序 号	脉 型	脉象特征	临床意义	脉理分析	备 注
11	促脉	脉来数而时一止,止无定数	主阳盛实热,气血痰饮宿食停滞,亦主脏气虚弱,阴血衰少	阳盛实热,阴不和阳,故脉来急数有力而时见歇止。促脉亦主真元衰惫,若促而细小无力,则为脏气虚弱,阴血衰少,致脉气不相接续,多是虚脱之象	
12	结脉	脉来缓而时一止,止无定数	结脉主阴盛气结,寒痰血瘀,症瘕积聚。亦主气血虚衰	阴盛而阳不和,故缓慢而时一止,凡寒痰瘀血,气郁不疏,脉气阻滞,故见结脉。久病虚损,气血虚弱,脉气不继,多见结而无力	
13	代脉	脉来缓而时一止,止有定数,良久方来	代脉主脏气衰微。亦主风证痛证,七情惊恐,跌打损伤	脏气衰微,气血亏损,元气不足,以致脉气不能衔接而止有定数。至于风证,痛证,七情惊恐,跌打损伤诸病而见代脉,是因病而致脉气不能衔接,脉亦见歇止。体质异常或妇女妊娠,也可见到代脉,这些都与脏气衰微,或一脏无气之代脉有所不同,不可概作病脉论	
14	长脉	脉形长,首尾端直,超过本位	长脉主肝阳有余,阳盛内热等有余之证	《医碥·四诊》云:"溢出三指之外为长。"阳亢、热盛、痰火内蕴,使气逆壅盛,脉道充实,故脉象长而硬满,超过尺寸。生理性长脉可见于正常人。脉长而和缓,是中气充足,升降流行畅通,气血都无亏损的脉象。即所谓"长则气治"	

序 号	脉 型	脉象特征	临床意义	脉理分析	备 注
15	短脉	首尾俱短,不能满部	短脉有力为气郁,无力为气损	《医碥·四诊》云:"歉于三指之中为短。"气虚不足,无力鼓动血行,故脉短而无力,所谓"短则气病"。又有因气滞血瘀,或痰滞食积,阻碍脉道,以致脉气不伸而见短脉,则短涩而有力	
16	洪脉	脉体宽大,充实有力,状若波涛汹涌,来盛去衰。其脉位浮浅	洪脉主气分热盛,亦主邪盛正衰	内热充斥,脉道扩张,气盛血涌,故脉见洪象,若久病气虚,或虚劳、失血,久泄等病证见洪脉,则多属邪盛正衰的危候。生理性洪脉可见于夏季。因夏季阳气亢盛,脉象稍显洪大	
17	细脉	脉细如线,但应指明显	细脉主气血两虚,诸虚劳损。又主湿病	营血亏虚不能充盈脉道,气虚则无力鼓动血液运行,故脉体细小而软弱无力;湿邪阻遏脉道,气血运行不利,也见细脉;若温热病昏谵见细数脉,是热邪深入营血或邪陷心包的症候。生理性细脉可见于冬季。因寒冷刺激,脉道收缩,故脉象偏于沉细	
18	滑脉	往来流利,如珠走盘,应指圆滑	滑脉主痰饮,食滞,实热	实邪壅盛于内,气实血涌,故脉来往甚为流利,应指圆滑。生理性滑脉可见于妇女妊娠,是气血充盛而调和的表现。正常人脉滑而冲和,是营卫充实之象,亦为平脉	

序 号	脉 型	脉象特征	临床意义	脉理分析	备 注
19	动脉	脉形如豆,厥厥动摇,滑数有力。关部尤为明显,且动摇不定	动脉主痛,惊	《脉经》云:"动脉见于关上,无头尾,大如豆,厥厥然动摇。"动脉主弱主惊,痛则阴阳不和,气为血所阻滞;惊则气血紊乱,脉行躁动不安,阴阳相搏,升降失和,使其气血冲动,故脉道随气血冲动而呈滑数有力,但脉体较短	
20	涩脉	脉细而缓,往来艰涩不畅,如轻刀刮竹,与滑脉相反	涩脉主伤精,血少,气滞血瘀,挟痰,挟食	精亏血少,不能濡养经脉,血行不畅,脉气往来艰涩,故脉涩而无力;气滞血淤或食痰胶固,气机不畅,血行受阻,则脉涩而有力	
21	弦脉	端直而长,如按琴弦,脉势较强、较硬	弦脉主肝胆病,诸痛,痰饮,疟疾,亦主虚劳,胃气衰败	肝主疏泄,调畅气机,以柔和为贵。邪气滞肝,疏泄失常,气机不利,诸痛,痰饮,阻滞气机,脉气因而紧张,则出现弦脉。虚劳内伤,中气不足,肝病乘脾,亦常见弦脉;若弦而细劲,如循刀刃,便是胃气全无,病多难治。生理性弦脉可见于春季。应自然界生发之气,故脉象弦而柔和。老年人阴血不足,血脉失于濡养而失柔和之性,亦可见弦脉	

序　号	脉　型	脉象特征	临床意义	脉理分析	备　注
22	紧脉	脉来紧张,状如牵绳转索。其脉势紧张有力,坚搏抗指	紧脉主寒、痛、宿食	《诊家正眼》云:"紧脉有力,左右弹人,如绞转索,如切紧绳。"寒邪侵袭人体,阻碍阳气,寒邪与正气相搏,以致脉道紧张而拘急,故见紧脉。寒邪在表,脉见浮紧;寒邪在里,脉见沉紧。剧痛、宿食之紧脉,也是寒邪积滞与正气相搏的缘故	
23	革脉	浮而搏指,中空外坚,如按鼓皮。脉形如弦大有搏指感,重按则豁然而空	革脉多主精血亏虚	由于正气不固,精血不藏,以致气无所恋而浮越于外,以致脉来如按鼓皮,外强中干。临床常见亡血,失精,半产,漏下,如老年人出血即可见革脉	
24	濡脉	浮而形细,势软,搏动力弱,不任重按,按之则无	濡脉主诸虚,又主湿	因阴虚不能敛阳则脉浮软,精血不充则细弱。湿气阻压脉道,阻遏脉道,也见濡脉	
25	实脉	三部脉举按均有力	实脉主实证	邪气亢盛而正气不虚,正邪相搏,气血壅盛,脉道坚满,故应指有力	
26	虚脉	三部脉举之无力,按之空虚	虚脉主虚证	气不足以运其血,故脉来无力;血不足以充于脉,则脉道空虚,故虚脉包括气血两虚及脏腑诸虚	

序　号	脉　型	脉象特征	临床意义	脉理分析	备　注
27	弱脉	极软而沉细	弱脉主虚，气血不足	血虚脉道不充，则脉细；气虚则脉搏乏力，则脉位深沉、软弱无力。弱脉主气血不足，阳虚气弱之病。病后正虚，见脉弱为顺；新病邪实，见脉弱为逆	
28	微脉	脉形细小，脉势软弱，按之欲绝，若有若无	微脉主气血大虚，阳气衰微	阳衰气微，无力鼓动，故见微脉。如《诊宗三昧·师传三十二则》曰："微为阳气衰微之脉。"轻取之似无是阳气衰；重按之似无是阴气竭。久病脉微，是正气将绝；新病脉微主阳气暴脱。	

　　2. **脉象分析**　在心脏搏动的每一个周期中，人体动脉血管的压力和容积以及其内的血液流动的状态都会有变化，而这些体内的变化就以脉搏搏动的形式体现在体表脉穴上。传统中医的脉诊正是医师通过感知脉搏搏动的频率、强弱与深浅等一系列变化，来对患者体内状况进行诊断。用传感器代替医师的手指，用计算机代替医师，将脉诊的整个过程复现，从而实现中医的客观化。

　　脉图的一个基本周期的波形（图 4-11）由主波、重搏前波、降中峡和重搏波几个主要部分构成。脉象分析系统会提取并分析图中的时域和频域的各个参数，从而对患者的身体状况做出判断。

　　脉象分析系统将采用时域分析与频域分析相结合的信息处理方法。时域分析法着重分析主波、重搏前波和重搏波的幅值、比例、持续时间、夹角值、面积等参量。尝试找出某些外在生理特征与脉象变化的内在联系，就可能得到许多有临床医学价值的结果。

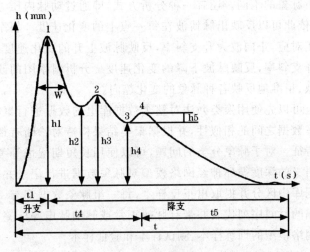

图 4-11　脉图样例
1. 主波　2. 重搏前波　3. 降中峡　4. 重搏波

　　频域分析法是近代科学计算中常用的一种对周期性波动信号做数值分析的方法,多位离散傅里叶变换(FFT)。其优点是特征信息以脉搏波所具有的全部频率分量的几何性质表示,因而保留了脉搏波中的全部信息。与时域分析法不同的是,频域分析法着重分析脉搏信息的幅频特性与相频特性。将时域分析法与频域分析法相结合不但可以增加分析与判断的准确性,还可以方便更高级的分析方法的使用(小波变换、短时傅里叶变换、模式识别与分类等方法),这为系统将来提供了更多的可升级空间。

　　针对脉象数据还有其他的分析方法。首先可以考虑直接将时间序列作为特征使用,通过分析动脉的流体参量与时间的关系来了解脉动频率和节律、脉力的强弱、脉势的虚实和脉象形态特征等。另外我们还可以通过把脉搏波分解成为一系列的频率为基本频率整数倍的简谐振动,构成一个频率谱。用频谱与倍频的不同来分析脉象的不同。还有一种分析方式,即通过动脉内压力的变化率,依此可以反映出脉搏波在每一点上的变化速度。斜率波与脉波相对应,正向波为升支斜率,反映脉波上升的变化速度;负向波为降支斜率,反映脉波下降的变化速度。分析斜率图的改变可更灵敏、精准地反映各种脉象的变化趋向。

也可以先使用聚类办法对整个数据库里的数据进行聚类,优先考虑数据之间的相似性,并根据聚类结果构造对诊断有帮助的新的特征。对于脉象分类的问题,可以使用长短期记忆等考虑了时间语义的深度循环神经网络模型对脉象数据进行记录并分类,从数据库中区分并提取出正反样本,每一组脉象数据都有一组不同振幅的时间序列代表并带有脉搏正常或脉细脉虚等标签,作为神经网络模型的训练样本、测试样本和验证样本。

(二)望诊

1. 望诊概述　望气色是对病人的神、色、形、态、舌象等进行有目的的观察,据此得到内脏的病变情况。通过脸上的五官(口、眼、耳、鼻、舌)的特征分析,得到健康状况结果。

舌诊是中医学诊断疾病四诊中望诊的主要内容之一,随着中医学的发展而逐步成熟,数千年的临床实践已经证明,舌诊在临床诊断上有很大的价值。中医舌诊起源甚早,成书于公元前(3—5)世纪的《内经》中有很多关于舌诊的记载。

《内经》之后,对舌诊贡献最大的应属张仲景的《伤寒论》,《伤寒论》之舌诊内容包括察舌体、望舌苔、问舌觉 3 部分。有研究者统计,《伤寒论》全文论及舌诊者共有 23 条,病证涉及太阳、阳明、少阳、少阴、三阳合病、少阳阳明合病等。

从长远来看,要实现人工智能与中医的深度融合,在不远的将来我们不仅能够得到较为结构化的电子病历,还可能会采集望诊相关的高清图像,因此我们还需要确保拍摄环境如光照强度、拍照角度等指标参数的统一和标准化,以保证可以通过计算机视觉和图像处理技术准确地获知诸如舌苔色、痰色的微小变化所引起的诊断结果的不同。

2. 望诊与人工智能的融合 这些"望"的特征还要与中医的"问""切"相互融合,实现四诊合参。然后使用监督学习的方法,在小规模病历样本时,通过 SVM 分析、随机森林、贝叶斯网络等分类算法实现多分类与多标签分类,从大量无固定结构的中医望诊数据中对症候进行学习,从而实现对病症的经验推理与辅助诊疗的作用。

作为进一步优化,则可以引入海量病例大数据样本,尝试成熟的深度卷积神经网络、支持多目标同时识别的 YOLO 神经网络、多任务细粒度的 ResNet 深度残差网络等深度学习病例文本及图像、视频对象辨认与跟踪,以避免常见的神经网络训练过程中的"梯度消失"或"梯度爆炸"等不良现象,将处方信息整合后构造一个推荐算法,实现系统由"症状—症候"到"症状—症候—处方"的智能化远程会诊系统。

(三)问诊

1. 问诊的重要性 中医"望、闻、问、切"中的"问"主要是询问症状。问诊需要通过询问患者或其陪诊者,以了解病情、有关疾病发生的时间、原因、经过、既往病史、患者的病痛所在,以及生活习惯、饮食爱好等与疾病有关的情况(图 4-12)。

问诊在中医四诊中占有非常重要的地位,我国古代医学专著《难经》中提到:"问而知之者,问其所欲五味,以知其病所起所在也";明代张景岳将其视为"诊病之要领,临证之首务";清代林之翰提出:"问为审查病机之关键,若不问则无以悉病之因";中医诊断学专家朱文锋教授甚至认为中医问诊信息占中医诊断信息 75%以上。

中医问诊的主要特点是：①信息全：可以得到被测者身体体质以及各个脏腑的全面信息。②信息早：被测者主观感受早于机能结构和细胞病理的变化。③信息准：来自待诊断的个体自我感受。

我国古代流传下来的《十问歌》是每个中医医生的必背内容："一问寒热二问汗，三问头身四问便；五问饮食六胸腹，七聋八渴俱当辨；九问旧病十问因，再兼服药参机变；妇女尤必问经期，迟速闭崩皆可见；再添片语告儿科，天花麻疹全占验。"

朱文锋教授在继承传统的同时，也总结出了现代《十问歌》："一问寒热二问汗，三问疼痛四睡眠。五问头身不适感，六问耳目七咳喘。八问饮食九问便，十问精性经带变。"

2. 问卷设计　中医问诊原理图是将人工智能应用到中医的问诊领域(图 4-12)，需要将医生对病人询问的问题进行标准化处

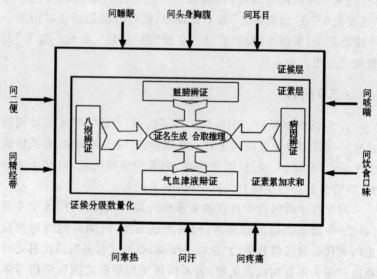

图 4-12　中医问诊原理图

理,从"寒热""汗目""疼痛""大小便""呕眩""悸""苦渴""旧病"等多个方向整理出一个问题集,例如"疼痛"类问题,可以分为"头是否刺痛""头是否痒痛""手是否疼痛""脚是否疼痛""肚子是否疼痛"等多个疼痛问题。因此,需要首先合理设计一个标准化的问卷系统,并设计良好的问卷界面,让病人针对题目列表进行填写,或者直接采取语音合成和语音输入的方式来实现。中医问诊问卷的设计过程如图4-13。

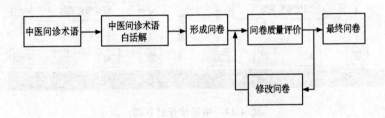

图4-13 中医问卷设计过程图

(四)四诊合参的数据融合与智能化

1. 四诊合参概述 中医诊疗过程是一个典型的智能处理过程,包括"信息获取—分析—处理—反馈—评价—综合"的完整思维过程。传统的中医诊疗通过整体、动态、个性化了解身体状态来诊断疾病,历经了几千年的实践检验,然而该方法过于依赖于中医师的个人经验(图4-14)。

幸运的是,当前在大数据技术的背景下,可以结合深度神经网络和知识图谱等人工智能最新科技,海量临床医疗档案,构建一个推演中医四诊合参、辨证施治过程的智能化诊疗系统,这样既可以深入挖掘中医诊疗的科学内涵,又可以提升中医诊疗模式的有效性,趋近精准医疗的长远目标。中医四诊合参包括对四诊数据的智能分析处理以及过程的智能数据融合(图4-15)。

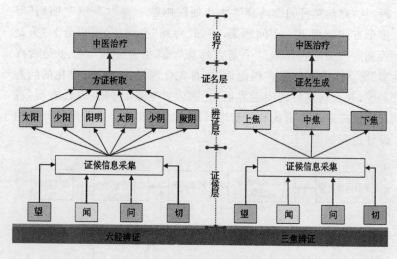

图 4-14　中医诊疗过程图

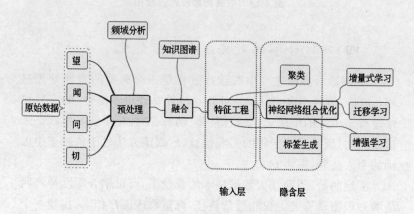

图 4-15　四诊合参过程示意图

2. 四诊合参模型设计　四诊并用或四诊并重是中医诊断学的基本观点之一,所以在特征的提取与整合上,我们对每一个细分特征都以一定的权重整合，将处方信息通过自组织聚类的方法提取出症候标签，从而建立一个标准临床数据仓库。

针对提取到的望、问、切的数据样本，进行四诊信息融合的前提是要有充分的数据和准确的特征。为此，对采集到的数据必须进行融合处理，保证其变化信息不丢失，并且融合其中的不确定、不精确、不一致数据，使用知识图谱等人工智能技术更加充分地描述和理解中医四诊、病症等状态空间，标记出其中已知的分类以及代表性的样本数据，完成高维特征数据的构建，实现深度学习网络输入层的特征工程。

从不同的维度分析和提取病症特征，通过对不同时空来源的数据做预处理，结合传统信号处理的方式，例如将频域数据通过快速傅里叶变换提取特征，这样保证信号变化信息的前提下，通过时域到频域的初步变换使得数据处理量降低，对于大数据处理显得尤为重要，在包含信号特征的同时降低了数据处理的难度，并挖掘出对病症敏感的核心特征参数。

将监督学习的方法和非监督学习的方法结合起来，将自组织聚类算法用于隐含层之间的特征选择，使得传递的特征包含更多的中医四诊信息，优化高维特征提取的过程，使得训练网络的特征维数降低，加速网络训练的速度，提高算法的有效性，充分利用采集数据的历史特征和全面性，更加有效地构建诊断和预测模型，提高模型的科学性和精准性。

对深度神经网络进行组合优化，缓解过拟合与梯度消失问题，能够使其特征中心迭代过程得到明显且稳定地加速，其训练深度模型时的收敛速度也会变得更快，效率提升同时也增加了辨证施治模型的辨识能力，从而实现了病症识别效率高效、识别种类多、易扩充的优点。

最终实现的人工智能方法将会比人工特征提取方法更加简洁高效和精准化，并且支持自动化建模，更重要的是还可以在模型上线后实现新样本的增量式学习、跨医学流派、跨病症类型的迁移学习,以及持续改善优化的增强学习机制,因而将该人工智能方案应用于中医辨证施治过程的研究具有可观的前景和价值。

四、中医远程诊疗系统设计

中医远程诊疗系统主要由智能四诊仪、基于手机或 pc 的患者端、基于手机或 pc 的医生端和中医云服务组成(图 4-16)。

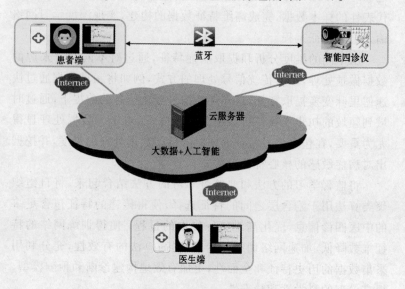

图 4-16　中医远程医疗系统架构

患者/医生端主要实现了从四诊仪中采集数据、将其图形化显示、上传数据到云服务器、完成医患沟通等功能。

四诊仪采集到脉象之后,会将其量化为数字,通过蓝牙或 WIFI 传递给手机/PC 终端。终端通过根据时间分布绘制这些数值构成波形,实现显示脉象波形的功能。同时,终端可以将一定连续时间内的脉象保存为数据文件,并将文件上传到服务器,实现脉象的本地和云端存档。

对于患者来说,用户可以登录终端软件,发起与医生的沟通,医生亦然。在沟通过程中,用户可以通过视频、语音、文字等方式与医生交流病情,更可以直接将四诊数据传递到医生手中的终端。在医生不在线时,也可以将数据暂存,待医生在线之后,从云端重新读取该数据用于诊疗。

对于医生来说,用户除了可以登录终端软件,完成刚才的诊疗过程之外。还可以将自己的典型诊例上传到自己的账号中,可以供其他医生参考。

(一)四诊仪

四诊仪是中医远程系统的数据感知层,实现了脉象、舌象的采集、传输、存储以及可视化复现等功能。将采集到的脉象、舌象搭配病患、医生两个客户端的文字、声音、视频以及图像,通过云服务器的数据处理与传输,实现传统中医"望""闻""问""切"等诊疗手段的跨时空在线实现,在病患、医生之间搭建集中医诊疗、中医经验交流、中医案例分享为一体的互联网特色中医远程医疗系统。

1. 脉诊单元

(1)脉诊单元结构设计:脉诊单元主要是将传统中医脉诊方法与计算机技术、传感技术以及其他相关技术集成,通过计算机控制实现脉诊信息的采集、记录和分析自动或半自动化装置。脉诊单元的基本要求是采集的脉诊信号的稳定、全面;信号文件存储、调用准确方便;采集过程具有可视化、方便与相关数据做比较;对信号可提供基本数据和判断,并提供分析工具进行信号分析和统计;与相关数据库进行相关联等(图4-17)。

脉诊议系统分为脉诊议主机和 PC 端的人机交互程序两大部分(如上图所示)。脉诊议主机中应包含能使 3 个传感器在三维空

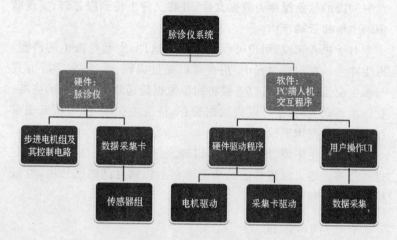

图 4-17　脉诊仪系统结构

间中 6 个方向上独立移动的电机组。若定义 X、Y、Z 轴,则 X、Y、Z 三个轴上各需要 3 个电机,9 个电机及其控制电路构成的复杂电机组是脉诊议主机的主体部分。除此之外,数据采集卡担任着采集脉搏数据的重要任务,同样是脉诊议主机中重要的部件。传感器组被固定在电机活动端,将收集到的脉搏搏动的物理信息转换为电信号,通过电磁屏蔽线与数据采集卡相连,将转化的电信号实时传送回数据采集卡。

　　人机交互程序部分需要实现多种功能。首先,最基本的是驱动程序,PC 端软件需要包含电机与数据采集卡的驱动程序,使用户可以在软件端控制电机移动或控制数据采集卡进行单通道或多通道的采集。有了这些基本操作的保障,PC 端的软件就可以灵活运用这些基本功能使脉诊议主机完成复杂的脉搏信息采集工作。交互程序应包含如下功能:通过患者的身高、体重、小臂长等生理参数,计算出寸、关、尺三部脉的间距;通过摄像头采集手腕部照片,判断寸、关、尺三穴的大致位置,并控制电机将探头移动到该位置;通过反馈调节,分别找到寸、关、尺三部脉脉搏搏动最强的点,即自动寻脉;采集最强点的脉搏信息,并保存为文档供后续分析研究。

(2)脉象模型:首先对收集到的脉象数据建立海量数据库,根据脉诊仪得到的数据,把一个人的脉象记录为在不同位置、不同按压力度下的多组时间序列,并记录一个人脉象的诊断结果,如脉象正常或脉细脉虚。根据脉象可以得到关于心脏、脉络、气血津液的相关输出病症。脉象的不同变化可以直接得到如下输出结果:心力强弱、脉络弛张、气血津液虚滞三个方面的变化。

在进一步学习训练脉象相关的深度神经网络模型之前,首先对数据库中的数据进行预处理,例如对于跳动幅度过于极端的失常样本予以修正、删除。判断并剔除异常值之后,可以利用可视化工具对数据进行分析,例如使用 python 中的 matplotlib 或 Excel 中的数据透视表对脉象与诊断结果之间的关系进行宏观分析。

(3)脉诊单元技术特点

①脉诊单元硬件设备首先需要适配不同病患的手腕粗细,形状,皮肤的厚度,以及手腕腕口的"寸""关""尺"三个脉象触点的分布位置。因此,在我们的硬件上可以完成采集头的上下、前后调节,以及三个诊脉头的位置微调功能,以适配不同病患的个人体征。同时,两代产品中特定的设计保障了用户手腕的稳定性,防止了因为手腕抖动而造成过大的噪声干扰血管起伏的感知,以确保脉象的完整性不受干扰。

②脉诊单元的核心功能在于脉象采集,通过力传感器贴合人体腕口处的大动脉,以不同液压或者施加外压模拟中医诊脉中"浮""中""沉"三种不同的力度,对血管扩张程度、速度以及稳定度等指标进行采样高频,再通过传感器转化为可识别的电信号,再经过 AD 进一步转化为数字信号,通过数据总线传输到 Arduino 单

片机中进行下一步工作。

③运行于单片机上的数据处理与传输模块首先对收到的数字信号进行数据正确性检测,对有突变或超过阈值的数据进行抛弃或纠正。同时,通过蓝牙、WIFI、4G(便携版中包含)等多种传输模块对正确数据进行传输,以适配 PC、手机和服务器等不同的数据接收端,实现脉象数据的共享。

2. 舌象单元　中医舌象仪用于采集舌象、面色信息,系统可智能分析舌色、舌形、舌态、苔色、苔质、舌络、面色等特征,记录和跟踪不同时期的舌象、面色的特征变化,对疾病的疗效评估具有重要的参考价值,为健康状态的辨识、干预效果的评价提供客观化依据。

(1)舌象仪结构:舌象仪由舌象采集设备、视频数据传输设备、数据储存分析设备及相应软件构成,系统可以在统一的光源标准基础上采集舌图。舌诊信息的分析处理毛要包括舌诊信息的获取、舌图的预处理、舌图特征(颜色、纹理、厚度等)的提取、模式识别,最后得到的结果结合其他四诊信息辅助临床诊断。

通过摄像头获取的舌图,在进行初步的预处理后,通过边缘检测对舌体与周围的环境(嘴唇、牙齿、脸)进行分割,然后提取的舌图特征信息,其中舌质和舌苔的颜色特征是中医舌诊最核心的内容。根据大量临床研究对舌图判断的经验,通过不同的算法对舌图进行模式识别。在整个舌图分析和识别过程中,最重要的内容就是色彩的判断。

(2)舌象数据分析:舌象特征的自动分析是舌诊客观化的基础,分析结果的准确程度决定了后续处理的可靠性和系统的实用性。舌象特征的自动分析分为整体信息分析和局部信息分析。

①舌象图的整体信息分析

颜色特征:舌质颜色、舌苔颜色、舌下静脉颜色等。

纹理特征:腐苔、腻苔等。

形状特征:胖大舌、瘦薄舌、齿痕舌等。

综合特征:舌苔的花剥、偏全等。

舌下络脉特征:舌下络脉的面积、颜色等。

②舌图的局部或微观信息分析

重点观察区域的特征:局部区域的舌质色、舌苔色、舌苔厚、舌质瘀斑等。

基于纹理特征的舌图分析—裂纹等。

舌苔的瘀斑、花剥苔、舌下静脉的体面积。

从舌图数据进行舌象特征的提取与分析,需要充分利用中医专家的先验知识,以提高舌象特征分析的有效性,减少盲目性。包括舌图象特征的提取、面向舌像分析的特征选择、多特征的组合与再提取、舌象特征的定量化。

3. 问诊单元 我国对于中医体质辨识已经颁布了问卷标准(表4-2～表4-11)。

表 4-2 中医体质分类判定表

体质类型	条 件	判定结果
平和体质	转化分≥60 分	是
	其他 8 种体质转化分均<30 分	
	转化分≥60 分	基本是
	其他 8 种体质转化分均<40 分	
	不满足上述条件者	否
偏颇体质	转化分≥40 分	是
	转化分 30～39 分	倾向是
	转化分<30 分	否

表 4-3　平和质（A 型）

请根据近一年的体验和感觉,回答以下问题	没有 根本无	很少 有一点	有时 有些	经常 相当	总是 非常
(1)体力充沛吗?	1	2	3	4	5
(2)容易疲乏吗? ＊	1	2	3	4	5
(3)说话声音低弱无力吗? ＊	1	2	3	4	5
(4)感觉胸闷不乐,情绪低沉吗? ＊	1	2	3	4	5
(5)比一般人耐受不了寒冷(冬天是寒冷,夏天的冷空调。电扇等)吗? ＊					5
(6)能适应外界自然和社会环境变化吗?	1	2	3	4	5
(7)容易失眠吗? ＊	1	2	3	4	5
(8)容易忘事(健忘)吗? ＊	1	2	3	4	5

判断结果:□是　　□基本是　　□否

注:标有 ＊ 的条目须逆向计分,再用公式转化

表 4-4　气虚质（B 型）

请根据近一年的体验和感觉,回答以下问题	没有 根本无	很少 有一点	有时 有些	经常 相当	总是 非常
(1)容易疲乏吗?	1	2	3	4	5
(2)容易气短(呼吸短促,喘不上气)吗?	1	2	3	4	5
(3)容易心慌吗?	1	2	3	4	5
(4)容易头晕或站起时眩晕吗?	1	2	3	4	5
(5)比别人容易患感冒吗?	1	2	3	4	5
(6)喜欢安静,懒得说话吗?	1	2	3	4	5
(7)说话声音低弱无力吗?	1	2	3	4	5
(8)活动量稍大就容易出虚汗吗?	1	2	3	4	5

判断结果:□是　　□倾向是　　□否

表 4-5 阳虚质（C 型）

请根据近一年的体验和感觉,回答以下问题	没有 根本无	很少 有一点	有时 有些	经常 相当	总是 非常
(1)手脚发凉吗?	1	2	3	4	5
(2)胃脘部、背部、腰膝部怕冷吗? *	1	2	3	4	5
(3)感到怕冷,衣服比别人穿得多吗? *	1	2	3	4	5
(4)冬天更怕冷,夏天不喜欢冷空调、电扇等吗? *	1	2	3	4	5
(5)比别人更容易患感冒吗? *	1	2	3	4	5
(6)吃(喝)凉的东西会感到不舒服或者怕吃(喝)凉的东西吗?	1	2	3	4	5
(7)受凉或吃(喝)凉的东西后,容易腹泻拉肚子吗? *	1	2	3	4	5

判断结果:□是　　□倾向是　　□否

表 4-6 阴虚质（D 型）

请根据近一年的体验和感觉,回答以下问题	没有 根本无	很少 有一点	有时 有些	经常 相当	总是 非常
(1)感到脚心发热吗??	1	2	3	4	5
(2)感觉身体、脸上发热吗?	1	2	3	4	5
(3)皮肤或口唇干吗?	1	2	3	4	5
(4)口唇的颜色比一般人红吗?	1	2	3	4	5
(5)容易便秘或大便干燥吗?	1	2	3	4	5
(6)面部两颊潮红或偏红吗?	1	2	3	4	5
(7)感到眼睛干涩吗?	1	2	3	4	5
(8)感到口干咽燥,总想喝水吗?	1	2	3	4	5

判断结果:□是　　□倾向是　　□否

表4-7　痰湿型（E型）

请根据近一年的体验和感觉，回答以下问题	没有 根本无	很少 有一点	有时 有些	经常 相当	总是 非常
(1)感到胸闷或腹部胀满吗？	1	2	3	4	5
(2)感觉身体沉重不轻松或不爽快吗？	1	2	3	4	5
(3)腹部肥满松软吗？	1	2	3	4	5
(4)有额部油脂分泌多的现象吗？	1	2	3	4	5
(5)上眼睑比别人肿(上眼睑有轻微隆起的现象)吗？	1	2	3	4	5
(6)嘴里有黏黏的感觉吗？	1	2	3	4	5
(7)平时痰多，特别是感到咽喉部总有痰堵着吗？	1	2	3	4	5
(8)舌苔厚腻或有舌苔厚厚的感觉吗？	1	2	3	4	5
判断结果:□是　　□倾向是　　□否					

表4-8　湿热型（F型）

请根据近一年的体验和感觉，回答以下问题	没有 根本无	很少 有一点	有时 有些	经常 相当	总是 非常
(1)面部或鼻部有油腻感或者油亮发光吗？	1	2	3	4	5
(2)脸上容易生痤疮或皮肤容易生疮疖吗？	1	2	3	4	5
(3)感到口苦或嘴里有苦味吗？	1	2	3	4	5
(4)大便有黏滞不爽，有解不尽的感觉吗？	1	2	3	4	5
(5)小便时尿道有发热感、尿色浓(深)吗？	1	2	3	4	5
(6)带下色黄(白带颜色发黄)吗？（限女性回答）	1	2	3	4	5
(7)的阴囊潮湿吗？（限男性回答）	1	2	3	4	5
判断结果:□是　　□倾向是　　□否					

表 4-9 血瘀(G型)

请根据近一年的体验和感觉,回答以下问题	没有 根本无	很少 有一点	有时 有些	经常 相当	总是 非常
(1)的皮肤在不知不觉中会出现青紫瘀斑(皮下出血)吗?	1	2	3	4	5
(2)两颧部有细微红斑吗?	1	2	3	4	5
(3)身上有哪里疼痛吗?	1	2	3	4	5
(4)有额部油脂分泌多的现象吗?	1	2	3	4	5
(5)面色晦暗或容易出现褐斑吗?	1	2	3	4	5
(6)会出现黑眼圈吗?	1	2	3	4	5
(7)容易忘事(健忘)吗?	1	2	3	4	5
(8)口唇颜色偏黯吗?	1	2	3	4	5

判断结果:□是　□倾向是　□否

表 4-10 气郁型(H型)

请根据近一年的体验和感觉,回答以下问题	没有 根本无	很少 有一点	有时 有些	经常 相当	总是 非常
(1)感到闷闷不乐。情绪低沉吗?	1	2	3	4	5
(2)精神紧张、焦虑不安吗?	1	2	3	4	5
(3)多愁善感、感情脆弱吗?	1	2	3	4	5
(4)容易感到害怕或受到惊吓吗?	1	2	3	4	5
(5)胁肋部或乳房胀痛吗?	1	2	3	4	5
(6)无缘无故叹气吗?	1	2	3	4	5
(7)咽喉部有异物感,口吐之不出,咽之不下吗?	1	2	3	4	5

判断结果:□是　□倾向是　□否

表 4-11　特禀型（I 型）

请根据近一年的体验和感觉,回答以下问题	没有根本无	很少有一点	有时有些	经常相当	总是非常
(1)没有感冒也会打喷嚏吗?	1	2	3	4	5
(2)没有感冒也会鼻痒。流鼻涕吗?	1	2	3	4	5
(3)有因季节变化、地理变化或异味等原因而喘促的现象吗?	1	2	3	4	5
(4)容易过敏(药物、食物、气味、花粉、季节交替时、气候变化)吗?	1	2	3	4	5
(5)的皮肤起荨麻疹(风团、风疹块、风疙瘩)吗?	1	2	3	4	5
(6)的皮肤因过敏出现紫癜(紫红色瘀点、瘀斑)吗?	1	2	3	4	5
(7)皮肤一抓就红,并出现抓痕吗?	1	2	3	4	5

判断结果:□是　　□倾向是　　□否

　　参考上述的问卷标准,将患者对所有问题的答案整合起来,形成一个用于后续分析处理的多维矩阵,矩阵中的元素取值代表对问题的答复。例如,可以按"0"和"1"取值来表示与具体病症的符合程度,如果病人对所询问的问题回答是否定,取值为"0",如果病人对所询问的问题表示肯定,取值为"1"。由此,可以将病人填入的答案得到一个较大的多维矩阵。

　　在对病人的具体数据进行分析的时候,势必要和病人的病情进行对比,这时就会出现对无用的信息进行降维,可以用 PCA 或者 SVD 技术,把多指标转化成几个综合指标,也可以使用Pearson 系数进行关联分析。

　　与此同时,我们需要将电子病历中描述症状的文本进行预处理、清洗,建立符合中医名词语句的语料库,制定符合中医领域的分词规则,构建中医知识图谱。

随后开展对抗生成网络等深度学习,对大量电子病历症状文本进行分词,得出多维矩阵并且进行训练,以电子病历的诊断结果为依据使机器不断学习和进化。

(二)患者端

患者端分为 app 和 pc 版,app 包括 iOS 和 Android 两个操作系统的版本,患者端可以连接便携式中医智能四诊仪,接收数据然后上传给云服务器:

1. 支持与四诊仪的蓝牙/WIFI 匹配,用户登录后接收来自四诊仪的脉象、舌象数据,进行数据查看、本地保存和上传。

2. 支持患者填写问卷,与医生进行图文咨询或视频问诊。

3. 调用支付宝,微信等接口进行在线支付功能,以完成中医远程系统的费用支付功能、预约挂号等功能。

4. 支持诊疗进度情况的实时跟踪,当医生完成问诊、出具了处方或者需要患者提供进一步病症信息时,患者客户端会自动进行提示,以确保患者能够及时地与中医师进行沟通。

(三)医生端

医生端分为 app 和 pc 版,app 包括 iOS 和 Android 两个操作系统的版本,医生端可以查看从患者端采集到的四诊数据,进行远程在线问诊。

1. 支持对问诊订单的浏览、接单功能。医生可以对自己擅长的领域进行筛选,并且浏览结果中的订单。如果有患者要求符合自己情况的订单,医生可以选择订单进行中医的问诊过程。同一问诊单可支持多位中医师进行并行诊疗,保证诊断结果的准确性。

2. 医生可以通过医生端,针对患者的脉象、舌像和问卷进行

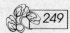

查看和分析,并与患者进行图文咨询或视频问诊。在完成诊断后,出具诊断结果并为患者开具处方、药方等。

3. 历史数据导出功能。针对中医师的随访需求以及科研需求,支持对该中医师的诊断数据分析结果进行整体数据导出,以作为中医师科研数据的来源依据,推动中医科研的发展。

4. 学习功能。对于资历尚浅、经验不足的中医师来说,可以通过学习名医的诊断结果来丰富自己的经验。例如,在平台上开启某种特定脉象的学习库,就可以查看不同性别、年龄、地域的病患的该种脉象的图像,进行在线学习,实现名医诊断经验的有效复制以及指数级放大。

(四)中医云服务

采用云服务存储患者的四诊信息和医生的诊断结果、处方等关键数据,服务器支持弹性的计算扩展,能够同时满足万人级的并发访问;在医患沟通的实时数据通路也由云服务搭建。同时,在服务器端采用多种角度的人工智能算法对采集到的病症脉象、舌象进行分类和学习,以大数据为基础,发掘四诊信息与病症之间的映射关系。

1. 云服务器需要接收从患者端采集的四诊数据,对接收到的数据进行格式的统一、存储和备份。对有缺失的数据、错误的数据进行特殊插值处理或者抛弃,保证数据的正确性和完整性。

2. 云服务器需要接收来自患者端、医生端的用户登录、注册、交易、支付等请求,查询数据库完成验证过程,并反馈相应结果。

3. 云服务器需要支持用户的问诊请求的上传(包括但不限于图片、文字、语音和视频等)以及医生诊断结果、处方的上传。

4. 云服务器需要动态调整带宽和处理性能,保证弹性的访问量变化,以保证在业务量逼近峰值时也能为医生、患者提供流畅的网络访问体验。且定期对数据进行备份。

5. 支持人工进行后台的脉象、舌象图像-病症键值对进行录入。利用图像处理学中的 SURF 特征值对海量脉象、舌象进行大数据分析，提炼出典型的数据变化规律，辅助医生识别脉象、舌象。

（五）系统功能特点

1. 安卓、iOS 双平台适配，全面满足不同需求，覆盖移动端的范围超过 90%。四诊仪同时适配专业版和便携版，在保证精度的前提下方便了普通病患的日常使用需求；

2. 数据处理采用时、频域混合分析及专用的智能算法，对错误数据进行修正或抛弃，保证了数据的完整性和准确性；

3. 采用安全传输通道与分级访问机智相配合的安全机制，保障用户隐私；

4. 服务器端偏重于分析，建立针对脉象、舌象的特征数据库。混合遗传算法和模拟退火算法对脉律均匀脉象、舌象特征进行提取分析。采用小波变换理论对特征进行提取分析，运行神经网络识别分析脉象、舌象。

5. 多种数据传输方式并用，满足用户在不同应用场景下的使用需求。Arduino 数据处理模块将处理后的脉象数据通过蓝牙、WIFI、4G 的不同的通信方式将数据发送到数据接收端，无论是医院诊疗，家庭保健还是户外脉象监测都具有稳定的数据传输保障。

五、推广与应用

中医远程医疗系统主要有四类目标客户，他们分别为：

1. 有长期中医调理需求的患者　有长期中医调理需求的患者，具体包括各类慢性病患者、身体不好的长者和其他需要长期依赖中医的人。该类目标客户根据其身体状况、病症和疗程的不同，需要长期、多次地进行中医问诊，以达到治疗和恢复的目的。同时，出于"中医治未病"的特点，该类患者所进行的诊疗往往是为了改善身体状况而非治疗影响日常生活的重病,患者进行调理的同时希望尽量减小诊疗对于正常生活工作的影响。中医远程系统可以提供完善的健康管理服务。

2. 社区卫生服务站、乡镇卫生院等基层医疗机构 社区卫生服务站是指为病人提供转诊至医院或专科之前的诊疗的医疗服务点。在完善的医疗体系中,社区医疗服务是区域内患者的"首先求医之处"。同时,中医药服务因具有"简、便、验、廉"等特点,在我国民间具有广泛的认同度。以陕西省为例,截至 2015 年底,陕西省全省 95% 的乡镇卫生院和 100% 社区卫生服务中心均设置规范的中医科和中药房。然而,由于优质医生资源的匮乏,社区卫生服务站大多无法满足患者的需求,患者往往最终还是要流向较大的中医院或专科。结合中医远程系统后,社区卫生服务站的中医便能够结合自身诊断和名医远程诊断的经验,对患者做出更为准确的诊疗判断和干预。

3. 有教学科研需求的中医师 中医教学目前主要采取的方式主要包括口述、图像、文字和实习,基本都是定性而非定量的教学手段。中医辨证强烈依赖于医生的经验,其结果具有很大的主观性。老中医无法据此开展循证医学研究,或准确地进行经验的传授。同时,对于年轻的中医学习者,往往没有机会接触太多病历,也因此难以了解并掌握不同的脉象。在中医远程系统的帮助下,中医教学既能够进行定量描述,避免同一症状在不同的医生看来结果不同,又能帮助年轻的中医学者了解更多珍贵的临床经验,促进中医的教育和传承。

4. 有碎片化时间的中医师 中医极大的一个问题便是医生资源的分布不均和供需矛盾。大量的中医医生由于坐诊时间地点的原因(远离市区、分配坐诊时间短等),具有大量碎片时间无法有效利用。而许多患者,也因自身时间地点的原因,反复耽搁诊疗,甚至错过最佳的医治时间。而中医远程系统能够有效连接这部分医生和患者,既帮助这些医生合理利用自身的碎片化时间进行医诊收费,增加个人收入,同时还能向患者提供异步诊疗的服务,改善患者的就诊体验。

六、意义与挑战

综上所述,中医远程系统的推广有如下意义:

1. 利用中医远程,可以将辩证过程进行标准化,有利于宝贵的中医诊疗经验的传承,将中医发扬光大。并且通过远程系统进行定量化分析,将收集到的标准化数据,用于中医教学,有利于学习者快速接触大量病例,进行经验积累。

2. 与西医相比,中医本身在慢性病、未病方面有着西医不可比拟的优势。西医对检查检验设备的依赖程度大大高于中医。中医远程系统辅以现代科技可以实现"望、闻、问、切"全过程,发挥名中医资源最大效益。

3. 而在中医师资源匮乏的今天,能够充分的利用中医名医的碎片化时间,一方面满足广大中医医疗保健需求者的需要,同时推进中医的传承与扩张,在商业上具有巨大的价值增长空间。

4. 当基层医生遇到疑难病例时便于咨询其他名医,实现精准描述,实现资源共享,从而提高诊断效率,降低误诊概率,便于医生间的互相学习。

5. 中医利用碎片化的时间在远程系统上诊治,在治疗大量病患的同时提高自身的收入,改变"难招难留"的现状。

6. 需要长期进行中医调理的患者,在第一次问诊之后可利用远程系统将数据传给医生进行远程问诊,节约每次挂号、排队、问诊的时间。

7. 在移动互联网兴起的当下,年轻人是其中的主力军。中医与移动端的结合,能够让中医得到更好的宣传,中医的市场则会更加广泛。但是"中医＋互联网"形式一片大好的同时,也要注意以下风险和挑战。

(1)整个中医理论体系欠缺标准化和科学化,如何打造一个中医界和患者认可,愿意积极参与的科学有效的标准化中医远程服务体系,具有相当的难度。

(2)长久以来,患者习惯与医生面对面的中医诊疗方式,如果转变为依靠可穿戴智能设备和互联网的远程医疗,需要精心的场景设计和入口引导。

(3)国家在政策层面上,已经颁布了相当数量的利好政策,但是在政策落地层面上,还有很大的差距,例如,中医远程医疗的医保结算,会制约很多经济能力一般的患者购买此服务。

(4)中医师的培养和成才模式导致了目前中医师的水平参差不齐,鱼龙混杂。如果保证中医远程诊疗的服务质量和效果,需要指定切实可行的制度规范。

第五章 医养结合远程医疗

第一节 远程医疗与医养结合服务的关系

一、远程医疗在医养结合服务中的必要性

据国家统计局统计,截至 2017 年底,我国 60 岁及以上老年人口有 2.41 亿人,占总人口 17.3%。2020 年将达 2.43 亿,2025 年将突破 3 亿,社会面临巨大养老压力。

远程医疗在医养结合中的应用,即在医院和养老机构之间运用远程通信技术,对入住老人实施远距离诊疗、监护和健康档案管理等服务。远程医疗不但能在医疗机构间发挥优化资源配置、快捷、便利的优势,同样能在养老机构的护理中发挥重要作用,医学专家可以不离开医院或医疗中心,就能对老人提供医疗服务,养老机构的医护工作者也可以得到业务上的指导,让老人足不出户便能享受到优质的医疗服务。

(一)养老机构难以满足入住老人的医疗服务需求

近年来,我国养老机构不管是数量、规模还是服务水平都有显著提高,然而相较于老年人口的快速增长,养老机构配套的医疗服务仍然无法满足入住老人的需求,主要表现为:具有医疗资质的养老机构比例较低,配套的医疗设施简单和医疗服务人员较少等。以北京市为例,65 岁以上常住人口 237.6 万人。据北京市民政网

数据显示,截至 2017 年底,北京市养老机构共 654 家,床位数为 148 569 张,大多数养老机构主要以提供简单的生活照料服务为主,医疗服务较少。目前具有医疗服务功能的养老机构仅占总数的 20% 左右,而且大部分没有规范的医疗管理,无法提供完善的医疗、康复服务,只是配备了简答的医疗设备和常备药物,如血压计、听诊器、输液器和常见老年病的药物。

(二)医疗机构难以为老人提供长期细致的养老服务

据国家卫计委统计年鉴数据显示,截至 2017 年底,全国医院总数达 3.1 万所,诊疗人数达到 81.8 亿人次,住院人次为 2.4 亿人次。但其中仍存在诸多问题,入住医院的总人数中,医院 1891.5 万(77.4%)人次,基层医疗 4450 万(18.2%)人次,其他医疗机构 1070 万(4.4%)人次,医疗资源仍主要集中在医院中,病人就诊趋于集中,综合性医院人满为患,居民就诊的公平性、方便性、可及性仍未达成,每千人的医疗机构床位数量从 2016 年的 5.37 个增加到 2017 年的 5.72 个,2017 年末卫生技术人员 88.89 万人,每千人中有 2.44 名执业医师(助理),每千人中有 2.74 名注册护士,仍远远不能满足人们的医疗需求,且医院主要针对的是急性疾病的诊治,由于紧张的床位和人员的短缺,致使大部分医院对老年患者仅提供门诊和短期住院,无力提供长期细致的护理。

综上,医院和临近的养老机构通过远程医疗的形式开展一点对多点的医养结合模式是十分必要的。开展基于远程医疗的医养结合既可以克服医疗资源的不均衡分布,实现医养资源有效配置,解决养老机构内缺乏配套医疗服务问题,也适当缓解了医院床位资源紧张等问题,有利于我国卫生和社会保障事业的长远发展。

二、远程医疗在医养结合服务中的应用

实现医养提供方与需求方之间服务的无缝对接,整合医养结

合服务模式、标准、关键技术与设备、平台等多学科、多领域的理论技术,为千万老年人群提供服务,建立智慧健康养老体系。

(一)不同经济发展水平地区医养结合服务实施

在充分调研各发达地区医养结合服务现状的基础上,以精细化管理,人性化服务为要求,因地制宜、合理布局、科学设置,将医疗服务与养老服务有机结合,实现医养无缝对接,提高医养结合服务质量。根据老人实际需求,提出具体可实施工作目标,首先启动1~2个社区居家养老试点,1~2个机构医养服务试点,以市场经济方式、方法驱动方案逐步向整个区域进行推广。按属地原则健全医养结合联系制度,包括人员、管理、服务、救治制度等,完善医养结合支持解决方案运作机制,规范多方投入责任,以保障医养结合支持解决方案的顺利实施。

基于经济欠发达地区老年人医养需求、环境条件等多因素制约,以政府为主导完善乡、镇、村医养机构建立及设施人员配备。坚持问题导向,以农村老年人面临的突出困难和迫切需求,有针对性地开展改革试点。根据不同区域特点,在实践中积极探索医养结合服务改革的实现路径和实现形式。以集中照料、互助养老、志愿助老等方式实现养老服务,借助信息技术实现与医疗机构的互联互通,依托医疗机构或社区卫生服务中心组建医疗团队,定期下乡为居家老人提供疾病预防、慢病管理、康复指导、心理护理等多方面医疗服务。

(二)远程医疗在医养结合服务中的作用

远程医疗在应用于医养结合服务时,主要应用于远程诊治、远程监护、远程教育和培训、远程健康档案管理等方面。

1. 远程诊治　养老机构入住的老年人多属于失能、半失能老人,多数老年人患有一种或多种慢性疾病。目前缺乏养老机构至综合医院的双向转诊制度，且老人行动不便等原因无法自行到医院及时诊治，耽误了病情。远程医疗在我国证迅速发展，有效的改善老年慢性患者的生活质量，并极大地节省医疗费用的支出。远程医疗可以通过养老机构与医院合作建立疾病诊疗网络，为老人提供快速准确的疾病诊断与及时有效的治疗。在远程诊疗时，医院专家可以通过视频观察病人，与病人直接面对面交流，分析相关检验报告，同时与现场管床医生开展讨论，指导基层医生进行相关检查，获取所需信息，通过综合分析为患者送达疾病的诊断和治疗方案。经过远程诊断后，对于需要入院治疗的老年患者，依托平台直接为其提供远程预约、双向转诊绿色通道等服务。

2. 远程监护　老年人随着年龄的增长，身体各项功能不断衰退，心脑血管等意外事故不断频发，这类疾病的高发随时威胁着老年人的健康及长久生活质量。远程监护服务利用传感器、影像等设备对老年人的日常生活进行远程监控，实时对老年人的身体状况进行追踪。针对老年人在生活、生理、心理上多样化、多元化、个性化等泛在数据，研究设计老年人身心健康数据融合技术方案，特别深度分析差异性老年人心理情感需求，研究通过语义识别技术，深度学习技术，自然语言处理等技术等构建老年人心理情感健康档案，开发数据融合模型和身心健康知识图谱，基于老年人身心健康知识图谱，采集老年人生命体征数据包括心电、心率、运动、行为、康复情况等数据，结合专家系统等先验知识和深度学习方法，应用老年人情感知识库、行为模型库、健康分级模型和疾病预测机制，通过动态实时电子监测老年人的身心健康状况，并对其身心健康进行画像，从而进行数据的、科学的主动健康风险报警及干预决策。

（1）生理和心理等泛在数据融合技术：针对老年人日常生活所产生的高时效性、高突发性、高噪声和高维度数据，及时日常交互中的文字、语音（包括：语气、语调、语速等）、视频（表情、动作、行为等)情感表象和体征、运动数据(心率、心电)等多源异构数据,如何完成对这些多模态数据的采集、抽取、清理、融合是待解决的问题,特别是首次探索基于老年人生理和心理健康数据的高度融合的关键技术研究。

(2)实时精准地、动态地、智能地对老年人身心健康进行画像:针对医养结合服务中老年人诊疗过程中产生的病历数据、日常生活得到的监控数据、交互的情感数据及运动的体征数据,研究通过语义识别技术,深度学习技术,自然语言处理技术,运动感知技术等从结构化及非结构化数据中提取信息(例如识别叙述性文字的关键语义,转化为结构化数据),构建老年人身心健康知识图谱,从而能实时精准地、动态地、智能地对老年人身心健康进行画像。

(3)基于行为体征融合的情绪理解技术:针对老年人身体功能衰退、情感慰藉缺失等身心变化,通过行为—情绪、体征—情绪和行为体征—情绪理解,探讨老年人情绪智能化分析。行为—情绪理解方面,基于数据驱动模式的部分注意力长短时记忆网络,实现老年人日常行为智能识别,并通过全局上下文注意力机制挖掘老年人日常行为与情绪变化的精准关系,实现基于深度视觉的老年人行为-情绪挖掘模型。体征—情绪理解方面,基于卷积神经网络(CNN)与长短期记忆(LSTM)网络组合的分层多模态数据融合模型,由CNN的心电、心率等模态数据特征表达,获取体征数据的空间局部相关性,LSTM浅层单元学习模态内非相关性特征,深层单元学习模态间相关特征,实现老年人体征-情绪理解模型。基于行为体征多模态融合分析,实现交互式、跨模态的老年人日常情绪多维分析。

(4)多生理数据检测设备及自动分析处理技术:心电监测技术,将现有心电监测技术的有线监测方式无线化,运动心电检测中消除运动噪声的研究与算法设计,现有心电监测全部采用电极贴或者压电薄膜方式来采集,通过增加加速度传感器,记录心冲击图和电极震动曲线,研究震动与心电之间的规律,精细化心电图数据。

研究血压监测技术,用无创血压测量普遍使用的示波法(震荡法)测量血压,放气测量时采用高端监护仪常用的阶梯状放气而不是普通电子血压计的均匀放气,在放气的每个阶段采样两个脉搏波信号,通过确认两个脉搏波是否相近来滤除运动干扰,该方法大大提高抗运动干扰的能力,保证测量结果的准确性(如飞利浦、迈瑞、理邦监护仪测量血压都采用阶梯放气技术)。通过数字采样技术将硬件成本大幅降低,使阶梯放气技术应用到家庭成为可能并且采用双气阀控制放气,能够在发生单一故障状态时保证患者的使用安全。通过算法自动调节放气量的大小,通过选择不同尺寸的袖带并调节机器测量模式,能够测量臂围范围达到 6～43cm。

血氧监测技术,血氧仪是以还原血红蛋白(Hb)、氧合血红蛋白(HbO_2)在红光和近红外光区域的吸收光谱特性为理论依据,运用 Lambert Beer 定律建立数据处理经验公式。该仪器是采用光电血氧检测技术结合容积脉搏描记技术,用两束不同波长的光通过透视夹指式传感器照射人体指尖而由光敏元件获取测量信号,所获取信息经电子电路和微处理器处理后由显示屏显示所测结果。

呼吸监测技术,呼吸测量采用胸阻抗法。患者呼吸时,胸廓的活动会引起两个 ECG 电极间的胸廓阻抗发生变化,通过对阻抗变化的测量(由于胸廓的活动),在屏幕上产生一道呼吸波。根据波形周期计算出呼吸率。研究生命体征信息自动分析处理技术:可通过对心电,血氧,血压,体温,呼吸,脉搏等生理参数的监测,自动分析指标是否正常,构建生命体征监测分析模型,分析异常指标,并实现异常指标报警。

3. 远程健康咨询教育与医疗业务培训　老年人健康保健知识欠缺,对一些易患疾病的危险因素和健康生活方式重要性认识不足。通过远程教育咨询与健康培训主要通过语音、视频等方式，对养老机构老人开展远程健康指导，与医务工作者进行医疗业务咨询。一方面老人可以得到远程健康指导与慢病咨询服务，提高保健意识；另一方面医务工作者可以与远程专家就工作中的疑难问题开展讨论，接受专家的指导培训，提高医疗业务能力，提升整体医疗水平，并根据实际需求按照专家意见为老人制定远程康复方案，医生通过远程随访方式对患者进行饮食、用药指导，纠正不良行为，有效改善患者预后，并提升患者长期生活质量。

4. 远程健康档案的建设和管理　采集老年人健康信息建立老年人电子健康档案，包括本人或他人对老人本身健康、疾病相关症状、家族病史的主观描述，以及医务工作者的客观检查、诊疗、康复记录等。医务人员通过虚拟医养结合平台，实时查看老人电子健康信息档案，根据老年人的健康档案，对老年人的健康进行风险评估，并通过开远程监护实时对老年人进行动态观察，针对性地制定老年人健康保健指导方案，节约卫生资源，提高医疗效率。

由于云构架及分布式云存储技术，采取以功能块集群的模式实施分布式部署，以社区公共服务门户为入口，实现医疗服务和养老服务的有效融合，打造"虚拟医养结合社区"。在平台上设立标准的全局唯一 ID 号（可以是用户的身份证号），实现用户的医疗、养老及其他个人大数据的关联和统一调度管理。用户可通过社区公共服务门户网站，实现个人医养服务的定制、个人医疗和养老信息的查询，还可以开展与健康养老服务相关的在线培训和咨询服务。通过数据共享与隐私保护技术，对不同系统的数据进行加密管理，满足系统安全和便捷维护的需求。平台具备服务融合和数据共享能力，可以开放对外数据的共享接口，或依据需求开发标准化数据接口，以满足不同应用场景下，平台与应用地现有的服务资源的对接（图 5-1）。

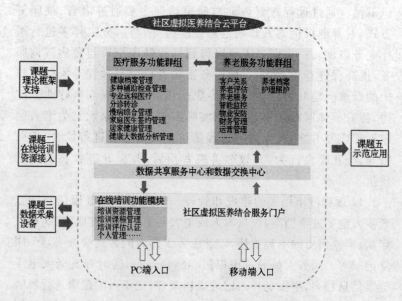

图 5-1　社区虚拟医养结合云平台总体框架图

（1）医疗服务功能群组设计开发：基于分布式云架构技术，采用多层级和模块化的设计，开发医疗服务功能群组，涵盖健康档案管理系统、远程会诊系统、慢病综合管理系统（涵盖健康监测、健康分析评估、健康风险预警）、家庭医生签约服务系统、大数据综合管理系统等，可提供健康档案管理、健康检测监测管理、远程医疗协调、分诊转诊服务、慢病综合管理、家庭医生签约管理、居家健康管理服务、健康大数据分析等功能，依据实际需要采用分阶段、可迭代的模式建设和完善。功能群组内各系统预留接口，将医疗服务功能群组与养老服务功能群组、社区虚拟医养结合门户网站对接，实现专业医疗资源的融合。通过系统门户网站访问为用户提供专业医疗服务、远程健康信息查询与管理等服务。按照不同地区、不同服务模式和规范，参照医养结合相关标准，融合对接养老服务功能群组(图 5-2)。该部分设计实现方式如下。

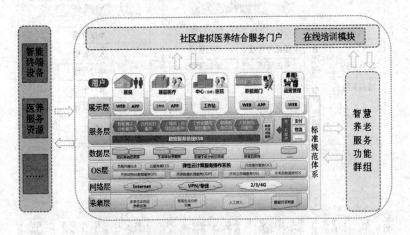

图 5-2　医疗服务功能群组

　　(2)远程医疗培训系统设计开发:远程医疗培训系统接入培训服务资源,面向医养机构内专业医护人员,提供远程医疗培训服务。系统开放接口,与医疗服务功能群组、社区虚拟医养结合服务门户网站及在线培训系统对接融合,为医养结合在线培训服务的开展提供平台支撑。远程医疗培训系统通过统一的门户网站访问(图 5-3)。

　　(3)养老服务功能群组设计开发:基于分布式云架构技术,采用多层级和模块化的设计,按照不同地区、不同服务模式和规范,构建养老服务功能群组。采用互联网、物联网技术,接入面向养老服务的智能终端设备,接口融合第三方养老等服务等,实现信息采集和共享,为老人提供安全看护、健康管理、生活照料、康复护理、休闲娱乐、亲情关爱、精神慰藉等多方面养老服务。数据接口符合医疗行业信息化标准,融合对接医疗服务群组,衔接优质医疗服务,为老人提供便利、快捷的全方的健康服务(图 5-4)。

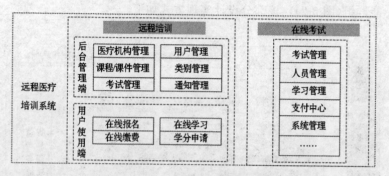

图 5-3　远程医疗培训系统

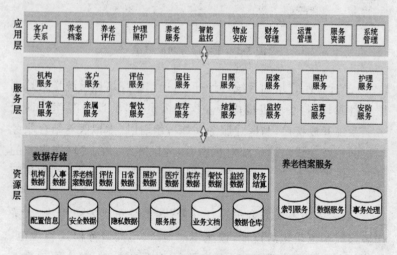

图 5-4　养老服务功能群组

　　基于数据融合与共享技术,调用标准的、统一的接口服务,为社区虚拟医养结合服务云平台提供基础养老数据,开放养老数据的查询、调用、展示接口,向社区公共服务门户提供各类服务的数据查询功能。

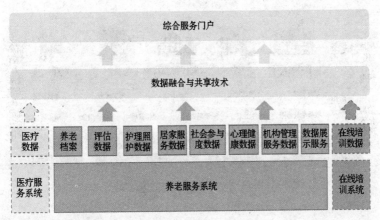

图 5-5　功能群组统一接口

（4）养老在线培训系统：开发养老在线培训系统，通过社区虚拟医养结合云平台的综合服务门户，向 B 端（医疗、社区、居家、机构）和 C 端（医护人员）等各类用户提供多元化培训服务。系统将培训知识库形成培训课件和考试试卷，并按照培训学习内容分为低、中、高不同的级别，从业人员通过培训课件的学习和试卷考试的方式，从低级升到高级，达到提高专业技能的目的。培训系统涵盖教师学员管理、课件上架、课件审核、课程管理、课件浏览（移动端）、题库管理、试卷管理、考试管理、考试答题（移动端）、考试评分、学员晋级（图 5-6）。

（5）社区虚拟医养结合服务门户网站开发建设

①在线培训模块设计开发：根据课题 2 医养结合服务能力建设与标准化建设的有关输出，开发基于云服务的医养结合服务在线培训模块，并开放接口及业务服务的调度机制，与医疗服务功能群组、养老服务功能群组对接融合，同时，在课题二的支持下协助接入医养结合在线培训服务资源，为医养结合在线培训服务的开

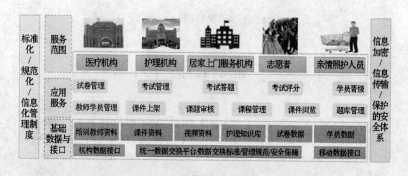

图 5-6　养老在线培训系统

展提供平台支撑。将医养结合培训的服务与管理标准通过信息系统承载,实现对服务机构、服务人员的培训和评价。在线培训模块作为综合服务门户的培训服务提供一体化运行(图 5-7)。

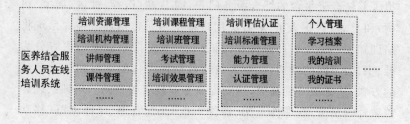

图 5-7　在线培训模块设计

②社区虚拟医养结合服务门户网站与手机 APP 开发:搭建支持居家、社区和机构养老服务的医养结合综合服务门户(社区虚拟医养结合平台的入口),通过线上服务平台与线下服务资源的有效整合,为课题 5 医养结合示范建设提供支撑。平台前端面向老年人、子女、服务管理人员等终端使用者,充分尊重不同用户的使用习惯,为其提供 Web、APP、微信公众号等一体化运营服务。平台

后端通过搭建共享服务中心和数据交换中心,对接分布式的医疗服务群组和养老服务群组,实现医疗服务系统、养老服务系统及在线培训等专业服务,同时,数据交换中心具备标准化的数据总线,可实现与老年人生活及健康状况相关的电子监测设备、流动服务车等服务设备数据的对接(图 5-8)。

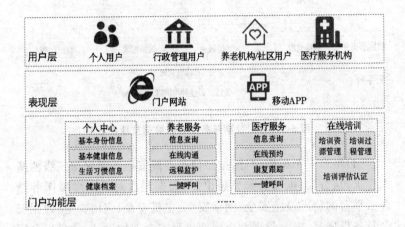

图 5-8　虚拟医养结合云平台服务终端

平台建立共享服务中心,将分布式建设的医疗服务功能群组、养老服务功能群组、在线培训模块、智能设备有序调度、服务整合,供前台各类业务应用灵活调用。通过 OpenAPI 平台进行统一的集成服务管理,实现 API 集中注册及管理、服务交互、调度路由、数据转换和消息监控。通过数据服务中心对物联网设备、养老服务机构/社区、政务公开信息及互联网数据等结构化和非机构化信息进行多源异构数据整合,实现多样化数据的统一管理;对不同业务类型数据在数据标准、数据质量等数据治理体系的框架下,实现数据挖掘等技术服务(图 5-9)。

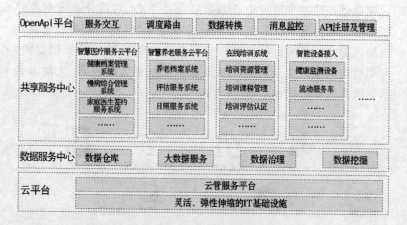

图5-9　数据共享服务中心和数据交换中心

（4）平台安全架构设计：按照信息系统安全等级保护三级的基本要求，从分层、纵深防御思想出发，根据层次对社区虚拟医养结合云平台的物理设施安全、网络安全、主机安全、应用安全、数据安全及备份恢复、安全管理六个层面进行安全架构设计，满足平台用户的安全需求，实现系统安全运行和数据安全管理。

第二节　促进远程医疗与医养结合服务的对策

远程医疗在医院和养老机构之间的应用，为实现医养结合提供了新的模式，但是发展面向养老机构的远程医疗医养结合，还处于试点探索阶段，存在资金不足、基础设施不完善、政策不到位等问题。因此，医院和养老机构应该积极参与实践和探索，政府相关部门逐步完善面向养老机构的远程医疗体系建设政策环境。

一、加大资金投入，完善远程医疗设施建设

完善远程医疗在医养结合服务中的应用，一方面政府以及各级卫生部门需要在资金、设备等方面给予持续性地投入，以确保远程医疗基础设施的正常运行；另一方面医院和养老机构应对现有的远程医疗监控系统以及网络和计算机等资源进行测评，完善调控中心、计算机、远程医疗信息采集传输（智能穿戴、车载设备、床椅监测）等硬件设备，将老年人健康档案管理系统与医疗双向转诊系统、远程会诊系统进行资源整合，开放医养结合服务云平台后台端口，接入医疗、养老与培训资源。目前养老机构基本配备基础医务室，拥有基本医疗、健康体检设备与常用药物，完善医护人才团队建设，为医养结合服务中远程医疗的开展提供基础数据支持。

二、建立绿色双向转诊通道和远程医疗服务收费标准

医院和养老机构制定双向转诊标准，建立绿色转诊通道。评估养老机构的医疗服务能力，建立医疗资质标准，确定疾病种类以便具备医疗资质的养老机构自行诊断。对于在养老机构中难以确诊、治疗手段匮乏、经远程会诊有必要入院诊治的老年人患者可开放绿色通道，免挂号手续，优先安排床位和接收诊治等便捷服务。对于在医院接受手术或者长期治疗的老年人患者，及时评估病情转回养老机构进行康复治疗，并提供康复指导和健康管理方案。并且，双方协商制定远程医疗服务分类收费标准，制定转院后部分医疗服务费用的优惠等政策，降低老年人医疗负担。同时，亟需推动养老机构内设医疗服务、远程医疗费用纳入医保范围，创新医疗报销机制。

三、加强远程医疗管理规范

目前亟须建立远程医疗的管理规范以确保远程医疗在实际应用中的医疗服务质量及医疗安全,预防医患纠纷的发生,解决老年人患者病痛的同时避免纠纷。医院与养老机构组成医养结合服务远程医疗专案小组,负责老年人患者远程医疗的具体对接,制定远程医疗的操作标准。加强远程医疗的相关人员培训,加强从事远程医疗常规操作和技术维护人员的培训,保证远程医疗的顺利开展,系统的正常运行。另外需规范远程医疗工作流程,加强远程医疗资料的审查,对涉及诊断依据、治疗规范等关键性医疗数据要求医院专家审查核对,对诊疗过程的实时音频、视频进行记录,将病例统一整理归档保存,防止医疗纠纷的产生。对老年人健康档案的建立与管理权限,细化电子档案的查看、修改权限;界定远程医疗人员、养老机构医务人员以及老年人的义务与权利,当医务人员将老年人健康档案用于教学、科研、推广等其他用途时,需征得老年人知情同意,以保障老年人的健康信息隐私权。

四、完善相关法律法规,明确责任与权利

应尽快建立完善具有前瞻性的远程医疗相关法律法规,保证面向养老机构的远程医疗有章可循、有法可依。明确远程医疗医生、养老机构医务工作者与老年患者这3个方面的法律关系,明确发生不良事件时,各方需承担医疗事故法律责任,并确定两者的责任轻重。制定规章制度,保护老年人患者健康隐私权。

第六章 远程医学前景展望

从远程医学的发展历史来看,远程医学技术的应用领域,已从最初的高科技领域到后来的军用、民用,最终向社区和家庭渗透,普及到每个老百姓。远程医学已成为实现 21 世纪人人健康的卫生目标必不可少的保障手段,将最大限度地造福于人类健康。

第一节 远程医学总体发展趋势

一、将呈现多元化发展

随着远程通信技术、信息学技术以及医疗保健技术的日益发展和融合,远程医学技术将呈现多元化发展趋势,主要表现在通用化、专业化、小型化和一体化方面。通用化是指远程医学系统的多功能性和通信平台的兼容性,多功能性是指一套远程医学系统具有多种远程医学服务功能,如远程会诊、远程咨询、远程教学、远程手术等,通信平台的兼容性是指远程医学系统能够适应多种通信介质网络;专业化是指按专业需求研制成各种专用的远程医学设备,如远程放射学系统、远程病理学系统、远程心脏病诊治系统、远程超声诊断系统、远程手术系统等远程医学设备;小型化是为适应个人疾病监护、家庭保健、家庭护理和军队战时卫勤的需要而研制生产一些便捷式远程医学装备的趋势,如心电图 BP 机、有线或无线心电遥测监护系统、家用孕妇胎心遥测监护装置、单兵监视器等;一体化是指远程医学系统与医院信息系统(HIS)、医学影像存储与传输系统(PACS)的一体化趋势,远程医学系统与医院各种数字化诊查设备或信息系统互接,实现各种医疗信息数据交互,为远程医学业务的开展提供支撑条件。远程医学的开发和应用可以说是 PACS 和 HIS 等临床信息系统的功能在时间和空间上的进一步延伸。

二、应用领域更加广泛

远程医学早期的应用是为了远程监测宇航员的健康及生理状况,伴随着科学技术的进步和社会需求的改变而出现在了更加广泛的应用领域,对传统医学带来了革命性的变化。传统的医学模式是病人找医师,病人向医院流动,而远程医学技术的出现,将医院与病人、医院与专家、专家与病人联系在一起,完成医学诊治服务工作,增加了医疗资源与病人的联络方式,远程医学的应用将超越为偏远、落后地区提供医疗服务的早期思维方式,而成为人人都将可涉入的一个医学模式,从而形成了一种较为新型的医疗服务体系。

远程通信技术和计算机技术的快速发展为远程医学的应用创造了网络环境,随着材料学与制造工艺的不断革新,远程医学系统设备趋于体积小、重量轻、功能全,并且自动化、智能化程度较高,流动性好,为适合个人疾病监护、家庭保健、家庭护理等需要而研制生产的一些便携式远程医学装备将使远程医学进入社区和家庭成为可能。

远程医疗系统与数据化技术的具体应用在以下几个方面。

1. 远程会诊　幅员辽阔作为我国区域显著特征,但在各区域经济水平、医疗水平中呈现差距过大,发展不均等局面,如县级及其以人口数为总人口数 4/5,而诸多医疗资源、顶尖专家均集中于城市中心,致使农村、城市医疗水平分化 尤为严重。随着远程医疗系统的应用,可弥补传统医疗模式所带来的不足,结合网络信息传输的优势,便于专家对患者病史、医学影像和检验报告的获取,并通过网络视频的形式和患者进行"面对面"观察与交流,使其能够在权威意见、治疗建议取得的基础上,及时救治。此外,远程医疗系统的运用,还可降低患者求医成本、医疗费用以及时间成本等。

2. 远程手术 远程手术作为异地/实时开展的远端患者手术类型,如机器手术、手术指导等。从本质上来讲,远程手术是以网络技术、计算机技术和虚拟技术为基准,便于医生对远程患者予以手术操作。它是对地域局限就医问题的打破,不仅为患者提供者适宜的手术条件,还可在某种程度上发挥顶尖专家的影射作用,如在抗震救灾和海岛救援中,对远程手术的运用。

3. 远程监护 现阶段,我国已全面步入老龄化阶段,依据2014 年数据显示,我国 60 岁以上人群共有 2.1 亿,占总人口数15.5%,而 2.1 亿老年群体中还包含失能、半失能群体 4 000 万。在此基础上,为保证老年人生活质量,以家庭为载体的远程监护系统,作为医学技术和计算机技术、通信技术与多媒体技术的融合,结合患者自主生理参数的采集,以视频和文本等形式传输至社区医疗服务站,通过动态式跟踪的手段,构建新型医疗格局。该种远程监护手段,有助于医疗机构功能的延伸,即实现医疗机构监护向家庭监护的转变,为医疗信息化建设目标的实现奠定有利基础。

4. 远程教育 顾名思义,远程教育以通信压缩、视频压缩等先进技术,是对传统教育空间、时间界限的打破,便于医学技能、医学知识的输出,逐渐缩减各区域间医疗差异。现代化远程教育,分为学历教育、非学历教育两种方式,能够在改善教育资源、医疗资源匮乏的局面,切实医疗资源公平性、高利用率价值。

5. 远程咨询 相较于远程会诊,远程咨询属于离线式远程医疗服务,即通过服务关系的创建,仅在特定环境下,以网络平台的辅助,向相关专家与学者寻求帮助。现阶段,远程咨询涉及影像咨询、病理咨询、诊所与医院间咨询等,并伴随医疗服务体制的完善,远程咨询得以全方位推广。

随着远程医学工作质量的不断提高，无论是在公共医疗保健中，在各种自然灾害的救援中，还是在军队平战时伤病救治中，远程医学正发挥着越来越重要的作用。远程医学还会随着技术的进步和社会需求的改变而出现更多的应用领域，远程医学以其独特的优势迎合了当今社会发展的需要。

三、运行逐步规范

10年前，远程医疗在我国尚处于起步阶段，10年后进入快速发展阶段。2010年，原国家卫生部开始推进国家远程医疗建设项目，先后发布远程会诊系统建设项目管理方案、系统建设项目技术方案等多个重要文件，2014年《关于推进医疗机构远程医疗服务的意见》中，在远程医疗服务内容、服务流程、相关管理规范以及监督管理制度等方面做了进一步的规定。然而，颁布的远程医疗管理规定仍局限于初步的宏观政策建议，还缺乏指导远程医疗临床时间的相应规范和应用指南，也没有提及专门的服务内容的界定、行政许可、收费价格、医保报销等具体内容。与传统医疗不同的是，远程医疗以电子通信技术为手段，能够跨时间、跨空间提供医疗服务，因其技术手段与服务模式运行特点，它的发展既要符合我国现有的医疗法规，其自身又有着特殊的法律问题。目前我国远程医疗领域由于没有政策法规的引导，还处于"碎片化"的局面，远程医疗软件、设备、平台等不同部分之间几乎没有融合，还无法形成一个完善的远程医疗体系。

建立一个系统的远程医疗服务体系，前提是填补远程医疗相关法规的空白以及制定系统化的政策制度。建议将来的相关政策法规重点可以考虑以下几个方面：一是远程医疗具体服务范围制定。远程医疗模式使用的临床学科范围，包括其服务和咨询的不同适用范围；医联体之间协同合作；医生多点行医和疾病随访；居家疾病和健康管理;移动远程会诊和健康咨询等。二是远程医疗服务流程和指南的制定。例如规划完整的服务项目,构建合理的远程医疗服务流程,建立服务质量体系。三是完善远程医疗法律法规,重点在于明确医疗责任和法律关系以及隐私权的保护。四是远程医疗设备、软件、技术、平台标准与规范的制定。包括远程视频通信软件、通信网络、通信终端及设备、辅助医疗检查设备、场所等,对这些基础设施的规范性、安全性、隐私性、适用性、便携性作明确规定。五是远程医疗服务模式与运营方案的制定。加快推进远程医疗服务项目的建设与试点工作,鼓励政府、医疗机构、企业加强合作,从远程医疗刚需较强的疾病管理开始,例如慢性非传染性疾病、精神疾病、传染性疾病、社区健康保健等,基于模式的可用性、适用性和患者可接受性探索可复制可推广的远程医疗服务模式。

四、向专科化发展

在当前优质医疗资源紧缺的情况下,分级诊疗是缓解过度集中就医局面最快捷的策略。在当今国家住院医师和专科医师规范化培训制度尚未完全建立的情况下,我们面临的现状是医院被分级了,医院培养的医生也相应地被分级了,带来的结果就是医生素养的非同质性。但是患者就诊不愿意被分级,都期望能直接找到高水平的医生快速解决病痛。因此,实现分级诊疗的基础是医生素养的同质化。我们还要清醒地认识到,医疗机构的职能分级定位停留在政策和口号层面还远远不够。提升基层医务人员的专业素养,加强基层医疗机构的学科建设才是强基层的长远战略。但是,我们目前面临的现状是缺乏系统化、规范化、同质化的医生培养体系,包括家庭医生培养体系。要建立这些体系还需要一个很长的过程。不同地区之间的基层医疗资源分布很不均衡,呈现碎片化的局面,现有的资源配置很难发挥最大化的效率。如何适应医改的发展趋势,在短期内缓解基层对优质医疗资源的需求矛盾?建立有效的协同机制是当前最快捷的方式。

由于临床专业性质的不同,远程医学在各个学科的应用与发展不平衡,尤其是应用的成熟程度存在着很大差异。应用成熟程度由应用的数量和质量、被专业人员所接受的程度以及应用标准、协议的完备或执行程度来界定。例如,远程放射学和远程病理学主要依赖于成像技术,与放射学和病理学的传统实践模式有着明显的相似性,从而产生了系统技术标准、相关人员的资质标准、质量保证和控制标准等,并已逐渐被业内人士接受和认可,而成为远程医学应用的领先学科。

未来远程医学的建设和发展,宜顺应远程医学专科的研究和应用发展趋势,根据各中心医院的学科优势、远程专科的成熟程度以及人民群众的医疗保障需求,建立起更多的远程医学专科中心,以便更好地提供医疗保健服务。

第二节　中国远程医疗应用前景

一、机器人远程手术

随着机器人技术和信息技术的日新月异,机器人辅助远程手术系统获得了长足发展,在合理配置医疗资源和远程救治方面发挥着不可替代的巨大作用。自 2007 年 1 月解放军总医院引进世界上最先进的达·芬奇(da Vinci)机器人微创手术系统成功并完成国内第一例机器人心脏手术以来,这项心血管外科领域的世界前沿技术在国内得到了快速稳步的发展,使其成为越来越多患者的治疗选择。

1. 概况　机器人手术是指应用于外科手术的机器人是一种自动的、位置可控的、具有可编程能力的多功能机械手。在术者操

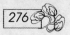

作控制下,机械手通过高科技计算机技术完成手术操作任务。它与传统手术的最大差别是外科医生不必与病人直接接触,就能出色地完成手术。典型的远程手术系统主要由三部分组成:医生操作的主控端;基于 Internet 传递位姿和力信息的通信通道;用于完成手术任务的远程手术端。医生通过主控端输入信息,远端从操作手作为被控对象进行实际手术操作,经过网络进行信息的传递和反馈。

目前全球共有三种品牌的手术机器人,分别是美国 Intuitive Surgical 公司开发的达·芬奇(da Vinci)手术机器人、美国 ComputerMotion 公司开发的宙斯(ZEUS)手术机器人和伊索(AESOP)手术机器人。其中技术最先进、使用最广泛的是达·芬奇手术机器人。

2000 年 7 月 11 日,美国食品和药物管理局(FDA)批准了达·芬奇手术系统,使其成为美国第一个可在手术室内使用的机器人系统。从第一款产品面世至今,Intuitive Surgical 公司已经陆续推出了三种型号的手术机器人系统,分别是 da Vinci Standard、da Vinci S System 和 da Vinci Si System。截至 2010 年 12 月底,全球的达·芬奇机器人手术系统的装机数量为 1752 台。其中,美国 1285 台;欧洲 316 台;亚洲及其他地区 151 台。亚洲国家和地区共有 95 台,其中,韩国 33 台;中国大陆 10 台;中国香港 6 台;中国台湾 7 台;日本 20 台;印度 7 台;其他国家(新加坡,泰国,马来西亚,菲律宾)共 12 台。另外,各个国家的达·芬奇手术机器人系统都在快速地增长。

2. 机器人手术的优点

(1)创伤小:机器人手术通过机械臂进入体内进行精细操作,减少术中的组织创伤和炎性反应导致的术后粘连,减少术后疼痛,减少失血量,缩短住院时间;增加美容效果;术后恢复快,愈合好,可更快投入工作。

(2)操作更精确:与腹腔镜(二维视觉)相比,因三维视觉可放大 10~15 倍;机器人"内腕"较腹腔镜更为灵活,能以不同角度在靶器官周围操作,可以完成包括小动脉吻合在内的各种精细和复杂操作;同时,机器人可以减少术者手部颤动,且较人手小,能够在有限狭窄空间工作,使手术精确度大大增加,从而减少手术创伤,使手术更完美。

(3)拓宽了微创手术应用范围:减小创伤提高手术质量是所有心脏外科医生的理想。由于靶器官的特殊性和手术难度,胸腔镜技术在心脏外科等复杂程度较高的外科手术并没有得到很好的应用。而机器人手术由于操作灵活方便,能轻松完成血管吻合等各种复查、精细操作,大大拓展了微创手术的指征和应用范围,已广泛应用于包括心脏外科、胸外科、普外科、泌尿外科、妇产科等在内的各个外科领域。

3. 达·芬奇机器人的系统构成　达·芬奇手术机器人系统如图 6-1,主要由医生控制台(surgeon console)、床旁机械臂系统(patient cart)和成像系统(vision cart)构成。控制台由计算机系统、手术操作监视器、机器人控制监视器、操作手柄和输入输出设备等组成。

手术时外科医生可坐在远离手术台的控制台前,头靠在视野框上,双眼接受来自不同摄像机的完整图像,这些图像共同合成术野的三维立体图。医生双手控制操作杆时,手部动作传达到机械臂的尖端。利用本系统完成手术操作,能够提高操作的精确性和平稳性。床旁机械臂系统放在手术台周围,它包括 3 个(或 4 个)执行医生命令的机械臂。机械臂围绕固定支点移动,能够降低对患者的损伤,从而使患者的伤口面积较小,并提高手术的整体精度。这个系统必须由外科医生直接对其进行操作控制,在手术前应反复对其进行安全性检查,防止任何工具或机械臂的独立运动。

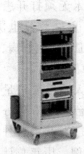

成像系统

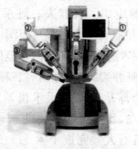
床旁器械臂系统

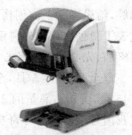
外科医生控制台

图 6-1 达·芬奇机器人手术系统

4. 在外科手术中的应用 在全球范围内,达·芬奇外科手术机器人系统已经在多个学科中得到了广泛的应用,例如:泌尿外科、妇产科、心脏外科、胸外科,肝胆外科、胃肠外科、耳鼻喉科;临床上应用机器人手术系统已经开展的手术有:胃肠外科的结肠切除术、半结肠切除术、直肠低位前切除术、胃旁路术、HELLER 肌切开术、胃束带术、胃部分切除术;肝胆外科的肝移植手术、胆囊切除术、肝叶切除术、胰切除术、脾脏切除术;泌尿外科的前列腺切除术、肾盂成形术、肾移植、肾切除术、精索静脉曲张、输精管吻合术、盆腔淋巴结切除术、肾囊肿手术、输尿管切除术、输尿管成形术;心脏外科的全腔内心脏搭桥手术、心脏不停跳取(单支或双支)乳内动脉、二尖瓣修复术、二尖瓣置换术;胸外科手术的肺叶切除术、胸腺切除术、楔形切除术、食管的失弛缓症;妇科的子宫切除术、肌瘤切除术、皮样囊肿、LAVH、卵巢囊肿切除术、卵巢切除术、卵巢错位、子宫肌瘤切除术、输卵管切除术、输卵管-卵巢切除术、输卵管结扎、阴道脱垂修复术等。数以万计的成功案例使得达·芬奇外科手术机器人系统倍受广大外科医生的认可和推崇。截至 2010 年底,全球该类型的手术总量超过 25 万例。

5. 在解放军总医院的应用 机器人心脏手术无须打开患者胸腔,给患者留下的创伤和痛苦要比传统手术小得多,恢复也快,代表了微创心血管外科手术的发展方向,治疗范围包括冠心病、瓣膜疾病、先心疾病以及心脏肿瘤、纵隔肿瘤等各种疾病。

截至 2017 年 5 月,全球达·芬奇手术机器人系统装机量达 3745 台,美国占总量的 2/3,我国大陆共装机 65 台。2015 年分布在我国各地的达·芬奇机器人共完成手术 11445 例,其中普外科机器人手术 3021 例,泌尿外科机器人手术 5332 例。历年总计完成 22917 例。由于我国机器人外科起步较晚,医疗机构配置手术机器人台数较少,有条件接触达·芬奇手术机器人的外科医师人数有限,尤其是以往国内没有相关培训基地,专科医师不得不去境外培训,使得达·芬奇手术机器人专业人才的培养遇到瓶颈。

2007 年,解放军总医院心血管外科通过开展大量的动物实验研究、模拟试验及临床技术攻关,在国内初步创建了一套完整的机器人操控和心脏外科相关技术方案,包括遥控机器人手术系统的布局,并针对国人不同心脏手术总结出了机器人手臂的各种入路和操作流程,创建了 6 项系统性的操作技术常规,并制定了全机器人微创心脏手术的患者纳入标准。组建了国内第一支机器人心脏手术团队,2008 年 6 月创建了国内唯一的微创机器人心脏外科中心。目前解放军总医院在冠心病、瓣膜病、先心病等多种心脏疾病的应用已形成稳定成熟的治疗常规。

解放军总医院自 2017 年 2 月以来,成立国内首家也是唯一一家达·芬奇手术机器人国际培训中心,已经开展军内 110 批次培训教学任务。培训人员中,平均年龄 46.6±6.6 岁,其中 94.5%,涵盖普通外科、泌尿外科、胸心外科等 10 个专业学科。术中及术后出血减少,术后疼痛轻微,恢复明显加快。特别是良好的美容效果——无常规手术切口瘢痕而备受好评。术后对全部患者进行随访复查,未见畸形矫治不彻底、房缺残余分流、心脏肿瘤复发、瓣膜狭窄或关闭不全、心肌梗死和心脏突发事件发生等。

三年多来所取得的成绩也得到了国际同行的高度认可,解放军总医院机器人心脏外科中心多次被特邀在国际大会上做专题报告,引起了很大反响,也标志着中国微创机器人心脏手术走在了世界前列。2010年以来,解放军总医院机器人心脏外科中心先后为香港中文大学威尔士亲王医院和新加坡国家心脏病中心的机器人心脏手术团队进行了技术培训。2010年7月,国际机器人心脏外科合作与研究中心在解放军总医院成立,为深入探索机器人微创心脏手术技术,为中国及全球的心脏外科医生学习世界前沿技术、进行深入学术交流提供一个优质平台和良好契机。

6. 存在的问题　尽管达·芬奇手术机器人系统自问世以来得到临床的广泛认可,但仍然存在很多问题。

(1)设备价格昂贵:每台达·芬奇机器人手术系统在北美地区的售价为100万~200万美元,在中国地区的售价则高达2 000万元人民币左右。对于国内医院来说,这是一笔不小的开支,且很难在后期的使用中收回成本。

(2)耗材价格昂贵:与设备配套使用的微器械属于消耗材料,每支仅可以使用10次。每支微器械的价格为6 000~8 000美元,而且每次手术要使用3~4只。因此,与开放手术或普通腔镜手术相比,每次机器人手术仅耗材就要多花费3万~4万元人民币。目前机器人手术还不能纳入医疗保障体系,因此,对于普通患者来说,手术费用是一个不小的经济负担。即便将来机器人手术可以纳入医疗保障体系,也会给国家带来一定的经济负担。

(3)目前尚不能将机器人手术系统应用于所有的外科手术:某些外科手术较为复杂,难度较大,风险较高。机器人手术系统要求医生改变传统的手术概念,首先,外科医生远离手术台,通过操纵机器进行手术,手的感觉与原来完全不一样。传统手术或腔镜手术方式好像我们用笔写字,机器人手术则像用电脑写字,虽然都用手操作,但操作方法和思维习惯有很大的差异;其次,机器人手术系统要求医生必须具备丰富的心脏外科手术临床经验,因为机器手表达的是人手的操作。此外,手术对麻醉等提出较高要求,手术团队必须具备良好的作战能力。目前,复杂性先天性心脏病、儿童心脏病和大血管手术等尚不在其应用范围内。

二、移动医疗在远程医疗行业中的应用

移动医疗(mobile health,m-health)是指以移动计算、医疗传感和通信技术为基础的新型医疗保健模式。随着 WiFi/3G、RFID 等通信技术的发展以及智能手机、PDA 等移动终端设备的普及,移动医疗系统的发展呈现出快速上升的趋势。远程医学是利用通信技术和计算机多媒体技术所搭建的平台开展远距离医疗服务及医学有关信息服务,是一种将现代医学计算机技术和通信技术紧密结合的新型医疗服务模式,两者均以现代计算机技术和通信技术为依托,关系密切。

1. 移动医疗的出现主要有以下特点

(1)让医疗服务随手可得:移动医疗改变了过去人们只能前往医院看病的传统生活方式。无论在家里还是在路上,人们都能够随时听取医生的建议,或者是获得各种与健康相关的资讯。医疗服务因为移动通信技术的加入,不仅将节省之前大量用于挂号排队等候乃至搭乘交通工具前往的时间和成本,而且会更高效地引导人们养成良好的生活习惯,变治病为防病。

(2)为公立医院改革添把火:2010 年 10 月起国家卫生部决定,启动全国近百家医院和部分区域的电子病历试点工作。卫生部领导在公开场合表示,建立和完善以电子病历为核心的医院信息系统,是公立医院改革试点工作的重要任务之一。

(3)通信业的下一座金矿:移动医疗对于移动运营商、医疗设

备制造商、芯片企业应用开发商等通信产业链各个环节来说是一座金矿。一项潜力极大的产业咨询公司 ParksAssociates 的数据显示,仅美国市场与无线配件应用等相关的移动医疗市场规模在2011 年达到 13 亿美元。

2. 移动医疗在远程医疗中的具体应用　移动医疗模式的兴起及其发展正是对远程医学发展的补充。首先,在传统的医学模式中,病人患病到有医师、医疗设备及药品等医疗资源的医院或诊所就医,病人向医院单方向流动。随着人们需求的变化,医院的功能有了扩展,病人到医院就诊,医务人员也走出医院到社区为病人服务,医务人员与病人发生双向流动。随着移动医疗的发展,远程医疗服务系统通过移动医疗模式将异地的医院、专家和病人联系在一起,实施医疗服务,并发展成一种新型的医疗保健服务模式,已逐渐被医院、医学专家和病人所接受和认可。其次,远程医疗系统采用计算机技术和移动通信技术实现异地医疗资源与病人的联系,完成远程医疗服务工作。它的推广应用可以在一定程度上解决由于医疗资源的偏态分布而造成的边远地区、农村及小城市病人缺医少药、看名医难的问题,减少病人非医疗费用支出,更合理更有效地发挥医学专家的作用,发挥大医院及优势学科的辐射效益。因此,远程医疗作为医院应用高新技术的象征,远程医疗的优势及所反映出的综合效益、长期效益已为大家所公认,而这背后,移动医疗的辅助作用尤其重要。但是,远程医疗系统的底层是视频会议软硬件系统。近年来,随着计算机多媒体技术的飞速发展,功能一代强过一代的商品化的视频会议软硬件产品在各行各业得到广泛应用。同时,伴随着国家通信技术及其基础设施建设的进步,实现远程医疗无论对医院,还是对计算机或通讯公司来说,都不再是一件难事。远程医疗行业的进入屏障降低,但这也对移动医疗提出了更高的要求。有规模才有效益,才有应用价值,对于提供远程医疗服务的网上医院来说,网络规模越大,工作站点越多,谋求医疗服务的病人越多,越有利于合理调配资源,降低服务成本,提高服务效率。对于谋求远程医疗服务的各类网上站点来说,网络规模越大,上级网上医院越多,医疗资源越丰富,可供病人选择的余地越大,越可以吸引病人,更好地开展医疗工作,提高系统的应用效益。

3. 移动医疗的机遇与发展趋势　随着移动互联网的发展、智能终端的普及,移动医疗在医疗领域中开始崭露头角,但现在,国内的移动医疗服务还未形成一个成熟的、规模化的医疗产业模式。当下,中国老年化问题越来越突出,被慢性病困扰的人数越来越多。面对人们与日俱增的医疗需求,现有的医疗资源明显不能满足,这给移动医疗的发展带来了前所未有的机遇。移动医疗不应该只局限于为医院内部服务的层面,应该向着社区医疗、家庭医疗的创新型医疗服务模式的方向发展,最大化地利用医疗资源为患者提供一个更好的就医环境。

4. 移动医疗面临的阻力和挑战　移动医疗在发展的过程中也面临着许多挑战,主要包括:①移动医疗的建设需要耗费大量人力、资金,许多中小医院还不具备建设移动医疗所需的条件,这类问题需要国家制定相关政策给予支持。②移动医疗的软硬件还没有一个统一的标准,不同地区、医院的标准不一致,不利于移动医疗在全国范围内的推广。③移动医疗与传统医疗在流程和方式上存在许多差异,这需要包括医护人员、病患在内的人员改变原有的观念去适应新的医疗流程和就医模式。④移动医疗在方便病人就医、保障病人健康的同时还要注意保护病人的隐私,对移动医疗在信息安全方面的要求会更高。

在过去的十多年里,移动医疗系统依靠无线网络技术、纳米技术、生物传感器技术的发展,将传统的电子健康系统延伸到以手机和其他便携式设备为基础的移动系统中,让计算机系统始终伴随病人就医的各个阶段。可以预见在未来,移动医疗对医院的支撑作用将越来越显著,这将重塑医疗工作流程,为整个医疗服务体系带来革命性的变化。总之,移动医疗是远程医疗的重要组成部分,在城镇老龄化、慢性病和突发性疾病高发的今天,人们对于健康的诉求越来越高,而医院现有的资源远远不能满足人们的医疗需求,通过移动医疗来处理这类疾病是当前最有效的医疗方式。

三、健康物联网在远程医疗领域的应用

互联网(International network 或 Internet),半音译为"因特网"或者"因特网",是由网络与网络连接的世界上最大的全球性互联网络,即广域网、局域网及单机按照一定的通信协议组成的国际计算机网络。互联网使全球有"地址"的计算机按照共同的规则连接在一起,实现资源共享。物联网(The interent of things)是"物物相连"的互联网,在中国也称之为"传感网(Sensor network)",是在互联网的基础上延伸和扩展的网络;其用户端延伸和扩展到了任何物与物之间和人与物之间进行信息交换和通讯。健康物联网是以人为核心的互联网和以物为核心的物联网智能组合,将人和健康信息传感器共同采集和处理健康信息,将为人类健康保驾护航。

1. 健康物联网的特点　健康医学模式不再单纯强调传统医学模式中的在医院治疗疾病的观念,而是强调以人为中心的体征参数,检测身体状态辨识和状态调控,将疾病的预防和保健作为目标。

世界各国均在积极寻求一种新的医疗服务模式以提供促进健康为目的的医疗服务,俞梦孙院士将其称为 SIR 模式。其中的 S 就是物联网,R 是调理,I 是认知教育。并进一步指出健康物联网将有力推动医学的变革。健康物联网是物联网技术在医疗领域的具体应用,它借助物联网技术对个人健康状态进行实时监测并提供及时的医疗服务,通过对人的健康与疾病进行网络化管理达到

促进健康消除疾病的目的。健康物联网强调实现信息的实时采集和高度共享,患者在家即可享受到医疗监护并能够得到及时的远程医疗和自助医疗。

健康物联网将进一步促进医疗领域的信息化建设。它将电子健康档案的采集从手工操作转向智能化录入,极大丰富健康档案中的生命体征信息 医务工作者可以根据用户的不正常生理指标提前预先告知,使他们提前预防或去医院检查,使一些疾患消灭于萌芽状态。

2. 健康物联网在远程医疗领域的应用 我国政府十分重视物联网技术在远程医疗领域的应用,积极推动卫生领域构建物联网医疗模式。目前物联网在医疗领域的应用主要包括移动护理、药物追踪、资产管理、血液管理等,健康物联网作为物联网在医疗领域的一个具体应用,主要完成对个人的生理指标、生化指标、生物指标、心理指标以及一些功能性健康指标的远程监测,并提供相应的医疗服务,对于健康指标远程监测的研究开始于利用生物遥感测试技术监护宇航员的生理参数。随后在军事领域也开展了相关研究,通过为士兵配备的个人监护终端仪随时了解受伤人员的情况。随着科技的进步和通信技术的发展,基于远程医疗网络逐渐开发出一些监护系统,通信技术经历了卫星通信、有信通信和无线通信的演变。美国马萨诸塞州大学成功开发了一种基于 3G 的移动通信监护系统。我国在远程监护也进行了一些研究,第三军医大学就承担了家庭数字化医疗监护系统的研究项目;中国老龄事业发展基金会开发的面向老年群体的"老年一卡通",具有居家养老、体征监护、跟踪定位等功能。但是,远程监护远没有普及到家庭。国内外均将下一步的发展目标定为基于健康物联网的远程监护,通过传感器、通信、物联网、云计算等技术的综合运用,使人们能够随时了解自己的健康状况,真到实现"有病早知道",慢性病患者在家即可享受健康监护。还有物联网与远程监护相结合将彻底改变传统的健康监护模式。人们可以实时监测自己的身体状况及时发现潜在疾病,更有效地进行疾病控制。服务对象除了慢性病患者、老年人,还包含手术后人员、伤残人士、孕产妇、亚健康人群等,健康的人也可成为服务对象。从功能上健康物联网分为3个模块:健康监测、数据分析和医疗服务,健康传感器智能采集人体的各项生命参数等信息,将这些信息进行初步处理后经过传输网络送达信息决策中心。由于健康信息的数据量急剧膨胀,医疗信息需要共享,将来的医疗数据不会单独存放在某家医疗单位,而是保存在某个云计算中心里。此外,借助云计算技术对信息进行决策分析,根据分析结果提供包括健康提示、报警和紧急救、远程会诊等健康服务。

3. 健康物联网需要解决以下问题

(1)健康物联网面向的广大用户中包括慢性病患者、老年人以及其他一些需要健康监护的患者,因此,要求数据的采集透明智能操作界面简单易行,用户可以方便快速地查看自己的健康信息并提出健康服务要求。

(2)健康物联网必然使用较多的传感器。为了实现无约束的医学检测要求,传感器尽量是无线的可穿戴式的集成度高的智能的。此外价格应进一步下降只有达到用户认可的程度才能真正普及。

(3)信息传输过程中需通过多种网络异构网络间的技术有效融合方能保证信息的正常传输。

(4)信息安全是健康物联网面临的重大问题,医疗信息被大多数用户认为是个人隐私。信息传输过程中无线信号容易被窃听、截获信息使用发布时,如果处理不当会造成隐私的泄露。因此必须通过加密访问控制身份认证信息、认证信息匿名化等多种安全措施的综合运用来保证信息的保密性、完整性、可用性。

总之,健康物联网是在现代通信技术与医学信息技术发展的基础上出现的一种新的健康管理模式,它与传统医疗模式在目的、形式、技术等方面都有很大不同,是实现健康医学模式的主要方式。同时,随着医疗技术、多媒体技术、物联网技术等高新技术的不断发展,远程医学的水平也将得到进一步的提高,进一步惠及民生,使人民群众享有更为优质的医疗健康服务。

四、云计算在远程医疗行业中的应用

信息技术的高速发展使得信息化、数字化在各行各业迅速普及。随着我国医疗改革的不断发展与完善,医院也逐步迈进了数字信息化时代,并在信息化建设中取得了一定成绩。由于受到地理、人文等因素影响,医院自身发展缓慢,其在医疗质量、工作效率、管理水平等方面的问题日益突出。在信息新技术的不断冲击下,使医院发展与信息化建设两者有效结合成为现阶段我国医院信息化发展的关键所在。这就要求充分利用新的技术手段对医院的各种资源进行整合,从根本上促进医院长足发展。在这种大背景下,云计算所具有的高效、实时、大容量数据处理功能正在医疗卫生行业信息化建设过程中起着越来越重要的作用。

1. 概述 云计算(Cloud Computing)是继个人电脑和互联网之后信息技术的又一次重大变革。云计算是基于互联网的相关服务的增加、使用和交付模式,通常涉及通过互联网来提供动态易扩展且经常是虚拟化的资源。云是网络、互联网的一种比喻说法。过去在图中往往用云来表示电信网,后来也用来表示互联网和底层基础设施的抽象。因此,云计算甚至可以让你体验每秒10万亿次的运算能力,拥有这么强大的计算能力可以模拟核爆炸、预测气候变化和市场发展趋势。用户通过电脑、笔记本、手机等方式接入数据中心,按自己的需求进行运算。对云计算的定义有多种说法。对于到底什么是云计算,至少可以找到100种解释。现阶段广为接受的是美国国家标准与技术研究院(NIST)定义:云计算是一种按使用量付费的模式,这种模式提供可用的、便捷的、按需的网络访问,进入可配置的计算资源共享池(资源包括网络,服务器,存储,应用软件,服务),这些资源能够被快速提供,只需投入很少的管理工作,或与服务供应商进行很少的交互。

2. 云计算在远程医疗应用范围

(1)在线软件服务:在信息化建设的不断推动下,各类专业软件的研发与使用越来越受到医疗卫生行业的重视。虽然各个医院可以依据自身规模和发展需要定制不同的应用软件,但是部分必备行业软件的安装及运行需要较高性能的计算机及其附属设备的支持,迫使医院不得不加大对计算机等硬件设备的资金投入,这在一定程度上阻碍医院信息化建设的步伐。而云计算服务商所提供的在线软件服务几乎可以对医院所要应用的任何类型的医疗软件进行实时的更新及维护,该服务降低对计算机硬件设备的要求,只需要一台联网的电脑就可以通过各种应用软件高效、快速、准确地获取相应的医疗信息,并且只有在需要使用软件或数据时才支付费用,这就降低医院信息化建设成本,使得医院可以将更多的财力、物力投入到提高医师的医疗水平及新型医药卫生装备的研发中。

(2)数据存储服务:医院在信息处理数据过程中主要存在以下问题:①医疗数据呈爆炸式增长,尤其是电子图像的数量级越来越大,存储起来费时费力。②各类标准概念越来越多,标准的统一和规范日趋复杂。③各类数据的分析和统计越来越复杂,需要实现共享的信息越来越多。④各类医疗数据所面临的安全问题越来越突出,数据风险日益增大。在医院信息化快速发展的今天,来自以上各个方面的数据量对医院发展提出严峻挑战,现有的数据库技术已经不能完全应对这些蜂拥而至的数据浪潮。

在此情形下,基于云计算的"云存储"(cloud storage)技术运用而生。"云存储"是一种将数据保存在虚拟服务器上的数据存储方式,具有高吞吐率和高传输率特点。"云存储"采用冗余存储方式来保证存储数据的可靠性,即为同一份数据存储多个副本。使用率和受重视程度越来越高的各种医学影像图像,云计算环境下的大规模图像数据处理技术也可以发挥极其重要的作用。通常情况下,医院大规模图像的数据量可达几百 GB 甚至 PB 级别,如此大的数据量很难在传统文件系统或数据库中存储,而云计算环境提供的分布式存储模式,可以将成百上千台普通计算机的存储和计算能力汇聚在一起,从而提供一个完全能够存放和处理大规模图像数据的高容量的存储服务,随着图像数据规模的不断增大,可以通过向云中动态添加节点,扩展存储容量和计算资源,而无须进行传统并行机模式下的巨大资金投入。因此,依靠云计算环境对大规模图像数据进行高效处理,是一个非常有发展潜力的方向。

(3)桌面虚拟化:桌面虚拟化所取得的成就远超了其他大多数 IT 技术,能够将 Web 应用、Web 服务、C/S 应用、应用服务器以及本地客户端应用等整合到一个桌面环境上。虚拟桌面的不断开发和应用使得远程医疗服务的实现成为可能。大多数医院开始倾向于向虚拟桌面基础设施(简称 VDI)转变,但是这种转

变需要大量资金投入。而云计算则将计算分布在大量的分布式计算机上构成数据和计算中心,采用云计算技术的虚拟桌面设计,在汲取云计算优点的基础上保持了原有的许多基于窗口的 Web 应用优点,使之能超越原先复制主流桌面功能的局限性,成为全面的 Web 开发和应用平台。有了这些技术支持,远程医疗、区域医疗的应用服务就可以更加便捷地展开。

随着智能手机用户群的不断扩大,结合手机的便携式云计算技术迅速发展。利用手机远程传输医学图像,使得医师不仅可以随时看到患者影像学的检查结果,结合三维图像的应用,患者身体内的各种信息可直观地展现在医师眼前,对诊断起到了极大辅助作用。

五、区域医疗的应用

远程医学在区域医疗中的应用是新医改的一个重要政策为支撑新医改政策的实施。患者病历资料、影像资料的完整性和准确性对远程医疗的会诊结果有很大的影响，而我国电子病历的普遍现状，不仅医院间的信息难以传递，并且在医院内部，由于 HIS、PACS 等信息化系统之间接口与标准的不统一，导致信息孤岛丛生。因此，电子病历的传递，是远程医疗的一个技术上的难题。

随着国家区域信息化的建设加快，越来越多的城市完成了从医院信息化到区域信息化的迁移。四川省作为远程区域医疗的先锋队，也在电子病历方面颁布了相关政策。如远程医疗依托四川省电子政务外网和电子政务云平台，整合全员人口、居民电子健康档案、电子病历三大数据库，全面建成互联互通的省、市、县三级人口健康信息平台，完善并大力推广数据交换、协同共享、安全保护的技术服务规范，支撑跨机构、跨地区、跨部门的新型网络医疗健康服务。

总体来说，区域医疗卫生信息化建设包括以下四个步骤。

第一，规划区域医疗卫生信息化建设方案在区域医疗卫生信息化规划阶段，需要明确平台建设的愿景、战略目标，识别参与方，确定各参与方的利益需求。需要完成的任务包括：准备情况评估（包括管理机构结构、参与方信息化程度、项目启动和实施资金等内容），商业战略规划的制定，管理机构结构的确定，启动及实施资金来源的确定，技术架构的战略规划。

第二，构建区域医疗卫生信息共享平台依据平台建设的目标，制定短期、中长期技术框架规划，并构建相应的平台。需要完成的任务包括：技术成熟度评价，检查当前信息系统和数据服务情况，以寻找机会提升系统状态；制定短期、中长期技术框架规划，连接各参与者的信息系统；构建区域医疗卫生信息共享平台。

满足各参与方的需求依据各参与方的需求,选择、开发相关内容和程序,连接医院、卫生服务机构、医保单位等参与方,满足各方需求。

第三,扩展区域医疗卫生信息系统的应用优化区域医疗卫生信息系统,使平台创造的价值最大化。在此阶段需要完成的工作有:完善相关数据元、数据的管理,确保数据的质量和完整性;完成新增用户的加入和集成;优化服务流程,做好用户的培训;挖掘和分析数据;综合评价区域医疗卫生信息共享平台,提升服务质量。

1. 远程医学在区域医疗中的应用价值

(1)资源配置优化:由于我国是一个卫生资源缺乏和分布不衡的国家,高级医学专家和高级医疗设备大多集中在城市中的大医院,而基层医院占有的卫生资源却很少,互相间的医疗水平、差距很大,以致城市中大医院的患者排队非常拥挤,而基层医院的就医情况却冷冷清清,出现了明显的两极分化局面。在卫生资源总量不足的情况下,却又造成卫生资源的浪费,如此的非良性循环,必然影响两极医院的医疗服务质量,影响医疗卫生事业的发展和提高。

(2)双向转诊:双向转诊是根据病情需要,以"小病在社区,大病到医院,康复回社区"为宗旨,患者如何"自下而上"完成医疗、如何"自上而下"再回到社区,在医院和基层医疗之间形成一个链环,从源头上解决"看病难、看病贵"。如:当地群众遇到疑难重病以及原有疾病加重或出现复杂变化,基层医院可以通过区域协同机制进行转诊,使患者获得及时有效的保障,避免延误诊疗时机;在大医院治疗稳定后,又可以转诊到基层医院进行康复治疗。小病分流到基层医院后,可降低医疗费用,计划医院医疗资源闲置现象将得到改善,而大医院医疗资源紧缺矛盾也会得到一定程度缓解。

(3)提高医疗服务质量和效率:区域信息化平台建设,促使医疗机构及时发现和补救服务缺陷,持续改进医疗质量。同时,基层医院医务人员可充分利用区域卫生信息数据库资源,提高科 研教学和医疗技术水平。区域信息化平台建设实现了医疗机构之间的信息资源共享,促使各医疗机构改善服务流程,规范医 务人员的诊疗行为,提升管理效能及服务水平。

2. 远程医学如何促进区域医疗的发展 远程医疗水平的提高将有利于缓解医疗卫生资源配置不平衡的问题。卫生资源配置是历史的积累,矛盾和问题也是长久形成的,大量高精尖的医疗设备和高水平的卫生技术人员分布在城区内的大医院,而有大量医疗卫生服务需求的县乡或边远地区只分布着较少的低档次的卫生资源。

(1)医疗条件较差的区域内的患者,为了获得较好的医疗条件盲目地向城区流动,加剧了城区看病难、看病贵的状况;

(2)社区、农村医疗条件较差的卫生机构,因不能满足人们基本的医疗卫生需求而门庭冷落,无人问津,使本来并不充足的卫生资源又被闲置而效益发挥不好。周而复始,既造成了卫生资源的浪费,又加剧了医疗卫生服务的供需矛盾,影响医患和谐。

(3)远程医疗在区域医疗信息化中的应用,有效克服了空间和时间上的限制,可对偏远地区提供医疗、信息、培训等服务,在某种意义上降低了患者的医疗成本,使偏远地区患者也能共享大医院的专家、医疗资源,提高医疗效率,从而平衡不同地区医疗资源的分布不均。

六、智慧医疗将成为发展趋势

"智慧医疗"这一概念是在生命科学和信息技术的迅速发展的基础上,随着"智慧地球"的提出而出现的。2009 年,IBM 总裁兼首席执行官彭明盛首次提出"智慧地球"这一理念,即指利用物联网技术建立相关物体之间的特殊联系,利用计算机将其信息予以整合以实现现实世界与物理世界的融合。IBM 还针对智慧地球在中国的应用,提出了包括智慧电力、智慧医疗、智慧城市、智慧交通、智慧供应链和智慧银行在内的六大推广领域。因此,从根本上来说,"智慧医疗"脱胎于"智慧地球"。在智慧医疗概念下对医疗机构进行信息化建设,就形成了智慧医院,智慧医院基于移动设备的掌上医院,在数字化医院建设的基础上,创新性地将现代移动终端作为切入点,将手机的移动便携特性充分应用到就医流程中。国内已兴起的智慧医院项目总体来说已具备以下功能:智能分诊、手机挂号、门诊叫号查询、取报告单、化验单解读、在线医生咨询、医院医生查询、医院周边商户查询、医院地理位置导航、院内科室导航、疾病查询、药物使用、急救流程指导、健康资讯播报等。基本搭起了医疗的"一站式"信息服务链条。

1. 智慧医疗的内涵　智慧医疗是利用先进的互联网技术和物联网技术并通过智能化的方式,将与医疗卫生服务相关的人员、信息、设备、资源连接起来并实现良性互动,以保证人们及时获得预防性和治疗性的医疗服务。智慧医疗是生命科学和信息技术融合的产物,是现代医学和通信技术的重要组成部分,一般包括智慧医院服务、区域医疗交互服务和家庭健康服务等基本内容。智慧医疗与数字医疗和移动医疗等概念存在相似性,但是智慧医疗在系统集成、信息共享和智能处理等方面存在明显的优势,是物联网在医疗卫生领域具体应用的更高阶段。

2. 智慧医疗的特点

(1)更便捷可及的医疗服务。通过信息技术的辅助,智慧医疗打破了传统的医学思维方式,改变医疗服务繁杂的现状,确立以患者为核心的医疗服务方式,规范、简化了就医环节。

(2)更全面的健康服务。通过物联网、无线传感器等技术,智慧医疗将健康监测融入到了人们的日常生活中。人们可以通过健康小屋、家庭健康监测设备及可穿戴式健康监测设备,随时监测个人的生命体征和健康数据,并且这些设备中的传感器可以通过无线网络将监测到的数据传送到居民健康档案中予以存储,以便医生随时了解被监护人的身体情况,进行及时处理,提供有针对性的健康指导实现疾病干预并延伸至疾病管理、临床治疗、康复保健等方面,通过积极主动的疾病预防与及时有效的疾病干预,将大幅度降低医疗费用,减少慢性疾病的患病率,有效控制现有疾病的发展、促进疾病的康复。

(3)合理分配医疗资源。医疗资源配置不合理、缺乏医疗服务分级引导是导致"看病难"的主要原因之一。智慧医疗通过双向转诊、远程医疗、远程教育、手术示教、区域临床影响会诊中心等实现各级医院间及医院与社康间的优质资源共享与合理分配,建立分级医疗服务体系,引导患者就医,实现"小病在社区,大病进医院"的就医格局,合理分配不同医疗机构间的医疗资源。

(4)更高效的工作,更精细的管理。智慧医院要实现"三无""四化",即无纸化、无胶片化、无线化,以及建筑智能化、医疗数字化、管理信息化、资源社会化。物联网技术以其终端可移动性、接入灵活方便、状态信息采集自动化等特点,在医疗机构的应用中彻底打破了固定组网方式和各科室信息管理系统比较独立的局限性,能够更加有效地提高管理人员、医生和护士的工作效率,协调相关部门有序工作,有效提高医疗机构整体信息化水平和服务能力。

3. 我国智慧医疗的发展现状　我国中央和部分地方政府相继提出了关于智慧医疗的设计方案和实施规划。国家出台了关于智慧地球实行的相关文件,为智慧医疗的实施提供了宏观指导。2012 年 12 月初,国家住房和城乡建设部正式发布了"关于开展国家智慧城市试点工作的通知",并印发了《国家智慧城市试点暂行管理办法》和《国家智慧城市(区、镇)试点指标体系》两个文件。2013 年 1 月 29 日,国家住建部公布了中国首批 90 个智慧城市试点名单。同时,部分城市提出了关于智慧医疗的建设理念和实施方案,为智慧医疗这一抽象的概念提供了实践的机会,积累实施的经验,推动了智慧医疗这一信息体系在我国医疗行业的应用与发展。

2016年6月24日,《国务院办公厅关于促进和规范健康医疗大数据应用发展的指导意见》发布,提出加强临床和科研数据资源整合共享,提升医学科研及应用效能,推动智慧医疗发展。智慧医疗通过快捷完善的数字化信息系统,使医护工作实现"无纸化、智能化、高效化",不仅能减轻医护人员的工作强度,而且还能提升诊疗速度,让诊疗更加精准。智慧医疗体系免去了医疗服务中各重复环节,降低了医院运营成本,提高了运营效率和监管效率。

智慧医疗及移动医疗已经成为国家战略规划的重要内容之一。物联网、云计算和智慧城市建设推动了智慧医疗的发展。联网技术在医疗领域的应用潜力巨大,能够帮助医院实现对人的智能化医疗和对物的智能化管理工作,支持医院内部医疗信息、设备信息、药品信息、人员信息、管理信息的数字化采集、处理、存储、传输、共享等,实现物资管理可视化、医疗信息数字化、医疗过程数字化、医疗流程科学化以及服务沟通人性化,满足医疗健康信息、医疗设备与用品、公共卫生安全的智能化管理与监控等方面的需求,解决医疗平台支撑薄弱、医疗服务水平整体较低、医疗安全生产隐患等问题。

智慧医疗从提供便捷医疗服务开始。随着物联网、云计算、移动互联网、大数据、智能终端、可穿戴设备、健康信息技术等在医疗健康领域的普及和应用,上述新技术与新商业模式的结合正在全面颠覆人们以往对医疗的认知结构,诊断、监护、治疗、给药等医疗细分领域,都将全面实现智慧化,并逐渐达到个性化医疗的理想目标。未来,医疗行业将融入更多人工智能、传感技术等高科技,在基于健康档案区域卫生信息平台的支撑下,医疗服务将走向真正意义的智慧化,推动医疗事业的繁荣发展。在中国新医改的大背景下,智慧医疗的技术研究及商业应用正在成为业界热点,相关产品及服务正在陆续推出,智慧医疗正在走进寻常百姓的生活,智慧医疗与家庭健康相结合将给人以无限的遐想空间。

4. 智慧医疗在我国发展过程中出现的问题

(1)实施缺乏专门的宏观指导性文件:智慧医疗是一个新生事物,在整体规划和具体实施中等方面都没有现成的可供借鉴和学习的经验,而目前,我国一般只有城市制定的智慧医疗建设的规划目标和实施意见,没有专门针对智慧医疗建设的宏观指导性文件,智慧医疗的实施出现了宏观指导缺位的问题。我国的智慧医疗的实施只有国家关于智慧地球的宏观指导意见,没有为智慧医疗具体推进和在建设过程中出现的具体问题提供指导意见和解决方案,在一定程度上造成了部分地区和单位参与建设智慧医疗的积极性不高,推进智慧医疗的步伐不一致,不利于智慧医疗的进一步推进和建设,也不利于医疗服务水平和质量的提高。

(2)智慧医疗服务中的信息安全问题:众所周知,在高度发达的信息社会,信息安全对于维护个人的隐私权和公共安全及公共秩序的维护产生着十分重要的影响。智慧医疗的运用在为患者提供就医便利的同时,也对信息安全提出了新的考验和挑战。因此,各医疗机构在充分利用互联网技术推动智慧医疗实施时,也要提高对信息安全的重视,加强网络建设,加强信息数据的保护,确保信息系统的稳定,以避免信息数据泄露。

5. 智慧医疗的发展趋势

(1)政府参与加强化:从政府对智慧医疗的支持和扶持力度中,可以看出在智慧医疗的发展过程中,呈现政府参与加强化的趋势。一方面,由于智慧医疗是一种新型的医疗服务方式,没有相对成熟的模式可供借鉴,为避免在智慧医疗的实践过程中出现更多的问题,所以国家有必要通过制定相应的政策规范和法律法规,对智慧医疗的具体实施提供一定的指导和引领。另一方面,国家和政府参与度的加强不仅可以给智慧医疗的实施提供宏观性指导，规范智慧医疗的实施行为，而且有利于维护公众的信息安全、合法权益，实现智慧医疗的规范化和进一步推动医疗体制的改革。

（2）应用范围扩大化：随着智能技术的不断提高和应用系统的成熟完善，智慧医疗在提高医疗卫生水平和质量的作用越来越大，智慧医疗的功能和作用为更多的人所认可，其应用范围也将逐渐扩大。智慧医疗将贯穿公民从出生到死亡的整个生命周期，并覆盖儿童、老人、孕妇和特殊疾病患者等多种多类人群，适用范围将逐步扩大智慧医疗将惠及更多公众，将在更多医疗机构适用。

总之，随着科技的进步和信息技术的发展，智慧医疗在我国特殊的制度环境中获得快速发展，但在宏观指导、资源共享、信息安全和法律法规方面存在诸多问题。在我国政府的支持和高新技术快速发展的环境中，智慧医疗呈现出政府参与加强化和应用范围扩大化的发展趋势。

七、大数据医疗前景广阔

近年来信息技术飞速发展，实现物物相连的物联网和使 IT 资源按需分配的云计算等技术使得医疗卫生信息化日新月异，2013 年成为大数据元年。医疗卫生信息平台、业务系统、数字化医疗仪器与设备在医疗卫生机构迅速普及开来，与之同时产生了大量的医疗信息资源。如何利用这些海量的信息资源更好地为医疗卫生行业的管理、医院的诊疗、科研和教学服务，已经越来越成为人们所关注的热点。

1. 大数据的概念　　大数据不是单纯的新技术，而是继云计算、物联网之后 IT 产业又一次颠覆性的技术革新，是指无法在一定时间范围内用常规软件工具进行捕捉、管理和处理的数据集合，是需要新处理模式才能具有更强的决策力、洞察发现力和流程优化能力的海量、高增长率和多样化的信息资产。而在医疗行为的发生过程中,医生对患者进行诊疗和治疗过程产生的大量数据,包括患者的基本数据、电子病历、诊疗数据、医学影像数据、医学管理、经济数据、医疗设备和仪器数据等,以患者为中心,成为医疗数据的主要来源,搭建出医疗大数据的体系和内涵。

2. 大数据的应用

(1)临床诊断:据统计在美国医院的重症监护室平均每年有40 000人由于误诊而死亡,这是由于很多时候医疗诊断凭借的是经验而不是科学。大数据可以使医疗决策变为科学而不是经验,对大数据进行有效的存储、处理、查询和分析,可辅助临床医生做出更为科学和准确的诊断和决策,而不只是根据经验来进行判断,可以大大提高诊断准确率。

(2)远程医疗:远程医疗是指利用现代通信技术实现对远地对象的医疗服务。传统模式的远程医疗采用点对点的方式进行,侧重于技术和设备,投入大但利用率低且不够灵活。大数据时代可以充分利用物联网、云计算等技术来打破点对点的远程医疗束缚,形成基于移动通信技术以及物联网技术、无处不在的远程医疗服务体系,这种服务模式才能充分发挥个体在远程医疗中的作用,灵活性强,数据全面,决策迅速,关联能力强。

(3)临床科研:优秀的医院不仅能治病救人,更能利用自己的优势资源解决更多的医学难题。医院临床数据中心能让各类医疗数据及诊断信息以数字化的形式呈现在医生面前,医生可以利用可视化的数据和先进的分析技术支持学科更深层次的临床学术研究,通过现有的医疗数据去解决更多未知的医学难题,辅助远程网络技术和远程医疗、互联网医疗等方式让更广泛的患者在疾病的不同阶段受益。

(4)药品研发:大数据技术的战略意义在于对各方面医疗卫生数据进行专业化处理。如对患者甚至大众的行为和情绪的细节化测量成为可能,挖掘其症状特点、行为习惯和喜好等,找到更符合其特点或症状的药品和服务,并针对性地调整和优化。在医药研究开发部门或公司的新药研发阶段,能够通过大数据技术分析来自互联网上的公众疾病药品需求趋势,确定更为有效率的投入产出比,合理配置有效资源。

3. 大数据的挑战

(1)对医疗数据价值的认识不够:医疗信息技术的运用往往需要人为外力的驱使,如刺激计划或监管要求。目前政府已经开始常规采用刺激性的支付与补偿调整计划来鼓励大家广泛接受电子健康档案。这是一件好事,但大部分医生为繁重的临床工作所禁锢,没有足够的经历和时间对这些数据加以分析利用,同时,也需要更多的指导和教育加强收集数据、使用数据、用数据为医疗服务的意识。

(2)信息孤岛普遍存在:中国人口众多,健康产业是个巨大的产业,体系极其复杂。相应的数据资源分散在不同的数据池中,包括医院的电病历、结算与费用数据,医疗厂商的医药、医械数据,医学研究的学术数据,区域卫生信息平台采集的居民健康档案、政府调查的人口与公共卫生数据等,但彼此之间并没有太多联系。

(3)标准化难以实施:要建立一体化协同的医院集成信息平台,关键是整合所有的数据集并降低共享数据的技术门槛。然而目前医院里的电子病历系统大都来自不同厂商,没有进行标准化,各医院的数据难以共享,医院院内不同科室的数据也难以实现集成。标准化滞后是我国医院信息化建设中存在的老问题,应当说已经引起业内的广泛重视。虽然近几年医疗卫生信息标准化工作无论是对方法学的认识还是标准的制定都有所发展,但总体上仍处在学习和模仿阶段,制定的一些标准落地困难。

(4)IT人才缺乏:大数据的有效应用是建立在医院高度信息化的基础之上的。而国内医疗信息化水平较低,医疗机构严重缺乏IT人才。总的来说医院缺乏能对信息化发展进行规划的人才,能把握用户需求并有效管理信息化建设项目的人才,能保障系统可靠运行精通信息技术的人才,及缺乏医疗信息技术人才的职业培训体系。

4. 建议

(1)解决信息孤岛问题:目前医院信息孤岛问题严重,这在很大程度上制约了大郷功用的发挥,需大力推进信息标准化,制定法规对电子病历等医疗信息系统厂商进行规范管理,或者采取政府统一招标的方式为医院选择合适的电子病历厂商,逐步以ISO/HL7标准化文档传输方式替换原有的以接口对接进行数据交互的传统方式。通过云计算与物联网将各个信息孤岛联系起来,将收集的数据按照一定的标准统一存储,然后对其进行挖掘利用。

(2)人才培养:大数据在医疗卫生行业的具体应用,需要大量既懂医疗又懂信息技术的高水平人才,而目前国内IT人才队伍建设还存在很多问题。建议从3方面入手进行解决:一是大力进行学科建设与发展,要在高校,特别是医学院校设立针对医疗数据分析处理的医学信息学专业课程,编制教学计划和教材,培养师资开展教学,组织专家培养一大批医学信息学硕士和博士,形成专业程度高的骨干队伍。二是注重在医疗卫生信息化建设过程中培养人才,逐步锻炼队伍,当信息化建设达到较高水平时,信息化人才队伍必然随之达到较高的水平。三是努力推进医学信息学在医学院校的通识教育,临床医生是医院的主体,医院信息化在很大程度上也是为医生能够更高效地为患者提供医疗服务,如果临床医生都能参与到医疗信息化的建设过程中,势必会加快其建设进程。

八、医疗人工智能的蓬勃生机

百度给人工智能的定义是研究开发用于模拟、延伸和扩展人的智能的理论、方法、技术及应用系统的一门新的技术科学。这里谈及的医疗人工智能则是人工智能技术向医疗领域的延伸后的应用,当前,人工智能在医疗领域中的应用广泛,包括了各临床学科的疾病筛查诊断预警、临床决策支持、新药研发、健康管理、智能医疗器械等众多领域,与大数据的崛起、4G、5G 网络升级、计算机处理技术的发展齐头并进,互促互生。

1. 医疗人工智能的应用　人工智能分为三个层级,超人工智能、强人工智能和弱人工智能。弱人工智能又称应用型人工智能,即擅长某一方面的人工智能,被认为是人工智能在未来长期时间内将处于的发展层级。医疗人工智能就属于应用型人工智能,产生了一系列缓解医疗资源短缺、提升疾病诊断的精准性和便捷性的技术应用,如疾病诊断与预测、病例分析、医院管理、手术机器人、新药筛选和健康管理;这些应用使常见疾病能够在早期被发现和诊断,能够减少患者的医疗负担,也可以缓解医疗资源紧张的现状。人工智能得以在医疗行业广泛应用,离不开大数据技术的创新与发展,更离不开几代医疗人进行的临床数据整理与积累。

2. 医疗人工智能的现存问题　目前,医疗人工智能的应用集中在放射科、病理科以及手术科室,担当医疗服务中的辅助角色,这主要是由于人工智能在现发展阶段的两点欠缺:一是缺乏个体化精细诊断的能力;精准医疗、个体化医疗是当下我国医疗事业的发展方向,也影响着患者对医疗服务的满意度高低,而目前的医疗人工智能远不是超越人脑(超人工智能)或与人脑平齐(强人工智能)的智能,综合判断能力不够,对预置数据有很大依赖,对数据和标准未达成共识的疾病和症状难以归类和判断,容易贻误诊断。二是缺乏对患者的人文关怀能力;医生的角色不仅是医病,还要医人,问诊中的对话、观察,医生无声的轻抚、温暖的握手,对减轻患者的痛苦或许胜于药物。无论是治疗疾病还是健康管理,人工智能在人类的编程下或许能够完成对疾病的诊断,但是在提供人文关怀、处理医患关系等方面与有经验的医师还有较大差距。

3. 医疗人工智能的发展前景　　2017 年 7 月,国务院印发了《新一代人工智能发展规划》,提出要发展便携高效的智能服务,力推智能医疗、智能健康和养老,在手术机器人、智能诊疗、生理监测等方面探索智慧医院建设,同时,基于人工智能开展人机协同的临床智能诊疗、大规模基因组识别、新药研发以及流行病智能检测和防控等多方面医疗卫生应用。此外,与居家养老需求相结合的老年群体智能健康管理,面向社区的智能养老辅助设备也是医疗人工智能前进的方向。

附　录

远程医疗管理专家共识（2018）

近年来，远程医疗随着互联网等科技的进步取得长足发展，但也面临很多问题。2017年7月8日在北京国际会议中心召开的中国卫生健康创新发展高峰论坛暨第四届国际远程与移动医疗技术健康服务大会上，针对远程医疗管理规范、平台与功能、技术标准与规范、医疗与临床会诊规范中的热点、难点问题展开讨论，召开《远程医疗管理专家共识》启动会并达成初步共识。2017年10月18日在北京召开第二次《远程医疗管理专家共识》研讨会。2018年7月6日由中国人民解放军总医院在国家会议中心主办的中国卫生健康创新发展高峰论坛暨第五届国际远程医疗与健康服务大会上召开第三次专家共识研讨会，主要从远程医疗管理专家共识制定的必要性、依据、适用对象、远程医疗规范化管理的基本要求、远程医疗流程管理基本要求及远程医疗服务收费规范六个方面展开讨论，形成《远程医疗管理专家共识》（2018版）。

一、远程医疗管理专家共识制定必要性

远程医疗是实现分级诊疗、双向转诊和医联体等多种医疗实践的有机衔接，是优化和整合医疗资源的创新模式。远程医疗因其更高的可及性、质量、效率和成本效益而在减少诊断差异、改进临床管理以及在全球范围提供医疗保健服务方面具有巨大的潜力，尤其为中西部和基层、农村、偏远、边疆地区解决医疗资源总体

不足、东西部分布不均等问题方面发挥重要作用。远程医疗不单单是一种互联网医疗技术,更是一种全新的行业模式。目前,远程医疗在医疗中的应用价值得到了认可,全国范围内远程医疗系统和平台建设已取得重要进展,但在远程医疗应用探索中,仍然存在着很多不成熟甚至是比较失败的做法或模式,并且在法律法规、技术标准、运营规范以及成本补偿方案等各方面急需完善。根据各级医疗机构工作实际和重点,有必要规范远程医疗并建立依法、合规、适度的远程会诊(主要包括远程视频会诊、远程影像诊断、远程心电诊断、远程病理诊断)、远程预约、远程双向转诊、远程重症监护等医疗业务和远程医学教育、远程手术示教、远程教学查房、远程病例讨论等医疗辅助业务,进而形成远程医疗规范和指南以支撑和保障远程医疗系统和平台的运行质量,最终目的是通过规范远程医疗行为,提高远程医疗质量,实现远程医疗资源共享共用,为患者提供更高效更优质的医疗和健康服务。

二、远程医疗管理专家共识制定依据

1. 理论政策依据

近年来,国内外制定的远程医疗相关政策,主要如下:

(1)《中共中央国务院关于深化医药卫生体制改革的意见》(中发〔2009〕6 号)

(2)《国家卫生计生委关于推进医疗机构远程医疗服务的意见》(国卫医发〔2014〕51 号)

(3)《远程医疗信息系统建设技术指南》(国卫办规划发〔2014〕69 号)

(4)《国务院办公厅关于推进分级诊疗制度建设的指导意见(国办发〔2015〕70 号)》

(5)《远程医疗信息系统基本功能规范》(国卫通〔2016〕21 号:中华人民共和国卫生行业标准 WS/T529—2016)

（6）《远程医疗信息系统与统一通信平台交互规范》（国卫通〔2016〕21号）

（7）《远程医疗信息系统技术规范》（国卫通〔2016〕21号）

（8）《远程医疗服务基本数据集》（国卫通〔2016〕21号）

（9）《远程医疗规范和指南》美国远程医疗协会（American Telemedicine Association）

（10）《中国人民解放军总医院远程医疗管理办法》（中国人民解放军总医院远程医学中心）

2. 实践依据

结合国内外远程医疗发展历程，以中国人民解放军总医院、中日友好医院、郑州大学第一附属医院等为代表较早开展远程医疗的实践经验，为本专家共识的制定提供了实践依据。

三、远程医疗管理专家共识适用对象

本专家共识适用于与远程医疗相关的医疗机构、其他辅助主体、科研机构、高等院校、会诊专家、技术人员及管理人员等。

四、远程医疗规范化管理基本要求

1. 机构资质规范化管理

（1）医疗机构资质规范

①严格遵守国家法律、法规、标准、规范：远程医疗机构在开展远程医疗服务过程中应当严格遵守国家法律、法规、信息标准和技术规范，建立健全远程医疗服务相关的管理制度，完善医疗质量与医疗安全保障措施，确保医疗质量安全，保护患者隐私，维护患者合法权益。

②基本要求：远程医疗机构应当具备开展远程医疗业务的基本条件，包括远程会诊所需场地环境、通信网络环境、数据传输接口、会诊硬件设备等，实现远程医疗机构间互联互通。

③建立远程医疗信息系统：采用现代通讯、电子和多媒体计算机技术，依托区域性信息平台或多个医疗机构之间的信息网络，实现医疗信息的远程采集、传输、处理、存储和查询，为异地患者提供咨询、会诊、监护、查房、协助诊断、指导检查、治疗、手术、教学、信息服务及其他特殊医疗活动的信息系统，实现各个医疗机构之间一对一、一对多、多对一、多对多的远程医疗服务。

④签署合作协议：开展远程视频会诊、远程诊断（主要包括远程影像诊断、远程心电诊断、远程病理诊断）、远程门诊、远程双向转诊、远程重症监护等医疗业务和远程医学教育、远程手术示教、远程教学查房、远程病例讨论等医疗辅助业务，医疗机构之间要签订远程医疗合作协议，约定合作目的、合作条件、合作内容、远程医疗流程、双方权利义务、医疗损害风险和责任分担等事项。医疗机构与运维机构、硬件厂商、软件运营商建立有效合作关系同样需要要签订远程医疗合作协议。合作协议中需要明确职责权限划分、医疗责任认定、财务分配制度，形成合作共赢的长效运行机制。

⑤建立职责权限划分、考核体系：应明确不同级别远程医疗机构职责权限，建立不同类别（医疗、管理和信息技术）员工岗位职责范围、绩效考核体系、学习提升体系和日常管理规范，形成人力资源管理架构体系。上级远程医疗机构负责管理并年审联网医院（站点）资质，呈报主管部门审批。

⑥建立运行维护规范、业务管理规章制度：建立远程医疗信息系统运行管理规范；建立远程会诊管理制度、远程教育管理制度、健康咨询管理制度、信息安全管理制度、患者隐私保护制度、设备与系统维护管理制度、档案管理制度、学习管理制度等；建立上级、平级、下级远程医疗机构之间业务对接规范流程；建立对上级远程医疗机构的信息上报制度，与平级远程医疗机构之间的业务和信息交流制度，对下级远程医疗机构的考评制度和激励制度，确保远程医疗业务的开展。

(2)非医疗机构资质规范：根据 2014 年 8 月卫计委下发的《关于推进医疗机构远程医疗服务的意见》中"非医疗机构不得开展远程医疗服务"的指导意见，非医疗机构可以依托医疗机构的远程平台开展远程医疗业务。鼓励第三方参与远程医疗业务，主要以提供技术支撑为主，同时应严格保证医疗信息安全。

2. 平台规范化管理

医疗机构需要严格掌控平台管理权，只有管理好平台才能管理好数据。平台管理权归医疗机构而不是开展远程医疗业务的非医疗机构，平台资产归财产所属方，因平台本身无法人代表，依托于平台存储的数据，其产权和所有权归医疗机构。

平台是开展远程医疗业务的主要途径，数据依托平台而产生，平台和数据不能相互分离，数据依附于平台，平台依托于医疗机构。多个医疗机构若在一个平台运行，管理权要分主次，同时也要明确责任主体。

依托于平台开展远程视频会诊、远程影像会诊、远程心电会诊、远程病理会诊、远程门诊、远程双向转诊、远程重症监护等医疗业务及远程手术示教、远程医学教育等医疗辅助业务需遵守以下规范，并具备相应的系统功能。

(1)远程视频会诊：远程视频会诊指的是医疗机构之间利用通信技术、计算机及网络技术，采用在线视频交互方式，开展异地指导检查、协助诊断、指导治疗等医疗活动，是目前远程医疗发展最成熟、应用最多的模块。

双方可约定时间按普通会诊、急会诊和其他会诊在一定时间内完成会诊任务。远程视频会诊平台应具备以下功能：

——会诊预约：会诊申请单的填写、会诊申请提交与修改、专家库信息查询、电子资料组织与传送、会诊申请的查询等；

——会诊管理：会诊流程管理、病历资料管理、会诊报告浏览、随访管理、会诊服务评价等；

——会诊服务:病历资料浏览、音视频交互病情讨论、病历资料白板书写交互、会诊报告编写发布与修改、会诊报告模板管理等。

(2)远程影像诊断:远程影像诊断指的是由邀请方向受邀方提出申请并提供患者临床资料和影像资料,如放射影像资料、B超影像资料以及视频资料等,由受邀方出具诊断意见及报告的过程,区域内多家医疗机构可以联网组成远程影像中心对影像进行集中存储、集中诊断和管理。远程影像诊断平台应具备以下功能:

——申请:申请单填写、申请的提交与修改、诊断机构查询、申请的查询等功能;

——资料传送与接收:不同资料的传送与接收功能;

——图像浏览、增强与分析:能够对原始图像进行浏览、对比度增强、边缘增强、病理特征提取、病理特征量化分析,能够进行计算机辅助诊断、基于图像特征的图像检索等;

——质控与统计:影像质量统计、技师评片、集体评片、报告书写质量统计、技师的影像总体质量统计、诊断报告诊断质量统计等;

——诊断报告发布、浏览与查询;

——病例学习:为医师提供一个学习提高的平台,特别是一些进修医师与实习生,可以对其关心的报告进行查询浏览并进行对比学习与借阅。

(3)远程心电诊断:远程心电诊断指的是邀请方向受邀方申请并提供患者临床资料和心电图资料,受邀方出具诊断意见及报告的过程,以及院前救援团队如120急救中心等的心电检查需求。远程心电诊断平台应具备以下功能:

——申请与预约:接受患者的预约登记和检查登记,以及对患者检查信息的登记,申请单扫描和简单查询统计,并分发患者的检查报告。具备为患者分配预约时间、查询指定时间段内的预约、登记患者列表、纸质申请单的扫描和拍摄、与 HIS 无缝对接等功能；

——分析诊断：专业心电医生根据心电设备采集的数据进行专业分析诊断。具备心电检查数据到达即时提醒、心电图分析、报告编写和打印、病历管理等功能；

——报告浏览与分析：临床医生提供浏览心电图报告及心电波形的工具。可将医生端浏览工作站嵌入到门诊医生工作站、住院医生工作站和电子病历系统中，支持医生端浏览工作站，支持在线波形分析、处理和测量。

（4）远程病理诊断：远程病理诊断指的是利用远程病理检查工作站，把患者的病理切片传到专家端，病理专家为患者分析病理组织图，并出具病理诊断报告，为患者端主诊医生临床诊断提供重要依据。远程病理诊断平台应具备以下功能：

——申请与预约、服务评价等过程管理功能；

——病理切片数字化扫描功能，病理切片转换成数字切片；

——虚拟数字切片的放大、缩小、标记等后处理功能；

——病理图文报告的书写、发布、保存以及记录查询等功能；

——患者信息上传、报告下载等功能；

——相关数据统计功能。

（5）远程门诊：远程门诊指的是根据受邀方预先安排的专家出诊安排，邀请方按患者需求提前预约申请并进行远程会诊。远程门诊平台应具备以下功能：

——预约安排：预约申请单的填写、排班表查询和号源选择、预约申请提交与修改、患者病历资料的提交、预约单的浏览和打印等；

——预约管理：预约过程管理、预约过程提醒、预约记录查询、病历资料管理等。

（6）远程双向转诊：远程双向转诊指的是依托于远程医疗服务平台，利用先进的网络技术及通信技术根据病情和人群健康的需要而进行的医院之间的科室合作诊治过程。下级医院将超出本院诊治范围的患者或在本院确诊、治疗有困难的患者转至上级医院就诊;反之,上级医院将病情得到控制、情况相对稳定的患者转至下级医院继续治疗、康复。远程双向转诊平台应具备以下功能:

——转诊申请:响应全科诊疗、其他服务组件或系统模块的转诊请求,向定点转诊机构提出转诊申请。具备转诊申请单填写、转诊申请的提交与修改、接诊机构查询、转诊申请的查询等功能;

——转诊管理:分为送转管理和接诊管理,支持邀请方进行取消送转、打印转诊单、重新转出操作,支持受邀方进行接诊或拒绝接诊操作。具备转诊过程管理、病历资料管理、转诊过程提醒、转诊记录查询等功能;

——患者信息反馈:患者的出院信息都可从受邀方的 HIS 中自动获取;根据转诊记录信息自动转回邀请方,或根据患者地址信息转回该患者被管辖的社区医疗卫生机构;

——随访功能:包括随访记录和随访计划、随访记录查询和随访提醒等。

双向转诊主要分送转和接诊,转诊前受邀方可先会诊,评估患者病情确需转诊者,经家属同意后方可转诊;转诊前邀请方需要提供患者病历摘要,应包括前期治疗过程、目前主要问题、当前治疗方案等主要内容。转出时同样需要转出方提供入院诊断、治疗过程、出院诊断、住院治疗方案、出院后建议继续的治疗方案等内容。明确目前转诊护送过程医疗事故高发问题的责任归属方。

(7)远程重症监护:远程重症监护指的是通过通信网络将远端的生理信息和医学信号传送到监护中心进行分析,实时检测人体生理参数,视频监控被监护对象的身体状况,通过数据自动采集、实时分析监护对象的健康状况,若出现异常情况向医疗中心报警以获得及时救助。系统能与现有医院的医疗信息系统实现信息交互和共享,并给出诊断意见的一种技术手段。远程监护技术缩

短了医生和患者的距离,医生可以根据这些远地传来的生理信息为患者提供及时的医疗服务。远程重症监护平台应具备以下功能:

——申请与预约、资料传送与接收、浏览与分析、质控与统计、报告发布及浏览、服务评价等过程管理功能;

——实时采集传输生命体征参数功能,邀请方、受邀方、患者之间进行持续动态监护、诊断建议、治疗建议等医疗活动;

——24h 不间断的连续动态观察,向受邀方提供患者实时持续的监护数据,并对异常情况预警和警报作用;

——生命体征参数的存储、管理等常规功能,包括数据记录、管理、查询、统计功能;

——患者床边视频会议功能,便于专家与申请医生和患者远程互动式交流;

——专家远程实时控制视频云平台,对患者多角度观察和画面快速切换。

(8)远程手术示教:远程手术示教指的是通过远程会诊技术和视频技术的应用,对临床诊断或者手术现场的手术示范画面影像进行全程实时记录和远程传输,使之用于远程手术教学。系统通过医院 HIS 手术排班系统获取手术室当天手术排班信息,同时接受各视频示教终端的示教申请,审批通过后可以进行视频示教。手术医生可以在手术室电脑上了解有哪些观看者,并可以随时关掉全部或屏蔽部分授权的终端。远程手术示教平台应具备以下功能:

——申请与预约、服务评价等过程管理功能;

——一个手术室可以支持多个远程教室同时观看手术过程的功能;医学专家可以在远程医疗信息系统内任意点连接同一个手术室或连接多个手术室,进行手术指导和讨论的功能;

——对手术影像和场景视频进行全程的实时记录功能;

——对手术过程静态拍照和动态录像的功能；

——对手术高质量音视频存储、回放和管理等功能；

——手术实况音视频信息实时直播、刻录的功能；

——手术室和医学专家实时交互的音视频通话的功能；

——术野图像监看高清电视或 LED 电视；

——术野摄像机远程微控功能；

——术野摄像机和手术室内其他摄像机远程云台控制功能。

（9）远程医学教育：远程医学教育指的是适用于医院、专家通过音视频和课件等方式为基层医生提供业务培训、教学、查房、病案讨论以及技术支持。远程医学教育平台应具备以下功能：

——教师管理：具备教师注册、信息查询及修改等功能；

——学员管理：具备学员注册、信息查询及修改等功能；

——课程管理：具备课程视频查询、视频点播、实时培训等功能；

——课件管理：具备视频管理、课件管理、视频共享及课件同步等功能；

——过程管理：具备课程学习计划制作、课程培训记录、学习进度查询等功能；

——学分管理：具备申请学分、学分证打印等功能。

远程教育可分为实时交互和课件点播两种培训模式。

①实时交互式远程培训。系统不仅支持远程专题讲座、远程学术研讨等基于课件的交互式远程培训，还支持远程教学查房、远程病案讨论、远程手术示教、远程护理示教等基于临床实际案例的实时交互式远程培训，并结合远程会诊的实际案例，在潜移默化中实现有针对性的施教，使得医护人员不用离开工作岗位就能接收到优质的培训，及时解决临床中出现的新问题和新情况，达到释疑解惑的目的，提高基层医护人员获得优质继续教育的可及性，实现低成本、大规模、高效能地提升基层医务人员的服务能力和水平。

实时交互培训支持授课专家音视频与课件播放同步;支持培训参与方实时交互;支持对培训过程的录像,并保存为通用文件格式存储在远程会诊中心,并支持进行流媒体课件的制作、整理、归类。

②课件点播式远程培训。系统支持课件点播服务,实现文字、幻灯、视频等课件网上在线点播学习,具备新增、删除、上传、查询等课件管理功能。

3. 人员资质规范化管理

参与远程医疗的工作人员主要包括医务人员、管理人员、技术人员,根据岗位职责性质的不同需要具备以下条件。

(1)医务人员

①人员资质:高级、副高级执业医师可参加远程视频会诊、远程影像诊断、远程病理诊断、远程心电诊断、远程查房、远程疑难病例讨论;鉴于医疗资源的总体缺乏情况,远程教育可适当放宽级别限制,中级以上执业医师均可参与。

②建立远程会诊专家遴选机制:经科室推荐由远程医学中心统一汇总,并提交医务部或医疗处等管理部门审批。远程会诊专家由远程医学中心培训远程会诊平台操作,培训合格后方能上岗。远程教育授课专家经科室推荐由远程医学中心统一汇总,并提交医疗、教务部门审批。

③远程会诊专家库建设机制:远程医学中心负责建立与管理远程医学专家库,专家库信息需定期更新。

(2)管理人员:远程医学中心管理人员为做好上传下达工作应当履行以下工作职责。

①负责审查申请会诊科室远程会诊申请表的填写是否规范,并按照会诊医院的要求协助申请会诊科室做好各项资料的准备工作,及时将远程会诊申请表及相关资料上传至上级远程会诊中心,联系远程会诊事宜。

②确定远程会诊时间后,与请求会诊科室的主管医生或远程医学中心工作人员联系,相关人员应提前到达远程会诊地点,急会诊应在半小时内赶到,做好远程会诊准备。保证会诊中心电话及传真 24 小时畅通,以确保远程会诊工作的顺利进行。

③会诊结束后,受邀方将远程会诊意见表交付给申请会诊科室。同时邀请方主管医生根据专家会诊意见报告综合考虑病情决定是否采纳会诊意见,若采纳应将其会诊意见报告附入病历。在没有会诊任务和安排时,应当切断机器设备的电源。

④做好远程会诊病例信息的登记、整理工作,可按月、季度或年份以科室类别建立远程会诊病例资料集。

⑤注意收集上级远程会诊中心的培训信息,及时向分管领导报告,以便医院统一安排培训。

⑥应严格按医院相关规定执行远程会诊收费,不得出现漏收、多收、少收等现象,并及时收取远程会诊费用。会诊中心的全部设备专人负责,建立账目。对使用、损坏、维修、更新等情况进行登记。

⑦会诊中心的各种硬件设备必须定期进行维护和保养,一般每季度进行一次机器的除尘和清洁工作。计算机必须安装防杀毒软件,并且定期升级。不得在会诊专用计算机上安装游戏软件等及其他与会诊无关的软件,其他人员未经允许不得动用设备。

⑧管理人员负责会诊数据的在线保存和长期保存,对会诊资料定期备份、归档。

⑨会诊中心人员必须保证机器设备的正常运转,一旦遇到故障,及时上报技术人员进行维修。

(3)技术人员:医疗机构指定专门技术人员负责远程医疗服务仪器、设备、设施、信息系统的定期检测、登记、维护、改造、升级,确保远程医疗服务系统(硬件和软件)处于正常运行状态,符合远程医疗相关卫生信息标准和信息安全的规定,满足医疗机构开展远程医疗服务的需要,并建立远程医学中心设备保养及维护制度。

4. 数据安全规范化管理

对远程医疗过程中使用和产生的业务数据和管理数据进行规范化管理,有利于保障远程医疗业务质量。数据的安全规范化管理主要对各级医疗机构、医务人员以及患者信息资源进行统一管理,并与其他各个功能子系统对接,实现业务数据和管理数据的存储、交换、更新、共享以及备份等功能。

同时,应明确远程医疗数据备份原则性问题和数据使用基本原则。远程医疗过程中应注意病人和医疗技术人员的隐私保护和知识产权保护,对重要病人、特殊病种进行远程会诊时应采取相应的安全保密措施;通过远程医疗系统提供的远程会诊、远程教育等活动,内容的公开程度须严格按照会诊医师、主讲人员、病人等主体的要求确定使用范围。临床医疗技术人员开展远程医疗咨询服务时需依据国家临床路径要求提供咨询服务。

五、远程医疗流程质量管理基本要求

为了保障远程医疗会诊质量,应不断完善远程医疗服务平台,通过平台进行远程医疗活动。通过建立远程会诊预约制度,合理安排邀请方、受邀方会诊时间。原则上由双方医生、专家进行会诊,本着人道主义原则,根据远程医疗服务需要,邀请方和受邀方协商确定是否需要病人及家属参与会诊。同时明确远程医疗医务人员、管理人员、技术人员责任,密切配合,确保远程会诊质量。

1. 建立专人负责制协调会诊

建立专人负责协调远程会诊制度。各科室指定专人担任远程医学联络员,负责远程会诊协调工作。如远程会诊申请方点名邀请专家会诊,科室配合远程医学中心协调专家参加;无明确人员要求的,由科室组织专家参加。

邀请方需要与受邀方通过远程医疗服务开展个案病例讨论

的,需向受邀方提出邀请,邀请至少应当包括邀请事由、目的、时间安排,患者相关病历摘要及拟邀请医师的专业和技术职务任职资格等。受邀方接到远程医疗服务邀请后,要及时做出是否接受邀请的决定。接受邀请的,须告知邀请方,并做好相关准备工作;不接受邀请的,及时告知邀请方并说明理由。

受邀方应当认真负责地安排具备相应资质和技术能力的医务人员,按照相关法律、法规和诊疗规范的要求,提供远程医疗服务,及时将诊疗意见告知邀请方,并出具由相关医师签名的诊疗意见报告。从法律角度,邀请方具有患者完全医学处置权,受邀方协助邀请方具有配合邀请方协调的义务和责任,根据患者病历资料,参考受邀方的诊疗意见做出诊断与治疗决定。

2. 会诊前规范化管理

(1)指导和督促会诊申请方通过医疗机构远程医学中心平台上传远程医疗会诊申请单,应包括病历摘要、当前诊断、目前治疗方案等主要病历资料。远程医疗申请单相当于医疗文书需要签名,明确邀请方和受邀方医学责任,划分责任主次,规范远程会诊。

(2)远程医学中心根据申请会诊目的与要求,审核会诊病例的资料,联系会诊专家,确定会诊时间并提前通知申请方。如申请方提供的会诊资料不符合要求,远程医学中心可推迟或取消会诊。

(3)若需多学科联合远程会诊,可由目前主诊医生向远程医学中心提出联合会诊申请,由远程医学中心协调安排。

(4)远程医学中心协调会诊专家有困难时,应及时上报医务部或医疗处,由医务部或医疗处协助安排。

3. 病历质量规范化管理

远程医疗管理专家展开业务的依据是邀请方上传的病历资料,病历资料的质量影响着远程医疗管理专家的判断和诊疗意见。因此,病历资料应当包含病历摘要、现病史、既往史、辅助检查、目前诊断、治疗方案等主要病历资料。

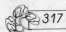

会诊病历的重点在于：①会诊申请表是否填写正确齐全，有无遗漏重要的个人信息。②会诊目的是否陈述清楚。③病历摘要是否书写规范，提供的病史不能过于简单，要能反映疾病发生、发展过程。④体格检查既要反映阳性体征也要反映重要的阴性体征。⑤辅助检查中检验数据或测量数据要注明度量单位，对特殊的检验项目必要时注明当地的正常值范围。⑥传送图像的质量优劣和是否注明检查日期及检查部位。

4. 远程会诊专家规范化要求

（1）提前到达会诊现场。

（2）严格执行有关的卫生管理法律、法规、规章和诊疗规范、常规；详细了解患者的病情，完成相应的会诊工作。

（3）着工作服，会诊期间不得无故离岗、接打手机，严禁酒后会诊。

（4）会诊完毕后，须填写会诊意见并签名。

5. 会诊病历资料整理与备份规范化管理

会诊后及时整理病历资料并归档，邀请方和受邀方要按照病历书写及保管有关规定共同完成病历资料，原件由邀请方和受邀方分别归档保存。远程医疗服务相关文书可通过传真、扫描文件及电子签名的电子文件等方式发送。

6. 建立远程医疗业务评价制度

为规范远程医疗业务双方行为，远程医疗业务结束后应当对邀请方和受邀方分别开展业务评价，通过评价可总体反映出远程医疗业务的质量和效果，也是不断持续改进质量的一种手段。评价主要包括受邀方对邀请方准备工作的评价，（尤其注重病历资料质量的评价），邀请方对受邀方远程医疗工作的评价及患者对本次远程医疗业务质量的评价。

六、远程医疗服务收费规范

1. 各省级物价管理部门可根据当地医保物价水平确定各类远程医疗业务费用,主要包括远程视频会诊、远程影像诊断、远程心电诊断、远程病理诊断、远程重症监护等。

各地远程医疗机构可根据当地物价管理部门规定的标准收费。申请会诊方制定的收费标准应在受邀方远程医学中心备案。远程教育、远程健康咨询收费标准根据实际开展情况另行制定。远程医疗服务按照参与远程医疗活动的医疗专家、管理人员、所需人力物力,根据效益按比例分配远程医疗费用。

2. 尝试远程医疗门诊化,同时,鉴于医疗资源的总体缺乏,建议将远程医疗纳入医保,各地区按当地具体医保政策执行。

3. 远程医疗运行维护费用可由医疗机构与第三方平台提供者协商确定。